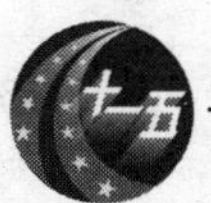
普通高等教育"十一五"国家级规划教材

全国高等学校医学规划教材

（专科教育）

医用化学

第2版

主　编　于敬海

副主编　郭瑞华　李华侃　冯宁川

编　者　（以姓氏拼音为序）

陈建新　大同大学

刁海鹏　山西医科大学

冯宁川　宁夏医科大学

郭瑞华　华北煤炭医学院

李华侃　辽宁医学院

李平忠　曲靖医学高等专科学校

李伍林　黄河科技学院

李玉赜　辽宁医学院

梁　迪　哈尔滨医科大学

林　锋　哈尔滨医科大学

刘　俊　曲靖医学高等专科学校

刘乐乐　内蒙古医学院

刘延敏　华北煤炭医学院

钱　隽　复旦大学

任群翔　沈阳医学院

孙晓莉　第四军医大学

乌　恩　内蒙古医学院

吴小琼　安顺职业技术学院

吴延丽　哈尔滨医科大学

吴振刚　华北煤炭医学院

于敬海　哈尔滨医科大学

张林娜　哈尔滨医科大学

张晓枫　辽宁医学院

郑志祥　宁夏医科大学

高等教育出版社

内容简介

本书是普通高等教育"十一五"国家级规划教材、全国高等学校医学规划教材。

本书是在总结参编院校多年的运用化学教学经验的基础上编写而成的，包括无机化学、分析化学和有机化学的基本内容，重点介绍化学的基本知识、基本理论和基本技能，以及化学在医学领域中的应用。全书共23章，1~9章介绍无机化学和分析化学的内容，10~23章介绍有机化学的内容。为了加强巩固所学知识，本书每章后都附有习题，可供课后练习使用。书后附有11个化学实验，可供实验教学选用。

本书可作为高等医学院校各专业（专科）和高等医学院校本科少学时各专业的教学用书，也可作为医学各专业各层次的教学用书和参考书。

图书在版编目（CIP）数据

医用化学 / 于敬海主编 .—2 版 .—北京：高等教育出版社，2009.6
（2015.9 重印）
ISBN 978-7-04-026322-0
Ⅰ. 医… Ⅱ. 于… Ⅲ. 医用化学 - 医学院校 - 教材 Ⅳ. R313
中国版本图书馆 CIP 数据核字（2009）第 065203 号

策划编辑 崔 明　责任编辑 薛 玥　封面设计 张 楠　责任绘图 杜晓丹
版式设计 陆瑞红　责任校对 刘 莉　责任印制 田 甜

出版发行 高等教育出版社
社 址 北京市西城区德外大街4号
邮政编码 100120
印 刷 北京宏伟双华印刷有限公司
开 本 787×1092 1/16
印 张 15.75
字 数 380 000
插 页 1
购书热线 010-58581118
咨询电话 400-810-0598
网 址 http://www.hep.edu.cn
http://www.hep.com.cn
网上订购 http://www.landraco.com
http://www.landraco.com.cn
版 次 2005年6月第1版
2009年6月第2版
印 次 2015年9月第11次印刷
定 价 28.00元

物 料 号 26322-00

第 2 版前言

《医用化学》(第 1 版,于敬海主编)是全国高等学校医学规划教材,在高等教育出版社出版后,受到了医学院校的广泛好评,经过几年的教学使用,得到了各使用院校的认可,《医用化学》(第 2 版)已被教育部列为普通高等教育"十一五"国家级规划教材。

此次修订,在保持第 1 版框架的基础上,结合医学教学实践,对具体内容进行了调整和修改,去粗取精,力求反映近年来教学改革和课程建设的新成果,成为一本质量一流的精品教材。

本书注重基本理论和基本知识的介绍,一般不做深入的理论阐述,各校在使用本教材时,可根据教学实际情况删减或补充。为了加强巩固所学知识,本书每章后都附有习题,可供课后练习使用。书后附有 11 个化学实验,可供实验教学选用。

本书还配有辅导书《医用化学学习指导》,内容包括:教学基本要求、章节要点、习题解析、单元测试题及自测题和参考答案。

本书是由全国 13 所高等医学院校常年从事教学的教师编写的。参加编写的有宁夏医科大学冯宁川(第一章)、郑志祥(第三章),复旦大学钱隽(第二章),大同大学陈建新(第四章),华北煤炭医学院郭瑞华(第五章)、刘延敏(第十一章)、吴振刚(第十四章),山西医科大学刁海鹏(第六章),辽宁医学院李华侃(第七章)、李玉赜(第九章)、张晓枫(第十三章、第二十二章),内蒙古医学院乌恩(第八章)、刘乐乐(第十二章、第二十三章),哈尔滨医科大学于敬海(第十章)、张林娜(第十八章)、吴延丽(第二十章),第四军医大学孙晓莉(第十五章),黄河科技学院李伍林(第十六章),沈阳医学院任群翔(第十七章),曲靖医学高等专科学校李平忠(第十九章),安顺职业技术学院吴小琼(第二十一章);实验分别由冯宁川、李伍林、林锋、梁迪、刘俊、乌恩、张晓枫编写。本书的部分插图由哈尔滨医科大学刘秉义绘制。

由于我们的学术水平和写作能力所限,难免有错误和不妥之处,恳请使用本书的教师和同学及读者批评指正。

编　者
2008 年 11 月

第1版前言

本书是全国高等学校医学规划教材(临床医学类专科)系列之一,是全国高等学校临床医学专科各专业必修课的教学用书。

本书是由全国15所高等医学院校长期从事教学的多位教师合作编写的。在编写过程中,始终贯彻教育部思想性、科学性、先进性、启发性和实用性原则,并注意该教材的完整性和系统性以及与后续课程的结合的编写原则和根据2004年7月呼和浩特全国高等学校临床医学专业(专科)教材编写会议精神编写的。本书是本着“少而精”和21世纪医学发展的需要,并结合医学实际编写而成的。

本书注重基本理论和基本知识的介绍,一般不做深入的理论阐述,各校在使用本教材时,可根据教学实际情况删减或补充。为了加强巩固所学知识,本书每章后都附有较大量的习题。书后附有12个化学实验,可供实验教学选用。

参加编写的有怀化医学高等专科学校吴英华(第一章),复旦大学钱隽(第二章),宁夏医学院冯宁川(第三章),大同大学陈建新(第四章),华北煤炭医学院郭瑞华(第五章、第九章)、刘延敏(第十一章、第十四章),菏泽医学专科学校邵军(第六章),锦州医学院李华侃(第七章)、张晓枫(第十三章、第二十二章),内蒙古医学院乌恩(第八章)、罗素琴(第十二章、第二十三章),哈尔滨医科大学于敬海(第十章)、吴延丽(第二十章),第四军医大学孙晓莉(第十五章),咸宁学院李伍林(第十六章),沈阳医学院任群翔(第十七章),安徽医学高等专科学校王润霞(第十八章),吉林大学丁长江(第十九章),河南科技大学顾少华(第二十一章);实验分别由郭瑞华、李华侃、钱隽、冯宁川、孙勤枢、乌恩、孙晓莉、刘延敏、李伍林、张晓枫、罗素琴和刘秉义编写。

由于我们的学术水平和写作能力所限,书中难免错误和不妥之处,恳请广大教师、同学及读者批评指正。

编　者

2005年3月

目 录

第一章　溶　　液

溶液是物质以分子、离子状态分散在另一种物质中所形成的均匀而稳定的体系。溶液与工农业生产、科学实验和医学关系极为密切。许多化学反应只有在溶液中才能进行得比较迅速、完全。人的体液是溶液，食物的消化和吸收，营养物质的运输和转化、代谢废物的排泄等都离不开溶液。本章主要介绍溶液组成标度的表示方法和溶液渗透压。

第一节　溶液组成标度的表示方法

溶液的组成标度是指一定量的溶剂或溶液所含溶质的量。溶液组成标度的表示方法有多种，医学上常用的有以下几种。

一、物质的量浓度

物质B的物质的量浓度简称为B的浓度，用符号 c_B 表示，其定义为物质B的物质的量 n_B 除以溶液的体积 V。

$$c_B = \frac{n_B}{V} \tag{1-1}$$

c_B 的SI单位是 $mol \cdot m^{-3}$。医学中常用的单位是 $mol \cdot L^{-1}$、$mmol \cdot L^{-1}$ 或 $\mu mol \cdot L^{-1}$ 等。

在使用物质的量浓度时，必须指明物质的基本单元，一般宜将具体物质的符号及其状态置于与主符号并列的括号中，如 $c(H_2SO_4)$。B的物质的量 n_B，B的质量 m_B 和摩尔质量 M_B 之间有以下关系：

$$n_B = \frac{m_B}{M_B} \tag{1-2}$$

例1-1　100 mL正常人的血清中含10.0 mg Ca^{2+}，计算正常人血清中 Ca^{2+} 的物质的量浓度。

解：根据式(1-1)和式(1-2)，可得

$$c(Ca^{2+}) = \frac{n(Ca^{2+})}{V} = \frac{m(Ca^{2+})}{M(Ca^{2+}) \times V}$$

$$= \frac{0.010\ g}{40.0\ g \cdot mol^{-1} \times 0.1\ L} = 2.50 \times 10^{-3}\ mol \cdot L^{-1}$$

二、质量摩尔浓度

质量摩尔浓度用符号 b_B 表示，其定义为溶质B的物质的量 n_B 除以溶剂A的质量 m_A。

$$b_B = \frac{n_B}{m_A} \tag{1-3}$$

b_B 的 SI 单位为 $mol \cdot kg^{-1}$。

例 1-2 14.2 g 硫酸钠溶于 100 g 水中，求溶液的质量摩尔浓度。

解：根据式(1-3)和式(1-2)，可得

质量摩尔浓度：

$$b(Na_2SO_4) = \frac{14.2\ g \times 1\ 000\ g \cdot kg^{-1}}{142\ g \cdot mol^{-1} \times 100\ g} = 1.0\ mol \cdot kg^{-1}$$

三、质量浓度

质量浓度用符号 ρ_B 或 $\rho(B)$ 表示，其定义为溶质 B 的质量 m_B 除以溶液的体积 V，即

$$\rho_B = \frac{m_B}{V} \tag{1-4}$$

ρ_B 的 SI 单位是 $kg \cdot m^{-3}$，医学上常用的单位是 $g \cdot L^{-1}$、$mg \cdot L^{-1}$ 和 $\mu g \cdot L^{-1}$。

例 1-3 在 100 mL 生理盐水中含有 0.90 g NaCl，计算生理盐水的质量浓度。

解：
$$\rho(NaCl) = \frac{m(NaCl)}{V} = \frac{0.90\ g}{0.10\ L} = 9.0\ g \cdot L^{-1}$$

四、质量分数

物质 B 的质量分数是指 B 的质量 m_B 与混合物总质量 m 之比，用符号 w_B 表示。

$$w_B = \frac{m_B}{m} \tag{1-5}$$

质量分数单位为 1，其值可以用小数或百分数表示。

例 1-4 将 10 g NaCl 溶于 100 g 水中配成溶液，计算此溶液中 NaCl 的质量分数。

解：
$$w(NaCl) = \frac{10\ g}{110\ g} = 0.091 \quad (或\ 9.1\%)$$

五、体积分数

物质 B 的体积分数是指在相同的温度和压力下，B 的体积 V_B 与混合物的体积 V 之比，用符号 φ_B 表示。

$$\varphi_B = \frac{V_B}{V} \tag{1-6}$$

体积分数单位也为 1，其值也可以用小数或百分数表示。

例 1-5 消毒用乙醇溶液中乙醇体积分数为 0.75，现配制 500 mL 这种乙醇溶液，需纯乙醇多少毫升？

解：由式(1-6)，可得

$$V_B = V\varphi_B = 500\ \text{mL} \times 0.75 = 375\ \text{mL}$$

量取 375 mL 纯乙醇，用水稀释至 500 mL，即得消毒用的乙醇溶液。

应该指出，平常我们所说的浓度一般就是指物质的量浓度。世界卫生组织建议，在医学上表示体液的浓度时，凡是已知相对分子质量的物质，均用其物质的量浓度；对于未知其相对分子质量的物质，则可用质量浓度。

六、有关溶液组成标度的表示方法的相互换算

上述各种溶液组成标度的表示方法都有各自的特点，根据具体情况的需要，可以采用不同的表示方法，并可以将各种不同表示方法的溶液组成标度进行相互换算。

(一) 质量浓度与物质的量浓度间的换算

质量浓度和物质的量浓度是两种常用的组成标度表示方法，根据它们的基本定义，可以求出它们之间的关系。

因为

$$\rho_B = \frac{m_B}{V}, c_B = \frac{n_B}{V} = \frac{m_B}{M_B V}$$

所以

$$\rho_B = c_B \cdot M_B, c_B = \frac{\rho_B}{M_B} \tag{1-7}$$

例 1-6 1 L $NaHCO_3$注射液中含 50 g $NaHCO_3$，计算该注射液的质量浓度和物质的量浓度。

解：

$$\rho(NaHCO_3) = \frac{50\ \text{g}}{1\ \text{L}} = 50\ \text{g} \cdot \text{L}^{-1}$$

$$c(NaHCO_3) = \frac{\rho(NaHCO_3)}{M(NaHCO_3)}$$

$$= \frac{50\ \text{g} \cdot \text{L}^{-1}}{84\ \text{g} \cdot \text{mol}^{-1}} = 0.60\ \text{mol} \cdot \text{L}^{-1}$$

(二) 质量分数与物质的量浓度间的换算

质量分数是以质量表征溶液的物理量，而物质的量浓度是以体积表征溶液的物理量。在进行这种换算时，需要知道溶液的密度，因为密度可以给出溶液的质量和体积的关系。溶液的密度可以直接测定，也可以查阅有关手册。

例 1-7 1 L 98% H_2SO_4溶液($\rho = 1.84\ \text{g} \cdot \text{mL}^{-1}$)换算成物质的量浓度。

解：根据式(1-1)和式(1-2)，可得

$$c_B = \frac{w_B \times \rho \times 1\,000}{M_B} \tag{1-8}$$

$$c(H_2SO_4) = \frac{98\% \times 1.84\ \text{g} \cdot \text{mL}^{-1} \times 1\,000\ \text{mL}}{98\ \text{g} \cdot \text{mol}^{-1}}$$

$$= 18.4\ \text{mol} \cdot \text{L}^{-1}$$

七、溶液的稀释

在实验室中，常把一定浓度(c_1)的溶液稀释至所需的浓度(c_2)。在稀释时，溶液的体积由 V_1 变至 V_2，但溶质的物质的量($n=cV$)并没有改变，它们的关系则是

$$c_1V_1=c_2V_2 \tag{1-9}$$

应注意用上式进行有关计算时，等式两边的浓度及体积的单位要一致。

例 1-8 配制 1 000 mL 1.0 mol·L⁻¹ HCl 溶液，需要质量分数为 37% 的浓盐酸(密度为 1.19 g·mL⁻¹)多少毫升？

解：首先，根据式(1-8)求出浓 HCl 溶液的物质的量浓度为

$$c(\mathrm{HCl})=\frac{37\%\times 1.19\ \mathrm{g\cdot mL^{-1}}\times 1\,000\ \mathrm{mL\cdot L^{-1}}}{36.5\ \mathrm{g\cdot mol^{-1}}}$$
$$=12\ \mathrm{mol\cdot L^{-1}}$$

再根据式(1-9)，可得

$$V(\mathrm{HCl})=\frac{1.0\ \mathrm{mol\cdot L^{-1}}\times 1\,000\ \mathrm{mL}}{12\ \mathrm{mol\cdot L^{-1}}}=83.3\ \mathrm{mL}$$

即需取 37% 浓盐酸 83.3 mL 加水稀释至 1 000 mL 就可配得所需浓度的 HCl 溶液。

第二节 溶液的渗透压

一、渗透现象和渗透压

在很浓的蔗糖溶液的液面上小心加一层清水，在避免任何机械振动的情况下静置一段时间，整个体系就会变成均匀的蔗糖溶液。这是由于分子热运动的结果，蔗糖分子从下层进入清水，同时水分子从上层进入蔗糖溶液，直到均匀混合、浓度一致为止。这个过程称为扩散。

若用一种只允许溶剂(如水)分子透过而溶质(如蔗糖)分子不能透过的半透膜把溶液和纯溶剂隔开，如图 1-1 所示。

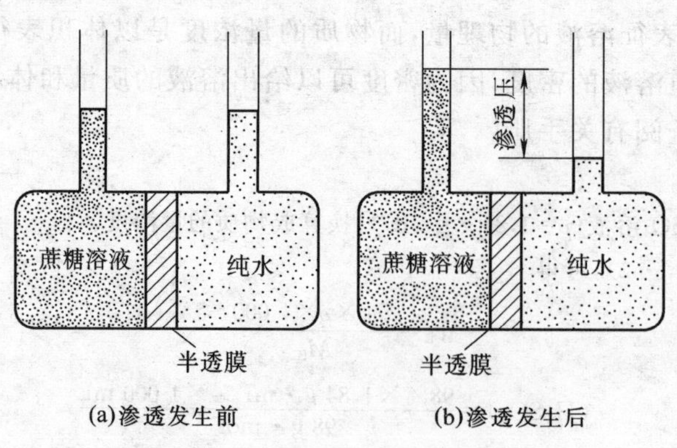

图 1-1 渗透现象和渗透压

在膜两边分别放入等体积的水和蔗糖溶液，经过一段时间后，发现蔗糖溶液的液面比纯水的液面高。由于蔗糖溶液中水的浓度低于纯水的浓度，所以单位时间内纯水穿过半透膜进入蔗糖溶液的水分子数要比蔗糖溶液中的水分子穿过半透膜进入纯水的多些，结果使蔗糖溶液液面升高。这种溶剂(水)分子透过半透膜进入溶液的扩散现象称为渗透。两种不同浓度的溶液用半透膜隔开，亦会产生渗透现象。但渗透不是无止境的，随着液面的升高，由液柱产生的静液压也随之增加。这样，单位时间内，水分子从溶液进入纯溶剂的数目也相应增多。当液面差达到一定高度时，水分子向两个方面渗透的速度趋于相等，渗透作用达到动态平衡，液面停止上升。渗透压的定义是：将纯溶剂与溶液以半透膜隔开时，为维持渗透平衡所需要加给溶液的额外压力。渗透压的符号为Π，单位为 Pa 或 kPa。

显然半透膜的存在和膜两侧单位体积内溶剂分子数不相等是产生渗透现象的两个必要条件。渗透结果总是溶剂分子从纯溶剂向溶液，或是从稀溶液向浓溶液的迁移。

半透膜的种类是多种多样的，通透性也不同。人工制备的火棉胶膜、玻璃纸及羊皮纸等，不仅溶剂(水)分子可以通过，溶质小分子、离子也可以缓慢透过，但高分子化合物不能透过。在生化实验中应用的透析袋和超滤膜也是用半透膜制成的，它们有不同规格(如微孔大小不同)，可以阻止大于某些相对分子质量的溶质分子透过。而生物膜(如萝卜皮、肠衣、细胞膜和毛细血管壁等)的透过性能就更为特殊和复杂。

二、渗透压与浓度、温度的关系

实验证明，在一定温度下，溶液的渗透压与溶液中不挥发溶质的浓度成正比；在一定浓度下，溶液的渗透压与热力学温度成正比。1886 年，荷兰化学家范特霍夫(van't Hoff)综合上述实验结果，进一步指出了稀溶液的渗透压与温度、浓度的关系：

$$\Pi = cRT \tag{1-10}$$

式中，Π 为溶液的渗透压，单位为 kPa；c 为溶液的物质的量浓度，单位为 $mol \cdot L^{-1}$；T 为热力学温度，单位为 $K[T=(273.15+t)K]$；R 为摩尔气体常数，取值为 $8.314\ kPa \cdot L \cdot mol^{-1} \cdot K^{-1}$。

式(1-10)称为范特霍夫公式(或称为渗透压定律)。可以看出，在一定温度下，溶液的渗透压与溶液的浓度成正比，也就是说，与溶液中溶质的数目成正比，而与溶质的本性无关。溶液的这种性质称为溶液的依数性。

例 1-9 将 2.0 g 蔗糖($C_{12}H_{22}O_{11}$)溶于水，配成 50.0 mL 溶液，求溶液在 37 ℃时的渗透压。

解：已知 $C_{12}H_{22}O_{11}$ 的摩尔质量 $M(C_{12}H_{22}O_{11}) = 342\ g \cdot mol^{-1}$

则

$$c(C_{12}H_{22}O_{11}) = \frac{n_B}{V} = \frac{2.0\ g}{342\ g \cdot mol^{-1} \times 0.05\ L} = 0.117\ mol \cdot L^{-1}$$

所以 $\Pi = c_B RT = 0.117\ mol \cdot L^{-1} \times 8.314\ kPa \cdot L \cdot mol^{-1} \cdot K^{-1} \times 310\ K = 302\ kPa$

从这个例子可以看出，$0.117\ mol \cdot L^{-1}$的蔗糖($C_{12}H_{22}O_{11}$)溶液在 37 ℃可产生 302 kPa 的渗透压，相当于 30.8 m 的水柱高的压力。这一点表明渗透压是一种强大的推动力，要用普通半透膜精确测定渗透压是较困难的，除非这种膜有很高的机械强度，否则，难以胜任。

需特别指出的是，式(1-10)只适用于非电解质稀溶液。由于电解质会在水溶液中解离，如：

$$NaCl \longrightarrow Na^{+} + Cl^{-}$$

$$Na_2SO_4 \longrightarrow 2Na^{+} + SO_4^{2-}$$

溶液中溶质的质点数目多于未解离前的分子数目，直接用式(1-10)计算电解质溶液的渗透压将会产生较大的误差。因此，在计算电解质稀溶液的渗透压时，范特霍夫公式要改写为

$$\Pi = icRT \tag{1-11}$$

式中的 i 称为校正因子。对于 A-B 型强电解质(如 KCl 和 $CaSO_4$ 等)及 A-B_2 或 A_2-B 型强电解质(如 $MgCl_2$ 或 Na_2SO_4 等)，在近似处理情况下，校正因子 i 分别为 2 和 3。

例 1-10 临床上常用的生理盐水是 $9.0\ g \cdot L^{-1}$ 的 NaCl 溶液，求此溶液在 37 ℃时的渗透压。

解: NaCl 在稀溶液中完全解离，i 近似等于 2，根据式(1-11)可得

$$\Pi = \frac{2 \times 9.0\ g \cdot L^{-1} \times 8.314\ kPa \cdot L \cdot K^{-1} \cdot mol^{-1} \times 310\ K}{58.5\ g \cdot mol^{-1}}$$

$$= 7.9 \times 10^2\ kPa$$

三、渗透压在医学上的意义

(一) 医学中的渗透浓度

生物体液(如血浆和细胞内液等)的渗透压是由溶于体液中的电解质组分、非电解质组分及大分子组分等各种溶质粒子决定的。这些具有渗透效应的溶质粒子(分子、离子)统称为渗透活性物质。根据范特霍夫定律，在一定温度下，对于任一稀溶液，其渗透压应与渗透活性物质的物质的量浓度成正比。因此，也可以用渗透活性物质的物质的量浓度来衡量溶液渗透压的大小。

为了表明血浆等体液的渗透压大小，医学上常用渗透浓度，它是指溶液中渗透活性物质的质点总浓度。定义为渗透活性物质的物质的量除以溶液的体积，符号为 c_{os}，单位为 $mol \cdot L^{-1}$ 或 $mmol \cdot L^{-1}$。

在计算溶液的渗透浓度时，应注意，对于强电解质溶液，其渗透浓度等于溶液中溶质的离子总浓度；对于弱电解质，其渗透浓度等于溶液中未解离的非电解质分子的浓度和解离出的离子浓度的总和；而对于非电解质，其渗透浓度等于其溶液浓度。

例 1-11 分别计算 $50\ g \cdot L^{-1}$ 葡萄糖溶液和 $9\ g \cdot L^{-1}$ NaCl 溶液的渗透浓度。

解: (1) 葡萄糖是一种非电解质:

$$c_{os}(\text{葡萄糖}) = \frac{50\ g \cdot L^{-1}}{180\ g \cdot mol^{-1}} = 0.278\ mol \cdot L^{-1}$$

$$= 278\ mmol \cdot L^{-1}$$

(2) 氯化钠是一种强电解质:

$$c_{os}(\text{葡萄糖}) = \frac{9\ g \cdot L^{-1}}{58.5\ g \cdot mol^{-1}} \times 2 = 0.308\ mol \cdot L^{-1}$$

$$= 308\ mmol \cdot L^{-1}$$

(二) 等渗、低渗和高渗溶液

在相同温度下具有相同渗透压的溶液称等渗溶液。渗透压不等的两种溶液，相对地说，渗透

压高的称高渗透液，渗透压低的称低渗透液。

医学上的等渗、高渗及低渗溶液是以血浆的渗透压（或渗透浓度）为标准确定的。正常人血浆的渗透浓度为 303.7 mmol·L^{-1}，实验求得血浆的渗透浓度为 297 mmol·L^{-1}。所以临床上规定渗透浓度在 280～320 mmol·L^{-1}的溶液为等渗溶液；渗透浓度低于 280 mmol·L^{-1}的溶液为低渗溶液；渗透浓度高于 320 mmol·L^{-1}的溶液为高渗溶液。在实际应用时，略低于（或略超过）此范围的溶液，在临床上也看作等渗溶液，如 50.0 g·L^{-1}的葡萄糖溶液。

溶液是否等渗在医、药学上有重要意义。临床治疗为患者大量补液时，若忽视补液的浓度，将会使体液内水分的调节发生紊乱及细胞的变形和破坏。因为红细胞膜具有半透膜性质，正常情况下，膜内细胞液与膜外血浆是等渗的。若大量滴注高渗液，使血浆中可溶物浓度增大，膜内细胞液的渗透压必然低于膜外血浆的渗透压，红细胞内的细胞液将向血浆渗透，结果使红细胞萎缩，萎缩的红细胞聚集成团。这种现象叫做胞质分离。若此现象发生于血管内，将产生“栓塞”。若大量滴注低渗液，结果使血浆稀释，血浆中的水分将向红细胞内渗透，使红细胞膨胀，严重时可使红细胞破裂，释放出红细胞内的血红蛋白使溶液染成红色，这种现象叫做溶血。在补液过程中，只有等渗液才能使红细胞保持正常的生理功能。图 1-2 是红细胞在不同浓度的 NaCl 溶液中的形态示意图。

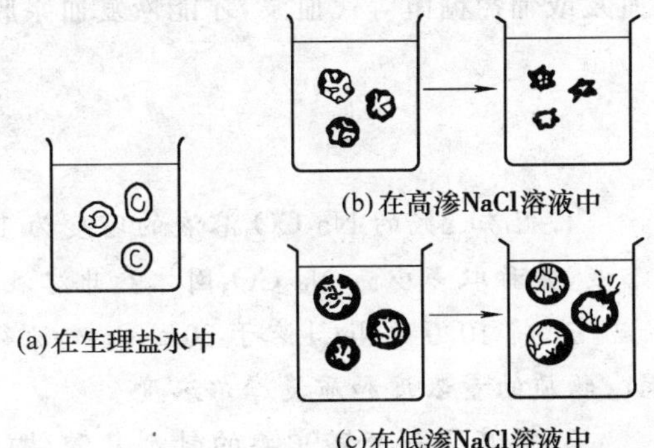

图 1-2　红细胞在不同浓度 NaCl 溶液中的形态

临床上，除了大型补液需要等渗外，配制眼用制剂也要考虑等渗。眼组织对渗透压变化比较敏感，为防止刺激或损伤眼组织，眼用制剂必须进行等渗压调节。关于药液等渗压调节，药剂上有许多方法，这里就不作具体介绍了。

（三）晶体渗透压和胶体渗透压

血浆等生物体液是电解质（如 NaCl、KCl 和 $NaHCO_3$等）、小分子物质（如葡萄糖、尿素和氨基酸等）和高分子物质（蛋白质、糖类和脂质等）溶解于水而形成的复杂的混合物。在医学上，习惯上把电解质、小分子物质统称为晶体物质，由它们产生的渗透压称晶体渗透压；而把高分子物质称为胶体物质，由它们产生的渗透压称胶体渗透压。血浆中高分子胶体物质的质量浓度约为 70 g·L^{-1}，小分子晶体物质约为 7.5 g·L^{-1}。虽然高分子胶体物质含量高，但由于它们的相对分子质量大，单位体积血浆中的质点数少，产生的渗透压小，37 ℃仅为 2.9～4.0 kPa；小分子晶体物质含量虽少，但由于它们的相对分子质量小，有的又可解离成离子，单位体积血浆中的质点数多，产生的渗透压大，37 ℃时约为 766 kPa。因此，人体血浆的渗透压主要来源于晶体渗透压（约占 99.5%），胶体渗透压只占极少一部分。

由于生物半透膜（如细胞膜和毛细血管壁）对各种溶质的通透性不同，晶体渗透压和胶体渗透压具有不同的生理功能。

细胞膜是一种间隔细胞内、外液的半透膜，它只允许水分子自由通透。由于晶体渗透压远大于胶体渗透压，因此细胞内、外液中水分子的渗透方向主要取决于晶体渗透压。当人体由于某种原因而缺水时，细胞外液浓度升高，晶体渗透压增大，于是细胞内液的水分子将向细胞外液渗透，造成细胞失水。如果过量饮水或输入过多的葡萄糖溶液(葡萄糖在血液中因氧化而逐渐失去渗透活性),则使细胞外液浓度降低,晶体渗透压减小,致使细胞外液的水分子向细胞内渗透,使细胞肿胀,严重时可引起水中毒。

毛细血管壁是间隔血液和组织间液的一种半透膜,它允许水分子及小分子物质自由通过,因此血液和组织间液间渗透压差及水盐平衡取决于胶体渗透压。因某种原因致血浆蛋白质减少时,血浆胶体渗透压降低,血浆中的水分子和其他小分子、离子就会透过毛细血管壁进入组织间液,导致血容量(人体血液总量)降低,组织间液增多,这是形成水肿的原因之一。临床上对大面积烧伤或由于失血过多而造成血容量降低的患者进行补液时,除补以生理盐水外,还需同时输入血浆或葡萄糖酐等代血浆,才能恢复血浆胶体渗透压和增加血容量。

习 题

1. 已知3%的Na_2CO_3溶液的密度为1.03 g·mL^{-1},如配制500 mL质量分数3%的Na_2CO_3溶液,需称取多少克Na_2CO_3固体?此溶液的物质的量浓度和质量浓度分别是多少?

2. 将10.0 g NaCl溶于90 g水中,测得此溶液的密度为1.07 g·mL^{-1},求此溶液的质量分数、物质的量浓度和质量摩尔浓度。

3. 临床上纠正酸中毒的针剂乳酸钠($C_3H_5O_3Na$),其规格为每支20.0 mL,每支含2.24 g $C_3H_5O_3Na$。计算该针剂的物质的量浓度及每支针剂中含$C_3H_5O_3Na$的物质的量。

4. 某患者需补0.050 mol Na^+,应补多少克氯化钠?若用生理盐水(9.0 g·L^{-1} NaCl溶液),则需多少毫升?

5. 在水中某蛋白质的饱和溶液含溶质5.18 g·L^{-1},20 ℃时测得其渗透压为0.413 kPa。求此蛋白质的摩尔质量。

6. 今有葡萄糖、氯化钠、氯化钙三种溶液,它们的浓度均为0.1 mol·L^{-1},试比较三者渗透压的大小。

7. 将2.00 g清蛋白溶于水,制备成100 mL清蛋白水溶液,在25 ℃测得此溶液的渗透压为0.717 kPa,试求清蛋白的相对分子质量。

8. 计算37 ℃时,浓度为12 g·L^{-1}的尿素(CH_4ON_2)溶液的渗透浓度为多少?

9. 将10.0 g某高分子化合物,溶于1 000 mL水中配成溶液,在27 ℃时测得该溶液的渗透压为0.37 kPa,求高分子化合物的相对分子质量。

10. 100 mL水溶液中含有1.87 g乳酸钠,25 ℃时此溶液的渗透压为825 kPa,求乳酸钠的摩尔质量(g·mol^{-1})。

第二章　电解质溶液和缓冲溶液

生命现象是生物化学和生物物理反应的具体体现，这些反应都要在体液中才能进行和完成，而体液中存在着许多电解质离子，它们的变化都会对这些反应造成影响。因此，掌握电解质溶液、酸碱平衡及缓冲溶液的基本概念对于了解机体的各种疾病状态、病理生理变化具有一定的指导意义。

第一节　电解质溶液

一、电解质

电解质有强电解质和弱电解质之分。强电解质是指在水溶液中能完全解离成离子的化合物，如 NaCl 和 NaOH 等物质。弱电解质则指在水溶液中可部分解离成离子的化合物，如 HAc 和 $NH_3 \cdot H_2O$ 等。电解质的解离程度通常以解离度 α 的大小区分。解离度是指电解质达到解离平衡时，已解离的分子数和原有的分子总数之比：

$$\alpha=\frac{\text{已解离的分子数}}{\text{原有分子总数}}\times 100\% \tag{2-1}$$

一般将质量摩尔浓度为 0.1 $mol \cdot kg^{-1}$ 的电解质溶液中解离度大于 30% 的称为强电解质，解离度小于 5% 的称为弱电解质，而解离度介于 5%～30% 的称为中强度电解质。

二、酸碱质子理论

酸和碱是两类重要的电解质。为研究酸碱的反应及性质，人们提出了许多理论，其中最主要的有三种理论，即瑞典的物理化学家阿仑尼乌斯(S. Arrhenius)的电离理论、丹麦的布朗斯特(J. N. Bronsted)与英国的劳瑞(T. M. Lowry)的质子理论和美国的路易斯(Lewis)的电子理论等酸碱理论。我们主要介绍酸碱质子理论。阿仑尼乌斯的电离理论认为在水中解离出的阳离子全是 H^+ 的物质称为酸，解离出的阴离子全是 OH^- 的物质称为碱，酸碱中和反应只限于水溶液中。这一理论解释了许多现象，但也暴露出它的局限性。如不能解释氨水的碱性，也不能解释 HCl 气体与 NH_3 在气相或在非水溶剂苯中能发生酸碱反应生成 NH_4Cl。为克服阿仑尼乌斯电离理论的不足，布朗斯特与劳瑞于 1923 年各自独立提出酸碱质子理论。

(一) 酸碱的定义

酸碱质子理论认为：凡能给出质子(H^+)的物质都是酸，凡能接受质子的物质都是碱。即酸是质子的给予体，碱是质子的接受体。酸与碱的关系可用下式表示为：

$$酸 \rightleftharpoons 质子 + 碱$$
$$HCl \rightleftharpoons H^+ + Cl^-$$
$$HAc \rightleftharpoons H^+ + Ac^-$$
$$H_2CO_3 \rightleftharpoons H^+ + HCO_3^-$$
$$HCO_3^- \rightleftharpoons H^+ + CO_3^{2-}$$
$$NH_4^+ \rightleftharpoons H^+ + NH_3$$
$$H_3O^+ \rightleftharpoons H^+ + H_2O$$
$$H_2O \rightleftharpoons H^+ + OH^-$$
$$[Al(H_2O)_6]^{3+} \rightleftharpoons H^+ + [Al(H_2O)_5OH]^{2+}$$

关系式左边的物质都是酸，右边的物质都是 H^+ 和碱。可见作为酸或碱，它可以是分子、阳离子或阴离子；同时可见，有的物质如 HCO_3^-、H_2O 既可作为酸给出质子，又可作为碱接受质子，称其为两性物质。

上述关系式中，右边碱是左边相应酸的共轭碱，左边酸是右边相应碱的共轭酸。把仅相差一个质子的一对酸碱称为共轭酸碱对。如 HAc 的共轭碱是 Ac^-，而 Ac^- 的共轭酸是 HAc。

（二）酸碱反应的实质

由于质子（H^+）体积非常小，电荷密度大，在溶液中不可能单独存在，在酸给出质子的瞬间，质子马上和另一质子接受体（碱）结合。例如，HAc 在水溶液中：

$$\overset{H^+}{\overbrace{HAc + H_2O}} \rightleftharpoons Ac^- + H_3O^+$$
$$酸_1 \quad 碱_2 \qquad 碱_1 \quad 酸_2$$

HAc（酸$_1$）将质子传递给 H_2O（碱$_2$）变为相应的共轭碱 Ac^-（碱$_1$），H_2O（碱$_2$）接受质子变成相应的共轭酸 H_3O^+（酸$_2$），反应涉及两对共轭酸碱对，即酸$_1$-碱$_1$，酸$_2$-碱$_2$，可见酸碱反应的实质是两对共轭酸碱对之间的质子传递反应。因此，反应可在水溶液中进行，也可在非水溶剂中或气相中进行。同时，酸碱反应的范围也扩大了。如电离理论中的中和反应，解离反应和水解反应都可归纳为酸碱反应，其实质都是质子传递反应。

$$\overset{H^+}{\overbrace{H_3O^+ + OH^-}} \rightleftharpoons H_2O + H_2O$$
$$\overset{H^+}{\overbrace{HCl + H_2O}} \rightleftharpoons Cl^- + H_3O^+$$
$$\overset{H^+}{\overbrace{NH_4^+ + \quad H_2O}} \rightleftharpoons NH_3 + H_3O^+$$
$$\overset{H^+}{\overbrace{H_2O + Ac^-}} \rightleftharpoons OH^- + HAc$$

（三）酸碱强度

质子理论认为，在具有共轭关系的酸碱对中，它们的强度是互相制约的，酸给出质子能力越强，酸性越强，而其相应的共轭碱的碱性越弱；反之，酸越弱，其共轭碱的碱性则越强。例如，HCl

在水中是强酸，其共轭碱 Cl^- 就是较弱的碱；HAc 在水中是弱酸，其共轭碱 Ac^- 就是较强的碱。因此，从酸性看 HCl＞HAc，而碱性则 Ac^-＞Cl^-。

在酸碱反应中存在着争夺质子的过程，其结果必然是

$$\text{强酸}+\text{强碱}\rightleftharpoons\text{弱酸}+\text{弱碱}$$

如对于反应

$$HCl+NH_3\rightleftharpoons Cl^-+NH_4^+$$

因为 HCl 的酸性比 NH_4^+ 强，NH_3 的碱性比 Cl^- 强，故上述反应正向进行趋势很大，而对于反应

$$Ac^-+H_2O\rightleftharpoons HAc+OH^-$$

由于 HAc 的酸性大于 H_2O，而碱性 OH^- 大于 Ac^-，故上述反应逆向进行趋势大。

一种物质酸碱性的强弱，除与其本身性质有关外，还与溶剂的性质有关。例如，HAc 在水中是弱酸，但在溶剂液氨中却是强酸，这是因为接受质子能力 NH_3＞H_2O。HNO_3 在水中是强酸，但在纯 H_2SO_4 溶剂中却表现为一个弱碱。

三、水溶液中的质子传递平衡

(一) 水的质子自递反应

水是一种两性物质，在水分子间发生质子传递反应，称为水的质子自递反应：

$$\underset{\text{酸}_1}{H_2O}+\underset{\text{碱}_2}{H_2O}\overset{H^+}{\rightleftharpoons}\underset{\text{碱}_1}{OH^-}+\underset{\text{酸}_2}{H_3O^+}$$

平衡时

$$K_w=[H^+][OH^-] \qquad (2-2)$$

K_w 称为水的质子自递平衡常数，又称为水的离子积，其数值与温度有关，当温度为 25 ℃时，在纯水中有

$$[H^+]=[OH^-]=1.0\times10^{-7}\ mol\cdot L^{-1}$$

则

$$[H^+]\cdot[OH^-]=1.0\times10^{-14}$$

水的离子积关系不仅适用于纯水，也适用于所有稀水溶液。因为水溶液中的 H^+ 浓度和 OH^- 浓度的乘积是一个常数，只要知道溶液中的 H^+ 浓度，就可以根据式(2-2)计算其中的 OH^- 浓度。

(二) 酸碱质子传递平衡及其平衡常数

一元弱酸或弱碱与水分子的质子传递反应是可逆的，当进行到一定程度时就建立平衡。用 HB 表示一元弱酸，B^- 表示其共轭碱，则

$$HB+H_2O\rightleftharpoons B^-+H_3O^+$$

平衡时

$$K_i=\frac{[H_3O^+][B^-]}{[HB][H_2O]}$$

在稀溶液中，$[H_2O]$ 可看成是常数，上式可改写为：

$$K_a = \frac{[H_3O^+][B^-]}{[HB]} \tag{2-3}$$

K_a 称为弱酸的质子传递平衡常数，通常称为酸的解离常数或简称为酸常数。K_a 是水溶液中酸强度的量度，它的大小表示酸在水中释放质子能力的大小。K_a 愈大，越易给出质子，酸性愈强，反之则酸性愈弱。有些弱酸的 K_a 非常小，为使用方便，也常用 pK_a 表示，即 $pK_a = -\lg K_a$。

类似地，碱 B^- 在水溶液中有下列平衡：

$$B^- + H_2O \rightleftharpoons HB + OH^-$$

$$K_b = \frac{[HB][OH^-]}{[B^-]} \tag{2-4}$$

K_b 称为碱的质子传递平衡常数，通常称为碱的解离常数或碱常数。K_b 的大小同样可以表示该碱在水中接受质子能力的大小，pK_b 是碱常数的负对数。K_b 愈大，碱性愈强。一种碱的强弱可用与酸类似的方法去衡量。

（三）共轭酸、碱常数的关系

酸常数 K_a 与其共轭碱的碱常数 K_b 之间有确定的对应关系。以 $HB-B^-$ 为例：

$$HB + H_2O \rightleftharpoons B^- + H_3O^+$$

$$K_a = \frac{[H_3O^+][B^-]}{[HB]}$$

而其共轭碱的质子传递平衡

$$B^- + H_2O \rightleftharpoons HB + OH^-$$

$$K_b = \frac{[HB][OH^-]}{[B^-]}$$

又因为溶液中同时存在水的质子自递平衡

$$H_2O + H_2O \rightleftharpoons OH^- + H_3O^+$$

$$K_w = [H^+] \cdot [OH^-]$$

以 K_a、K_b 代入，得

$$K_a \cdot K_b = K_w \tag{2-5}$$

式(2-5)表示 K_a 与 K_b 成反比，说明酸愈强，其共轭碱愈弱；碱愈强，其共轭酸愈弱。若已知酸的常数 K_a，就可以求出其共轭碱常数 K_b，反之亦然。

例 2-1 已知 NH_3 的 K_b 为 1.76×10^{-5}，试求 NH_4^+ 的 K_a。

解：NH_4^+ 是 NH_3 的共轭酸，故

$$K_a = K_w/K_b = 1.00\times10^{-14}/(1.76\times10^{-5}) = 5.68\times10^{-10}$$

四、酸碱溶液 pH 的计算

进行酸碱溶液 pH 的计算，首先要分清溶液的浓度和酸度两个不同的概念。一般溶液的浓度直接用物质的量浓度 c 表示；酸度是指溶液中 H_3O^+ 的浓度，对 H_3O^+ 浓度很低的溶液常用 pH 表示，$pH = -\lg[H_3O^+]$。同理，$pOH = -\lg[OH^-]$，$pH + pOH = pK_w = 14$。对于溶液

中 H_3O^+ 或 OH^- 浓度大于 1 mol·L^{-1}时，直接用 H_3O^+ 或 OH^- 的浓度表示，而不必用 pH 表示。以一元弱酸水溶液为例。

一元弱酸水溶液中存在两种质子传递平衡

$$HB + H_2O \rightleftharpoons B^- + H_3O^+$$

$$H_2O + H_2O \rightleftharpoons OH^- + H_3O^+$$

HB、B^-、H_3O^+ 和 OH^- 四种物质的浓度都是未知的，要精确计算相当复杂。

当 $c \cdot K_a \geqslant 20\ K_w$时，可以忽略水的质子自递平衡，溶液中$[H_3O^+]$主要来自弱酸的质子传递平衡。

$$HB + H_2O \rightleftharpoons B^- + H_3O^+$$

平衡时 $\quad c-[H_3O^+] \quad [B^-] \quad [H^+]$

$$K_a = \frac{[H_3O^+][B^-]}{[HB]} = \frac{[H^+]^2}{c-[H^+]}$$

当 $c/K_a \geqslant 500$ 时，质子传递平衡产生的$[H^+] \ll c$，则$[HAc] = c - [H^+] \approx c$，$K_a = [H^+]^2/c$，则

$$[H^+] = \sqrt{K_a c} \tag{2-6}$$

式（2-6）是计算一元弱酸$[H^+]$的最简式，使用此公式要满足的两个条件是，$c \cdot K_a \geqslant 20\ K_w$ 和 $c/K_a \geqslant 500$。相对误差<5%。

对于一元弱碱溶液，按一元弱酸的处理方法，可得出计算一元弱碱溶液$[OH^-]$的最简公式：

$$[OH^-] = \sqrt{K_b \cdot c} \tag{2-7}$$

例 2-2 计算 0.10 mol·L^{-1} HAc 溶液的$[H^+]$。

解：已知 $K_a = 1.76 \times 10^{-5}$，$c = 0.10$ mol·L^{-1}，$K_a \cdot c = 1.76 \times 10^{-5} \times 0.10 > 20\ K_w$，$c/K_a > 500$，故用式（2-6）计算：

$$[H_3O^+] = \sqrt{K_a \cdot c} = \sqrt{1.76 \times 10^{-5} \times 0.10}\ \text{mol} \cdot L^{-1}$$

$$= 1.33 \times 10^{-3}\ \text{mol} \cdot L^{-1}$$

例 2-3 计算 0.10 mol·L^{-1} NaAc 溶液的 pH。

解：根据质子理论，NaAc 可视为一元弱碱，其共轭酸 HAc 的 $K_a = 1.76 \times 10^{-5}$，故有

$$K_b = \frac{K_w}{K_a} = \frac{1.0 \times 10^{-14}}{1.76 \times 10^{-5}} = 5.68 \times 10^{-10}$$

因 $c \cdot K_b \geqslant 20\ K_w$，$c/K_b > 500$，则用式（2-7）计算：

$$[OH^-] = \sqrt{K_b \cdot c} = \sqrt{5.68 \times 10^{-10} \times 0.10}\ \text{mol} \cdot L^{-1}$$

$$= 7.54 \times 10^{-6}\ \text{mol} \cdot L^{-1}$$

$$pOH = 5.12$$

$$pH = 14 - 5.12 = 8.88$$

五、同离子效应和盐效应

在弱电解质溶液中，加入一种含有与该弱电解质相同离子的强电解质，则弱电解质的解离度

会降低，这种现象称为同离子效应。下面通过具体例子加以说明：

例 2-4 在 0.10 mol·L^{-1} HAc 溶液中加入固体 NaAc，使 NaAc 浓度为 0.10 mol·L^{-1}。试比较加入 NaAc 前后，HAc 的解离度[K_a(HAc)=1.76×10^{-5}]。

解：加入 NaAc 以前

$$\alpha=\sqrt{\frac{K_a}{c}}=\sqrt{\frac{1.76\times10^{-5}}{0.10}}\times100\%=1.3\%$$

加入 NaAc 后

$$\begin{array}{lccccccc} & HAc & + & H_2O & \rightleftharpoons & H_3O^+ & + & Ac^- \\ \text{平衡浓度} & 0.10-[H_3O^+] & & & & [H_3O^+] & & [H_3O^+]+0.10 \end{array}$$

由于$[H_3O^+]\ll0.10$，故 $0.10-[H_3O^+]\approx0.10$，$[H_3O^+]+0.10\approx0.10$。则

$$K_a=\frac{[H_3O^+][Ac^-]}{[HAc]}=\frac{[H_3O^+]\cdot([H_3O^+]+0.10)}{0.10-[H_3O^+]}\approx[H_3O^+]$$

所以

$$[H_3O^+]=1.76\times10^{-5}\ \text{mol}\cdot L^{-1}$$

$$\alpha=\frac{[H_3O^+]}{c}=\frac{1.76\times10^{-5}}{0.10}\times100\%=0.018\%$$

计算结果表明，加入 NaAc 后，解离度变小了。

如果在弱电解质溶液中加入不含相同离子的强电解质盐类时，如在 HAc 溶液中加入 NaCl，则可使弱电解质解离度增加，这种现象称为盐效应。

一般情况下，发生同离子效应的同时必然会发生盐效应，因盐效应的影响比同离子效应小得多，所以此时盐效应不必考虑。

第二节 缓冲溶液

大多数化学反应，尤其是生物体内的化学反应都需要一个适宜而稳定的 pH 条件才能进行，例如，在生物体内的生理化学过程中起重要作用的酶，需要在特定的 pH 条件下，才能发挥有效作用，若 pH 稍有偏离，酶的活性就会降低或失去。又如正常人体血液的 pH 范围为 7.35～7.45，若超出这个范围，就会造成不同程度的酸中毒或碱中毒。因此，学习缓冲溶液的基本原理在医学上具有重要意义。

一、缓冲溶液的组成

让我们做这样一个实验：取 0.10 mol·L^{-1} NaCl 溶液 1 L；再取含浓度为 0.10 mol·L^{-1} HAc 与 0.10 mol·L^{-1} NaAc 的混合溶液 1 L，分别加入等量的酸或碱，两种溶液的 pH 变化见表 2-1。

表 2-1 加入酸或碱时溶液 pH 的变化

溶 液	0.10 mol·L^{-1} NaCl	0.10 mol·L^{-1} HAc 和 NaAc
加酸(或碱)前的 pH	7.0	4.75
加入 0.01 mol HCl 后的 pH	2.0	4.66
加入 0.01 mol NaOH 后的 pH	12.0	4.84

表 2-1 中的数据说明，当这两种溶液中加入等物质的量的 HCl 或 NaOH 时，pH 变化是完全不同的：NaCl 溶液的 pH 改变了 5 个单位，而 HAc 和 NaAc 混合溶液的 pH 改变不到 0.1pH 单位。这说明后者有抵御外来酸或碱的能力。我们把能抵御外来少量酸碱、pH 不发生明显变化的作用称为缓冲作用，具有缓冲作用的溶液称为缓冲溶液。

缓冲溶液一般是由具有足够浓度、比例适当的共轭酸碱对的两种物质组成。组成缓冲溶液共轭酸碱对的两种物质合称为缓冲系或缓冲对。常用的缓冲对有：

$$HAc-NaAc$$

$$H_2CO_3-NaHCO_3$$

$$NaHCO_3-Na_2CO_3$$

$$NaH_2PO_4-Na_2HPO_4$$

$H_2C_8H_4O_4$（邻苯二甲酸）$-KHC_8H_4O_4$（邻苯二甲酸氢钾）

$$NH_4Cl-NH_3 \cdot H_2O$$

CH_3NH_3Cl（盐酸甲胺）$-CH_3NH_2$（甲胺）

二、缓冲作用的机理

缓冲溶液为什么具有缓冲作用呢？现以 HAc-NaAc 组成的缓冲溶液为例，说明缓冲溶液的作用原理。

在 HAc-NaAc 混合溶液中，NaAc 是强电解质，在溶液中完全以 Na^+ 和 Ac^- 状态存在；HAc 是弱电解质，解离度很小，又因 Ac^- 引起的同离子效应，进一步抑制了 HAc 的解离，使 HAc 几乎完全以分子状态存在于溶液中。因此，溶液中存在有大量的 HAc 和 Ac^-，且二者是共轭酸碱对，在水溶液中存在着下列质子转移平衡：

$$\underset{\text{(大量)}}{HAc} + H_2O \rightleftharpoons H_3O^+ + \underset{\text{(大量)}}{Ac^-}$$

当向该溶液中加入少量强酸时，Ac^- 离子接受 H_3O^+ 生成 HAc。使质子转移平衡左移，消耗掉外加的 H_3O^+，H_3O^+ 浓度没有明显升高，溶液的 pH 基本保持不变。共轭碱 Ac^- 发挥了抵抗外来强酸的作用，因此称为缓冲系的抗酸成分。

当向溶液中加入少量强碱时，溶液中的 H_3O^+ 立即与加入的 OH^- 作用生成 H_2O。质子转移平衡右移，此时 HAc 分子进一步解离以补充消耗掉的 H_3O^+，使溶液中的 H_3O^+ 浓度几乎没有减少，溶液的 pH 基本保持不变。共轭酸 HAc 发挥了抵抗少量外来强碱的作用，故称为缓冲溶液的抗碱成分。

可见，缓冲作用是在有足量的抗酸成分和抗碱成分共存的缓冲系中，通过共轭酸碱对之间的质子转移平衡移动来实现的。

三、缓冲溶液 pH 的计算

弱酸（HB）及其共轭碱（B^-）组成的缓冲溶液中，HB 和 B^- 之间的质子转移平衡为：

$$HB + H_2O \rightleftharpoons H_3O^+ + B^-$$

$$K_a = \frac{[H_3O^+][B^-]}{[HB]}$$

$$[H_3O^+]=K_a\cdot\frac{[HB]}{[B^-]}$$

$$pH=pK_a+\lg\frac{[B^-]}{[HB]} \tag{2-8}$$

或

$$pH=pK_a+\lg\frac{[共轭碱]}{[共轭酸]}$$

此式就是计算缓冲溶液 pH 的亨德森-哈塞尔巴赫(Henderson - Hasselbalch)方程式。式中 $[B^-]/[HB]$称为缓冲比。

由于 B^- 对 HB 具有同离子效应,因此可近似地认为:

$$[HB]=c(HB)$$

$$[B^-]=c(B^-)$$

式(2-8)可近似为

$$pH=pK_a+\lg\frac{c(B^-)}{c(HB)} \tag{2-9}$$

若以 n_{HB}和 n_{B^-} 分别表示体积 V 的缓冲溶液中所含共轭酸碱的物质的量,则有

$$pH=pK_a+\lg\frac{n(B^-)/V}{n(HB)/V}=pK_a+\lg\frac{n(B^-)}{n(HB)} \tag{2-10}$$

若使用相同浓度的共轭酸及共轭碱,即 $c(HB)=c(B^-)$,则有

$$pH=pK_a+\lg\frac{c(B^-)\cdot V(B^-)}{c(HB)\cdot V(HB)}=pK_a+\lg\frac{V(B^-)}{V(HB)} \tag{2-11}$$

由以上各式可知:

(1) 缓冲溶液的 pH 主要取决于共轭酸碱对中共轭酸的 pK_a,其次取决于缓冲溶液的缓冲比。

(2) 对于同一缓冲对的缓冲溶液,其 pH 只取决于缓冲比。改变缓冲比,缓冲溶液的 pH 也随之改变,当缓冲比为 1 时,缓冲溶液的 $pH=pK_a$。

(3) 适当稀释缓冲溶液,缓冲比不变,由式(2-9)计算的 pH 也不变。但加入大量水稀释时,pH 会略有升高。

例 2-5 1 L 缓冲溶液中含有 0.10 mol HAc 和 0.20 mol NaAc,求该缓冲溶液的 pH。

解:该缓冲溶液中含有 $HAc-Ac^-$ 缓冲对

又 $K_a(HAc)=1.76\times10^{-5}$ $c(HAc)=0.10\ mol\cdot L^{-1}$ $c(Ac^-)=0.20\ mol\cdot L^{-1}$

$$pH=pK_a+\lg\frac{c(Ac^-)}{c(HAc)}=4.75+\lg\frac{0.20}{0.10}=5.05$$

例 2-6 将 100 mL 0.10 $mol\cdot L^{-1}$盐酸溶液加入到 400 mL 0.10 $mol\cdot L^{-1}$氨水中,求混合后溶液的 pH。已知 $K_b(NH_3)=1.76\times10^{-5}$。

解:加入的盐酸完全与氨反应:

$$NH_3+H^+\rightleftharpoons NH_4^+$$

混合后,溶液中各组分的浓度为

$$c(NH_4^+)=\frac{100\times0.1}{400+100}\ mol\cdot L^{-1}=0.02\ mol\cdot L^{-1}$$

$$c(NH_3)=\frac{400\times0.10-100\times0.10}{400+100}\ mol\cdot L^{-1}=0.06\ mol\cdot L^{-1}$$

$$K_a=\frac{K_w}{K_b}=5.68\times10^{-10}$$

$$pK_a=-\lg5.68\times10^{-10}=9.25$$

$$pH=pK_a+\lg\frac{c(NH_3)}{c(NH_4^+)}=9.25+\lg\frac{0.06}{0.02}=9.73$$

例 2-7 取 0.10 mol·L^{-1} NaH_2PO_4 10 mL 与 0.20 mol·L^{-1} Na_2HPO_4 1.0 mL 混合，求此混合溶液的 pH（已知该缓冲溶液中弱酸的 $pK_a=7.21$）。

解：根据题意，在该缓冲溶液中弱酸、共轭碱的物质的量分别为

$$n(H_2PO_4^-)=10\times0.1=1.0\ mmol$$

$$n(HPO_4{}^{2-})=1.0\times0.2=0.2\ mmol$$

代入式(2-10)中，得

$$pH=7.21+\lg\frac{0.2}{1.0}=7.21-0.70=6.51$$

四、缓冲容量

(一) 缓冲容量的概念

任何缓冲溶液的缓冲能力都是有一定限度的，即当加入的强酸或强碱超过某一定量时，缓冲溶液的 pH 将发生较大的变化，从而失去缓冲能力。为了定量地表示缓冲溶液缓冲能力的大小，采用缓冲容量 β 来衡量。缓冲容量表现了单位体积缓冲溶液的 pH 改变 1 个单位时所能抵抗的外加一元强酸或一元强碱的物质的量。缓冲容量用公式表示如下：

$$\beta=\frac{\Delta n_{a(b)}}{V|\Delta pH|} \tag{2-12}$$

式中，V 为缓冲溶液的体积，$\Delta n_{a(b)}$ 是缓冲溶液中加入的一元强酸（Δn_a）或一元强碱（Δn_b）的物质的量，$|\Delta pH|$ 为缓冲溶液 pH 的改变量。由式(2-12)可知，β 为正值，单位应是 mol·L^{-1}·pH^{-1}，但 pH 是氢离子浓度的负对数，所以 β 取浓度单位 mol·L^{-1}。在 $\Delta n_{a(b)}$ 和 V 一定的条件下，pH 改变值（$|\Delta pH|$）愈小，β 愈大，缓冲溶液的缓冲能力愈强。

例 2-8 用 0.20 mol·L^{-1}的 HAc 和 NaAc 溶液等体积混合成 100.00 mL 缓冲溶液，计算该缓冲溶液的 pH。若在该溶液中加入 3.00 mL 0.10 mol·L^{-1}的 NaOH，计算该溶液的缓冲容量 β。

解：(1) 根据式(2-10)可计算出未加 NaOH 前缓冲溶液的 pH：

$$pH=4.75+\lg\frac{0.20\times50.00/100.00}{0.20\times50.00/100.00}=4.75$$

(2) 加入 0.10 mol·L^{-1}的 NaOH 3.00 mL 后，溶液的 pH：

$$pH=4.75+\lg\frac{(0.20\times50.00+0.10\times3.00)/103.00}{(0.20\times50.00-0.10\times3.00)/103.00}=4.78$$

(3) 计算缓冲容量 β：

$$\Delta pH=4.78-4.75=0.03$$

$$\beta=\frac{0.10\times3.00}{100.00\times0.03}\ mol\cdot L^{-1}=0.10\ mol\cdot L^{-1}$$

（二）影响缓冲容量的因素

1. 缓冲溶液的总浓度

总浓度是缓冲溶液中共轭酸与共轭碱浓度之和，即 $c_{总}=[HB]+[B^-]\approx c_{HB}+c_{B^-}$。当缓冲比一定时，总浓度越大，抗酸抗碱成分越多，缓冲容量也越大。当缓冲溶液在一定范围内稀释时，由于总浓度减小，缓冲容量也会减小。

2. 缓冲比

当缓冲溶液总浓度一定时，若 $\frac{[B^-]}{[HB]}=1$，则缓冲容量最大，$\frac{[B^-]}{[HB]}$ 越远离 1，缓冲容量越小。缓冲比在 $\frac{1}{10}\sim\frac{10}{1}$ 时，也就是缓冲溶液的 pH 在 pK_a-1 和 pK_a+1 之间时，缓冲溶液才能有效发挥缓冲作用。当缓冲比或 pH 在上述范围之外时，可认为缓冲溶液已基本丧失了缓冲能力。通常把缓冲溶液能有效发挥缓冲作用的 pH 范围，即 $pH=pK_a\pm1$ 称为缓冲溶液的缓冲范围。表 2-2 列出了几种常用缓冲溶液中共轭酸的 pK_a 及缓冲系的缓冲范围。

表 2-2 几种常用缓冲溶液中共轭酸的 pK_a 及缓冲系的缓冲范围

缓冲溶液的组成	缓冲对中弱酸 pK_a	缓冲范围
$H_2C_8H_4O_4$（邻苯二甲酸）- NaOH	2.95	2.2～4.0
$KHC_8H_4O_4$（邻苯二甲酸氢钾）- NaOH	5.41	4.0～5.8
HAc - NaOH	4.75	3.7～5.6
KH_2PO_4- Na_2HPO_4	7.21	5.8～8.0
H_3BO_3- NaOH	9.24	8.0～10.0
$NaHCO_3$- Na_2CO_3	10.25	9.2～11.0
$TrisH^+$ - Tris（三羟甲基氨基甲烷）	8.21	7.2～9.0

五、缓冲溶液的配制

实际工作中需要制备某一 pH 的缓冲溶液时，可按下列原则和步骤进行：

1. 选择合适的缓冲对

使其中共轭酸的 pK_a 与所要求的 pH 尽可能相等或接近，可保证对外加酸碱都具有较大的缓冲能力。另外，还需要考虑是否与主药发生配伍禁忌；缓冲对在贮存期内是否稳定，以及是否有毒等。例如，硼酸盐缓冲液有一定毒性，不能作口服和注射用药液的缓冲对物质。

2. 要有适当的总浓度

总浓度太低，缓冲容量过小；总浓度太高，因离子、分子间影响较大、渗透压力过高而不适用。一般所需缓冲对的总浓度范围在 0.05 mol·L^{-1}～0.2 mol·L^{-1}为宜。

3. 计算所需缓冲系的量

因 pK_a 与要求的 pH 不严格相等，需要按照所需 pH，利用缓冲公式，计算出所需共轭酸和共轭碱的量。

4. 校正

配制后用 pH 计测定和校准缓冲溶液，必要时外加少量相应酸或碱使其与要求的 pH 一致。

例 2-9 如何利用 $0.10\ \mathrm{mol \cdot L^{-1}}$ HAc 和 $0.10\ \mathrm{mol \cdot L^{-1}}$ NaAc 溶液配制 pH 等于 5.00 的缓冲溶液 1 000 mL?

解:(1) 选择缓冲系 HAc 的 $\mathrm{p}K_{\mathrm{a}}=4.75$,接近于欲配缓冲溶液的 pH,选用 HAc-Ac$^-$ 缓冲系。

(2) 确定总浓度 一般要求具备中等缓冲能力,并考虑计算方便,选用 $0.10\ \mathrm{mol \cdot L^{-1}}$ HAc 和 $0.10\ \mathrm{mol \cdot L^{-1}}$ NaAc 溶液。

(3) 计算所需 HAc 和 NaAc 的体积 设加入的共轭碱 NaAc 为 $V(\mathrm{Ac^-})$,则加入的 HAc 为 $1\,000-V(\mathrm{Ac^-})$,代入(2-12),得

$$5.00=4.75+\lg\frac{V(\mathrm{Ac^-})}{1\,000-V(\mathrm{Ac^-})}$$

$$\lg\frac{V(\mathrm{Ac^-})}{1\,000-V(\mathrm{Ac^-})}=0.25$$

$$\frac{V(\mathrm{Ac^-})}{1\,000-V(\mathrm{Ac^-})}=1.8$$

解得

$$V(\mathrm{Ac^-})=640\ \mathrm{mL}$$

所需醋酸的体积为 1 000-640=360 mL。

取 360 mL $0.10\ \mathrm{mol \cdot L^{-1}}$ HAc 与 640 mL $0.10\ \mathrm{mol \cdot L^{-1}}$ NaAc 相混合,即得 1 000 mL pH=5.00 的缓冲溶液(这里假设二者体积之和为总体积)。若有必要,最后可用 pH 计校准。

实际上,配制上面这样的缓冲溶液,也可以采用往 HAc 溶液中直接加入 NaOH 的方法来配制。

例 2-10 在 50 mL $0.10\ \mathrm{mol \cdot L^{-1}}$ HAc 溶液中需加入 $0.10\ \mathrm{mol \cdot L^{-1}}$ NaOH 溶液多少毫升,才能配成 pH=5.0 的缓冲溶液。

解:

$$\mathrm{HAc+NaOH \Longrightarrow NaAc+H_2O}$$

设需加入 NaOH 溶液 x mL,则加入 NaOH 的物质的量为 $0.10\,x$ mmol,生成的 NaAc 的物质的量也是 $0.10\,x$ mmol,那么,全部中和 NaOH 后剩余的 HAc 的物质的量为$(0.10\times50-0.10\,x)$mmol。

已知:$\mathrm{p}K_{\mathrm{a}}=4.75$　　pH=5.00

代入式(2-11),得

$$5.00=4.75+\lg\frac{0.10\,x}{0.10\times50-0.10\,x}$$

$$0.25=\lg\frac{x}{50-x}$$

$$1.78=\frac{x}{50-x}$$

$$x=32$$

所以,在 50 mL $0.10\ \mathrm{mol \cdot L^{-1}}$ HAc 溶液中加入 32 mL $0.10\ \mathrm{mol \cdot L^{-1}}$ NaOH 溶液,即可得到 pH=5.00 的缓冲溶液。

在实际应用中,准确而方便地配制具有一定 pH 的缓冲溶液可以查阅手册,按标准配方配制,最后用 pH 计来校正和测定其 pH。

六、缓冲溶液在医学中的意义

医学中,细胞的培养、组织切片和细菌的染色、血库中血液的冷藏都需要一定 pH 的缓冲溶

液。某些药物配制成溶液时，其 pH 也需保持恒定。在体内，控制着复杂的物质代谢反应的各种酶只有在一定 pH 范围的体液中才具有活性；人体内各种体液的 pH 都保持在一定范围之内，如人体血液的 pH 为 7.35～7.45，若低于 7.35，则会出现酸中毒，若高于 7.45，就会出现碱中毒，严重时甚至危及生命。人体血液 pH 之所以能保持在这狭小范围内，原因是血液中存在着缓冲系。

血液中的缓冲系主要有：

血浆中：$\frac{NaHCO_3}{H_2CO_3}$（或写成$\frac{NaHCO_3}{CO_{2溶解}}$），$\frac{Na_2HPO_4}{NaH_2PO_4}$，$\frac{Na-血浆蛋白}{H-血浆蛋白}$

红细胞中：$\frac{H_2b(血红蛋白)}{KHb}$，$\frac{H_2bO_2(氧合血红蛋白)}{KHbO_2}$，$\frac{K_2HPO_4}{KH_2PO_4}$，$\frac{NaHCO_3}{H_2CO_3}$等。

血浆中以$\frac{NaHCO_3}{H_2CO_3}$缓冲对的缓冲作用为主，而红细胞中以$\frac{H_2b}{KHb}$和$\frac{H_2bO_2}{KHbO_2}$缓冲对的缓冲作用为主。

正常人血浆中，$\frac{[HCO_3^-]}{[CO_{2溶解}]}=\frac{24\ mmol\cdot L^{-1}}{1.2\ mmol\cdot L^{-1}}=\frac{20}{1}$，37 ℃时校正后的 H_2CO_3 $pK'_{a_1}=6.10$，血浆的 pH 为：

$$pH=pK'_{a1}+\lg\frac{[HCO_3^-]}{[CO_{2溶解}]}=6.10+\lg\frac{20}{1}=7.40$$

碳酸缓冲系是怎样维持血液的正常 pH 范围呢？

来源于呼吸作用的 CO_2溶于血液生成的 H_2CO_3与其解离产生的 HCO_3^-，以及血液中贮存的 HCO_3^-达成平衡：

$$CO_{2溶解}+H_2O \rightleftharpoons H_2CO_3 \rightleftharpoons H^+ + HCO_3^-$$

当体内酸性物质增加时，血液中大量存在的 HCO_3^-与 H_3O^+结合，使上述平衡向左移动，生成的 H_2CO_3被血液带到肺部并以 CO_2的形式排出体外，而减少了的 HCO_3^-则由肾的生理调节得到补充，$[HCO_3^-]/[CO_{2溶解}]$的比值不变，血浆的 pH 保持恒定。当体内碱性物质增加时，血浆中的 H^+与 OH^-结合生成 H_2O，上述平衡向右移动，使大量存在的抗碱成分 H_2CO_3($CO_{2溶解}$)解离，以补充消耗掉的 H^+。减少的 H_2CO_3可通过机体的代谢得到补充，而生成的过多的 HCO_3^-可由肾排出体外，$[HCO_3^-]/[CO_{2溶解}]$比值不变，血浆的 pH 保持恒定。

在红细胞内，血液对 CO_2的缓冲作用主要是靠血红蛋白和氧合血红蛋白缓冲系来实现的。代谢过程中产生的大量 CO_2与血红蛋白离子反应：

$$CO_2+H_2O+Hb^- \rightleftharpoons H_2b+HCO_3^-$$

反应产生的 HCO_3^-，由血液运输至肺并与氧合血红蛋白反应：

$$HCO_3^-+H_2bO_2 \rightleftharpoons HbO_2^-+H_2O+CO_2$$

反应生成的 CO_2从肺部呼出。所以在大量的 CO_2从组织细胞运送至肺部的过程中，血液的 pH 不至于受到较大的影响。

总之，由于血液中多种缓冲系的缓冲作用和肺、肾的调节作用，正常人血液的 pH 才维持在 7.35～7.45 的狭小范围内。

习　题

1. 根据酸碱质子理论，判断下列物质在水溶液中哪些是酸？哪些是碱？哪些是两性物质？

并写出它们相应的共轭酸或共轭碱。

HCl　HS^-　OH^-　NO_3^-　HSO_4^-　$H_2PO_4^-$　$[Al(H_2O)_5OH]^{2+}$　NH_4^+

2. 标明下列反应中各共轭酸碱对，并写出它们的解离平衡常数表达式。

$$HCN+H_2O \rightleftharpoons CN^- +H_3O^+$$

$$HS^- +H_2O \rightleftharpoons H_2S+OH^-$$

$$HAc+NH_3 \rightleftharpoons Ac^- +NH_4^+$$

$$HNO_3+H_2O \rightleftharpoons NO_3^- +H_3O^+$$

$$PO_4^{3-} +H_2O \rightleftharpoons HPO_4^{2-} +OH^-$$

3. 判断下列说法是否正确？

(1) 将 NaOH 溶液和 $NH_3 \cdot H_2O$ 溶液均稀释一倍，则两溶液的$[OH^-]$均减少到原来的 1/2。

(2) 用同浓度的 NaOH 中和“等物质的量”的 HAc 和 HCl 溶液，所消耗的 NaOH 体积数相同。

(3) 稀释定律 $a=\sqrt{K_a/c}$表明弱酸的浓度越稀，解离度越大，$[H^+]$越高。

(4) 将 pH＝1.00 与 pH＝3.00 两种强电解质溶液以等体积混合，所得溶液的 pH＝2.00。

4. 解释下列现象：H_2S 通入 $ZnSO_4$溶液中，ZnS 沉淀很不完全，但如果在 $ZnSO_4$溶液中先加若干 NaAc，再通入 H_2S，ZnS 的沉淀几乎完全。

5. 正常成人胃液的 pH 为 1.4，婴儿胃液 pH 为 5，他们胃液中氢离子浓度各是多少？成人的是婴儿的多少倍？

6. 已知 0.30 $mol \cdot L^{-1}$ NaX 溶液的 pH＝9.50，计算弱酸 HX 的解离常数 K_a(HX)。

7. 在 0.10 $mol \cdot L^{-1}$氨水 100 mL 中溶入 NH_4Cl 1.07 g(忽略体积变化)，溶液的 pH 为多少？在此溶液中加入 100 mL 水，pH 又有何变化？

8. 硼酸 H_3BO_3在水溶液中释出质子的过程为 $B(OH)_3+H_2O \rightleftharpoons B(OH)_4+H^+$，故为一元酸。已知 $K_a=5.8\times10^{-10}$，求 0.10 $mol \cdot L^{-1}$ H_3BO_3溶液的 pH 和解离度α。

9. 求有 2% 解离的醋酸溶液的物质的量浓度。

10. 为了使 0.10 $mol \cdot L^{-1}$ $NH_3 \cdot H_2O$ 溶液中的$[OH^-]$控制在 2.60×10^{-5} $mol \cdot L^{-1}$以下，问需要在 100 mL $NH_3 \cdot H_2O$ 中加入 NH_4Cl 多少克？（设溶液的体积不变，$K_b(NH_3)=1.76\times10^{-5}$）

11. 现配制 pH 为 5.10 的缓冲溶液，计算在 50.0 mL 0.10 $mol \cdot L^{-1}$ HAc 中加入 0.10 $mol \cdot L^{-1}$ NaOH 多少毫升？（设总体积为二者之和，$K_a(HAc)=1.76\times10^{-5}$）

12. pH＝5 的盐酸溶液与 pH＝12 的 NaOH 溶液等体积混合后，溶液的 pH 为多少？

13. 用 0.067 $mol \cdot L^{-1}$ KH_2PO_4和 0.067 $mol \cdot L^{-1}$ Na_2HPO_4两种溶液配成近似值为 6.80 的缓冲溶液 100 mL，问需要上述溶液各多少毫升？

14. 取 50 mL 0.10 $mol \cdot L^{-1}$的某一元弱酸与 20 mL 0.10 $mol \cdot L^{-1}$ NaOH 溶液混合，所得混合溶液稀释至 100 mL，测得其 pH＝5.25，求该一元弱酸 pK_a。

15. 100 mL 0.40 $mol \cdot L^{-1}$ HAc 溶液中加入 50 mL 0.04 $mol \cdot L^{-1}$ NaOH 溶液，问此溶液能否作缓冲溶液使用？为什么？

第三章　滴定分析法

分析化学是化学的一个重要分支，它的任务是鉴定物质的化学组成以及测定有关成分的含量。前者属于定性分析，后者属于定量分析。

定量分析的方法很多。根据分析时所利用物质性质的不同，可分为化学分析法和仪器分析法。化学分析法所用的仪器简单，操作方便，结果准确，是分析化学中最基本、最重要的方法。它又分为重量分析和滴定（容量）分析两部分。在医药卫生工作中，最常用的定量分析方法是滴定分析法。

第一节　滴定分析概述

一、滴定分析的基本概念和方法

滴定分析法是将一种已知准确浓度的试剂溶液滴加到一定体积的被测物质的溶液中，直到滴定反应定量完成为止，然后根据所加试剂溶液的浓度和体积来计算被测物质含量的方法。这种已知准确浓度的试剂溶液称为标准溶液，又称滴定剂；被分析的物质叫做试样；用滴定管把标准溶液滴加到被测组分溶液中的全部操作过程叫滴定。当标准溶液与被测组分根据化学反应的定量关系恰好反应完全时即为化学计量点，简称计量点，它是滴定反应的理论终点。化学计量点通常根据指示剂的颜色变化来确定。在滴定过程中，指示剂颜色变化时，即停止滴定，此时称滴定终点。滴定终点和计量点不一定恰好吻合，由此造成的分析误差叫做滴定误差。

滴定分析常用于测定含量大于1%的常量组分，测定的相对误差小于0.2%。

滴定分析是以化学反应为基础的，但并不是所有的化学反应都适用于滴定分析。能用于滴定分析的化学反应必须具备以下条件：

（1）反应必须定量完成。标准溶液与被测物质之间的反应，要按一定的反应方程式进行，无副反应，而且进行完全（通常达到99.9%），这是定量计算的基础。

（2）反应能够迅速完成。对于反应速率慢的反应，可通过加热或加入催化剂来加快反应速率。

（3）有比较简便可靠的方法确定滴定终点。

在符合上面对反应要求的前提下，根据分析时所利用的化学反应的不同可分为酸碱滴定法、氧化还原滴定法、配位滴定法和沉淀滴定法。本章仅介绍酸碱滴定法。

二、滴定分析的操作程序

滴定分析的操作程序一般包括标准溶液的配制、标定和被测物质含量的测定。

（一）标准溶液的配制

配制标准溶液常用以下两种方法：

1. 直接法

准确称取一定量纯物质，溶解后配成一定准确体积的溶液，根据物质的质量和溶液的体积，即可计算出该溶液的准确浓度。能用来直接配制标准溶液的物质叫做一级标准物（又称基准物）。一级标准物质应具备以下条件：

（1）物质的组成应与化学式完全符合，若含结晶水，其含量也应与化学式相符。

（2）纯度高，一般要求纯度在99.9%以上。

（3）性质稳定，不易吸收空气中的水分和二氧化碳，也不易被空气氧化等。

（4）物质最好有较大的摩尔质量，以减小称量的相对误差。

2. 间接法

不能用直接法配制标准溶液的物质，可先配制成接近所需浓度的溶液，然后用一级标准物或另一已知准确浓度的标准溶液来测定其准确浓度。这种确定溶液准确浓度的操作过程称为标定。

（二）标准溶液浓度的标定

标定溶液浓度的方法有以下两种：

1. 用一级标准物标定

称取一定量的一级标准物，溶解后与待标定的溶液进行滴定，根据一级标准物的质量及待标定溶液所消耗体积，即可计算出待标定溶液准确浓度。

2. 与标准溶液比较

准确量取一定体积待标定溶液，用另一标准溶液滴定，根据两种溶液的体积和标准溶液的浓度，即可计算出待标定溶液的准确浓度。

（三）被测物质含量的测定

标准溶液浓度确定之后，就可进行被测物质含量的测定。

三、滴定分析中的有关计算

在滴定分析中，标准溶液（滴定剂）A与被测物质B发生如下化学反应：

$$aA + bB \xlongequal{\quad} dD + eE$$

当滴定达到计量点时，a mol A恰好与 b mol B完全反应，生成 d mol D和 e mol E。此时，滴定剂A与被测物质B的物质的量之间的关系为

$$n(aA) = n(bB)$$

或

$$\frac{1}{a}n(A) = \frac{1}{b}n(B) \tag{3-1}$$

若被测物是溶液，其浓度和体积分别为 $c(B)$ 和 $V(B)$，在计量点时用去浓度为 $c(A)$ 的滴定剂的体积为 $V(A)$，则有

$$\frac{1}{a}c(A)V(A) = \frac{1}{b}c(B)V(B) \tag{3-2}$$

若被测物是固体，其质量和摩尔质量分别为 $m(B)$ 和 $M(B)$，在计量点时用去浓度为 $c(A)$ 的滴定剂的体积为 $V(A)$，则有

$$\frac{1}{a}c(\text{A})V(\text{A})=\frac{1}{b}\frac{m(\text{B})}{M(\text{B})} \tag{3-3}$$

式(3-1)、(3-2)和(3-3)为滴定反应的化学计量关系式，是滴定分析计算的依据。

例 3-1 标定盐酸溶液时，称取一级标准物 Na_2CO_3 0.134 6 g，用去盐酸 24.95 mL，求盐酸标准溶液的浓度。[$M(Na_2CO_3)=106.0\ \text{g}\cdot\text{mol}^{-1}$]

解：

$$Na_2CO_3+2HCl \xlongequal{} 2NaCl+H_2O+CO_2\uparrow$$

计量点时，

$$n(Na_2CO_3)=\frac{1}{2}n(HCl)$$

$$c(HCl)=\frac{2m(Na_2CO_3)}{M(Na_2CO_3)\cdot V(HCl)}=\frac{2\times 0.134\ 6\ \text{g}}{106.0\ \text{g}\cdot\text{mol}^{-1}\times 0.024\ 95\ \text{L}}=0.101\ 8\ \text{mol}\cdot\text{L}^{-1}$$

四、分析结果的准确度和精密度

（一）准确度和误差

准确度是表示测定结果(X)与真实值(T)的接近程度，可用误差表示。误差越小，分析结果的准确度就越高。误差分为绝对误差(E)和相对误差(RE)，分别表示为

$$E=X-T \tag{3-4}$$

$$RE=\frac{E}{T}\times 100\% \tag{3-5}$$

误差有正值和负值。正值表示测定结果偏高，负值表示测定结果偏低。通常用相对误差表示分析结果的准确度。

例 3-2 用分析天平称取 Na_2CO_3两份，其质量分别为 1.091 1 和 0.109 1 g。假如这两份 Na_2CO_3的真实值分别为 1.091 0 g 和 0.109 0 g，试计算它们的绝对误差和相对误差。

解：绝对误差

$$E_1=1.091\ 1-1.091\ 0=0.000\ 1\ \text{g}$$

$$E_2=0.109\ 1-0.109\ 0=0.000\ 1\ \text{g}$$

而它们的相对误差分别为

$$RE_1=\frac{0.000\ 1}{1.091\ 0}\times 100\%=0.009\%$$

$$RE_2=\frac{0.000\ 1}{0.109\ 0}\times 100\%=0.09\%$$

可见两份 Na_2CO_3称量的绝对误差相同，当称取质量较大时相对误差较小，准确度较高。

（二）精密度与偏差

在实际测定中，真实值是不知道的，故常以多次测定结果的平均值($\overline{X}$)来代替真实值，用精密度来衡量分析结果的可靠性。精密度是指几次平行测定结果相互接近的程度。精密度的高低用偏差的大小来表示。偏差越小，分析结果的精密度越高。偏差分为绝对偏差(d)和相对偏差(Rd)，分别表示为

$$d = X - \overline{X} \quad (3-6)$$

$$Rd = \frac{d}{\overline{X}} \times 100\% \quad (3-7)$$

在实际工作中常用标准偏差和相对标准偏差表示分析结果的精密度。分别表示为

$$S = \sqrt{\frac{\sum d_i^2}{n-1}} = \sqrt{\frac{\sum (X_i - \overline{X})^2}{n-1}} \quad (3-8)$$

$$S_r = \frac{S}{\overline{X}} \times 100\% \quad (3-9)$$

精密度是指几次平行测定结果相互接近的程度。测定结果偏差小,测定结果的精密度就高,精密度高并不一定准确度就高,但准确度高一定要求精密度高。高精密度是获得高准确度的必要条件。若精密度低,说明结果不可靠,自然也就失去了衡量准确度的前提。

五、有效数字及其运算规则

(一)有效数字

有效数字是指实际能测量到的具有实际意义的数字,它包括所有的准确数字和第一位可疑数字,可疑程度±1。如用分析天平称得某物质的质量为 1.068 6 g,这些数字中的 1.068 是准确的,最后一位 6 是可疑的,它可能有±0.000 1 g 的误差,其质量在 1.068 5~1.068 7,有五位有效数字。

数据中的"0"是不是有效数字,应视具体情况而定。若作为普通数字使用,它就是有效数字;定位用,则不是有效数字。数字前面的"0",都不是有效数字,如 0.035,为两位有效数字。在数字中间和小数点末尾的 0 都是有效数字,如 1.01 和 1.10,都有三位有效数字。整数末尾的 0,如 2 000,有效数字位数不确定,应根据量具的精确程度,表示为 2.0×10^3,2.00×10^3,2.000×10^3 以分别表示两位、三位、四位有效数字。

pH、pK 和 lg 等对数数值有效数字的位数仅取决于小数部分数字的位数,因整数部分只说明该数的方次。如 pH=6.00,有效数字是两位,因为它由 $[H^+]=10^{-pH}=1.0\times10^{-6}$ 而来。另外,在计算中遇到的一些非测定值(如常数 e、π、分数或倍数等),它们的有效数字位数可以认为是无限多位(视需要取舍)。

(二)有效数字修约与运算规则

当各测定值和计算值的有效数字的位数确定之后,就要将它后面多余的数字舍弃,舍弃多余数字的过程称为"数字修约"。其遵循的规则是"四舍六入五留双"。即当被修约的数字小于或等于 4 时,则舍去;大于或等于 6 时则进位;等于 5 时,如果它是最后一位数字或它后面的数字都是 0,则它前面一位数字为偶数则弃去,为奇数则进位,如果它后面还有非 0 数字时,则一律进位。如 0.230 44、0.230 46、0.230 35、0.230 25 和 0.230 452 修约为四位有效数字时,应分别为 0.230 4、0.230 5、0.230 4、0.230 2 和 0.230 5。

几个数相加或相减时,它们的和或差的有效数字的保留,应以小数点后位数最少(即绝对误差最大)的数为依据。如 0.345 6+0.002 5+0.28=0.35+0.00+0.28=0.63,结果保留两位有效数字。

几个数相乘除时,它们的积或商的有效数字,应以有效数字位数最少(即相对误差最大)的数为依据。如 0.020 1×26.32×2.065 62=1.09,结果保留三位有效数字。

使用计算器处理数据时,不必对每一步计算结果都进行修约,只要对最后计算结果的有效数

字的位数进行合理取舍即可。

第二节 酸碱滴定法

酸碱滴定法是以酸碱质子转移反应为基础的滴定分析法。酸碱滴定法应用广泛，可以用来测定酸碱的含量，也可测定能与酸碱反应的其他种类物质的含量。胃液、尿液、食品和水的酸度、空气中的CO_2、蛋白质的含氮量及酸碱性药物的含量都可用酸碱滴定法测定。多数酸碱反应在计量点时无外观变化，一般是利用酸碱指示剂的变色作为到达计量点的标志。因此，学习酸碱滴定法就要了解指示剂的变色原理，变色范围以及滴定过程中溶液 pH 的变化规律和指示剂的选择原则。

一、酸碱指示剂

（一）酸碱指示剂的变色原理

酸碱指示剂通常是有机弱酸或有机弱碱。由于其共轭酸碱对的结构不同，故呈现不同颜色。当溶液的 pH 变化时，指示剂失去质子或得到质子，共轭酸碱发生相互转化，从而引起溶液颜色的变化。

如酚酞是一种有机弱酸（以 HIn 表示），它在水溶液中存在下列质子转移平衡：

$$\underset{\text{酸式(无色)}}{HIn} + H_2O \rightleftharpoons H_3O^+ + \underset{\text{碱式(红色)}}{In^-}$$

当指示剂在溶液中的质子转移达平衡后，有

$$K(HIn)=\frac{[H_3O^+][In^-]}{[HIn]}$$

$$[H_3O^+]=K(HIn)\frac{[HIn]}{[In^-]} \qquad (3-10)$$

$$pH=pK(HIn)+\lg\frac{[In^-]}{[HIn]} \qquad (3-11)$$

$K(HIn)$是指示剂的酸解离常数。溶液所呈现的颜色取决于指示剂的两种存在形式的浓度比值$\frac{[In^-]}{[HIn]}$。式(3－11)可知，在一定的 pH 下，指示剂中$\frac{[In^-]}{[HIn]}$比值一定，溶液颜色一定。当溶液的 pH 改变时，指示剂中$\frac{[In^-]}{[HIn]}$比值改变，溶液的颜色发生改变。

（二）酸碱指示剂的变色范围和变色点

根据式(3－11)，当$\frac{[In^-]}{[HIn]}=1$时，溶液中酸式和碱式浓度相等，溶液呈现酸式和碱式等量混合的中间混合色。此时，$pH=pK(HIn)$，称为指示剂的理论变色点。当$\frac{[In^-]}{[HIn]}\geqslant 10$时，$pH\geqslant pK(HIn)+1$，此时只看到$In^-$的颜色；当$\frac{[In^-]}{[HIn]}\leqslant 0.1$时，$pH\leqslant pK(HIn)-1$，此时只看到 HIn 的颜色。当溶液的 pH 在$pK(HIn)\pm 1$范围内时，可以看到指示剂在溶液中颜色的变化。溶液的$pH=pK(HIn)\pm 1$就称为指示剂的理论变色范围。由于人的视觉对各种颜色的敏感程度不同，使实际观察到的变色范围与理论变色范围不完全一致，大多数指示剂的变色范围小于两个 pH 单位（表 3-1）。

表 3-1　常用酸碱指示剂

指示剂	pK(HIn)	变色范围(pH)	酸式色	过渡色	碱式色
百里酚蓝	1.7	1.2～2.8	红色	橙色	黄色
甲基橙	3.7	3.1～4.4	红色	橙色	黄色
溴甲酚绿	4.9	3.8～5.4	黄色	绿色	蓝色
甲基红	5.0	4.4～6.2	红色	橙色	黄色
溴百里酚蓝	7.3	6.0～7.6	黄色	绿色	蓝色
酚酞	9.1	8.0～9.6	无色	粉红	红色
百里酚酞	10.0	9.4～10.6	无色	淡蓝	蓝色

二、滴定曲线和指示剂的选择

酸碱滴定的终点可用指示剂颜色的变化来确定，而指示剂的变色与溶液 pH 有关。为选择合适的指示剂，就必须了解在滴定过程中，特别是在计量点附近，溶液 pH 的变化规律。

（一）强酸与强碱的滴定

滴定反应为：　$$OH^- + H_3O^+ \longrightarrow 2H_2O$$

现以 0.100 0 mol·L^{-1} NaOH 溶液滴定 20.00 mL 0.100 0 mol·L^{-1}盐酸溶液为例，讨论滴定过程中溶液 pH 的变化规律。

（1）滴定前　溶液的 pH 取决于盐酸溶液的起始浓度。即

$$[H^+]=0.100\,0\ \text{mol}\cdot\text{L}^{-1}$$

$$\text{pH}=1.00$$

（2）滴定开始至计量点之前　溶液的 pH 取决于剩余盐酸的浓度。如，当加入 NaOH 溶液 19.98 mL 时，溶液的$[H^+]$为

$$[H^+]=\frac{0.100\,0\ \text{mol}\cdot\text{L}^{-1}\times 0.02\ \text{mL}}{20.00\ \text{mL}+19.98\ \text{mL}}=5\times10^{-5}\text{mol}\cdot\text{L}^{-1}$$

$$\text{pH}=4.3$$

（3）计量点时　加入 NaOH 20.00 mL 溶液，HCl 全部被中和，溶液中只有 NaCl 和 H_2O。

$$[H^+]=[OH^-]=1.00\times10^{-7}\ \text{mol}\cdot\text{L}^{-1}$$

$$\text{pH}=7.00$$

（4）计量点后　溶液的 pH 取决于过量 NaOH 的浓度。如，当加入 NaOH 溶液 20.02 mL 时，溶液中：

$$[OH^-]=\frac{0.02\ \text{mL}\times 0.100\,0\ \text{mol}\cdot\text{L}^{-1}}{20.00\ \text{mL}+20.02\ \text{mL}}=5\times10^{-5}\text{mol}\cdot\text{L}^{-1}$$

$$\text{pOH}=4.30$$

$$\text{pH}=9.7$$

按照上述方法逐一计算，结果列于表 3-2 中。

表 3-2　0.100 0 mol·L⁻¹ NaOH 溶液滴定 20.00 mL 0.100 0 mol·L⁻¹盐酸溶液时 pH 的变化

加入 NaOH 体积/mL	剩余 HCl 体积/mL	过量 NaOH 体积/mL	pH
0.00	20.00		1.00
18.00	2.00		2.28
19.80	0.20		3.30
19.98	0.02		4.30
20.00	0.00	0.00	7.00
20.02		0.02	9.70
20.20		0.20	10.70
22.00		2.00	11.70
40.00		20.00	12.50

以 NaOH 溶液的加入量为横坐标，溶液 pH 为纵坐标作图，可得到如图 3-1(a)所示的滴定曲线。

由表 3-2 和图 3-1(a)看出：从滴定开始到加入 19.98 mL NaOH 溶液，溶液 pH 的变化十分缓慢，只改变了 3.30 个 pH 单位；计量点（pH＝7）附近，NaOH 溶液从 19.98 mL 到 20.02 mL，只增加了 0.04 mL，即只滴加了一滴 NaOH 溶液，溶液的 pH 却从 4.3 急剧增大到 9.7，pH 变化了 5.4 个单位。这种计量点附近溶液 pH 的急剧改变，称为滴定突跃，简称突跃。突跃所在的 pH 范围称为滴定突跃范围，简称突跃范围。此后过量 NaOH 溶液引起的 pH 变化又逐渐缓慢。

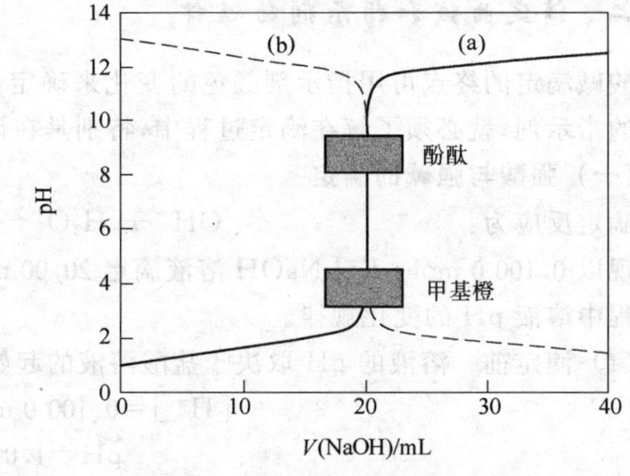

图 3-1　强酸和强碱滴定曲线

(a) 0.100 0 mol·L⁻¹ NaOH 滴定 0.100 0 mol·L⁻¹盐酸 20.00 mL；

(b) 0.100 0 mol·L⁻¹ HCl 滴定 0.100 0 mol·L⁻¹ NaOH 20.00 mL

如果改用 0.100 0 mol·L⁻¹盐酸溶液滴定 0.100 0 mol·L⁻¹ NaOH 溶液，则可得一条与上述滴定曲线的形状相同且位置对称的曲线，如图 3-1(b)所示。滴定突跃为选择指示剂提供了依据。选择指示剂的原则是：指示剂的变色范围全部或部分落入突跃范围内。根据这一原则，强酸强碱滴定的 pH 突跃范围为 4.3～9.7，可选择的指示剂有甲基橙(3.1～4.4)、甲基红(4.4～6.2)和酚酞(8.0～9.6)等。

突跃范围的大小与强酸强碱溶液的浓度有关。当酸碱的浓度增大或降低 10 倍时，突跃范围将增加或减少两个 pH 单位，例如，用 1.000 mol·L⁻¹ NaOH 溶液滴定 1.000 mol·L⁻¹盐酸溶液，突跃范围为 pH 3.30～10.70；用 0.010 00 mol·L⁻¹ NaOH 溶液滴定 0.010 00 mol·L⁻¹盐酸溶液，突跃范围为 pH 5.30～8.70。

(二) 一元弱酸的滴定

弱酸只能用强碱来滴定。以 0.100 0 mol·L⁻¹ NaOH 溶液滴定 20.00 mL 0.100 0 mol·L⁻¹ HAc 溶液为例。这类滴定过程中溶液 pH 的变化情况见表 3-3，并绘制滴定曲线，如图 3-2。

表 3-3　0.100 0 mol·L⁻¹ NaOH 溶液滴定 20.00 mL 0.100 0 mol·L⁻¹ HAc 溶液时 pH 的变化

加入 NaOH 体积/mL	溶液组成	$[H^+]$计算公式	pH
0.00	HAc	$[H^+]=\sqrt{K_a c}$	2.88
18.00	HAc + Ac^-	按剩余 HAc 的量计算	5.70
19.80	HAc + Ac^-	$[H^+]=K_a\dfrac{[HAc]}{[Ac^-]}$	6.74
19.98	HAc + Ac^-		7.75
20.00	Ac^-	$[OH^-]=\sqrt{\dfrac{K_w}{K_a}c(NaAc)}$	8.73
20.02	OH^- + Ac^-	按过量 NaOH 的量计算	9.70
20.20	OH^- + Ac^-		10.70
22.00	OH^- + Ac^-	$[OH^-]=\dfrac{V(NaOH)}{V_总}\times c(NaOH)$	11.68
40.00	OH^- + Ac^-		12.50

由表 3-3 和图 3-2 看出：滴定前，0.100 0 mol·L⁻¹ HAc 溶液的 pH 为 2.88，比 0.100 0 mol·L⁻¹ 盐酸溶液的 pH 高出约两个 pH 单位。这是因为 HAc 是弱酸，解离程度小，溶液中$[H^+]$较低。滴定开始后，由于生成的 Ac^- 抑制了 HAc 的解离，溶液 pH 增加较快；但继续滴入 NaOH 溶液，NaAc 的浓度增大，Ac^- 与 HAc 构成缓冲系，溶液的 pH 增加缓慢，使这段曲线较为平坦；当滴定接近计量点时，溶液中剩余的 HAc 已经很少，而 Ac^- 浓度迅速增大，溶液的缓冲能力减弱，使溶液 pH 增加较快。最后，在计量点附近 pH 发生突变，产生滴定突跃，突跃范围 pH 7.75～9.70。可选择酚酞作指示剂，而甲基红和甲基橙不能选用。

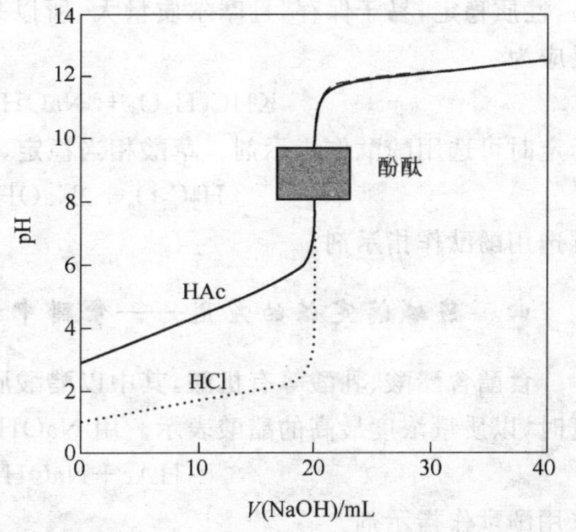

图 3-2　0.100 0 mol·L⁻¹ NaOH 滴定 0.100 0 mol·L⁻¹ HAc 20.00 mL

强碱滴定一元弱酸时，突跃范围不仅和酸碱浓度有关，还取决于一元弱酸的 K_a。当酸碱浓度较大且弱酸 K_a 较大时，突跃范围就较大，反之则较小。一般说来，当弱酸的 $cK_a \geqslant 10^{-8}$时，才能用指示剂准确的指示终点，才能用强碱准确滴定弱酸。

同理，对一元弱碱溶液，只有当弱碱的 $cK_b \geqslant 10^{-8}$时，才能用强酸溶液准确滴定。

三、酸碱标准溶液的配制和标定

(一) 酸标准溶液

最常用的酸标准溶液是盐酸溶液。浓盐酸具有挥发性，所以不能用直接法配制标准溶液，而是先配成近似所需浓度(约 0.1 mol・L^{-1})的溶液,然后用一级标准物标定。标定时常用的一级标准物有无水碳酸钠(Na_2CO_3)和硼砂($Na_2B_4O_7 \cdot 10H_2O$)。

1. 无水碳酸钠

碳酸钠易制得纯品,价格便宜,但有较强的吸湿性,且能吸收 CO_2,因此在使用前必须在 270~300 ℃加热约 1 h,稍冷后,置于干燥器中,冷却至室温备用。用 Na_2CO_3 标定盐酸溶液时,选用甲基橙或甲基红作指示剂,其滴定反应为

$$Na_2CO_3 + 2HCl \xlongequal{} 2NaCl + H_2O + CO_2 \uparrow$$

2. 硼砂

硼砂易制得纯品,且摩尔质量较大,但因含有结晶水,需保存在相对湿度为 60% 的恒湿器中。用硼砂标定盐酸溶液时,可用甲基红作指示剂,滴定反应为

$$Na_2B_4O_7 \cdot 10H_2O + 2HCl \xlongequal{} 2NaCl + 4H_3BO_3 + 5H_2O$$

(二) 碱标准溶液

最常用的碱标准溶液是 NaOH 溶液。NaOH 具有很强的吸湿性,易吸收空气中的 CO_2,所以也只能先配成近似所需浓度(约 0.1 mol・L^{-1})的溶液,然后进行标定。标定时常用的一级标准物是邻苯二甲酸氢钾($KHC_8H_4O_4$)和草酸($H_2C_2O_4 \cdot 2H_2O$)。邻苯二甲酸氢钾易制得纯品,性质稳定,易于保存,且摩尔质量大,所以是标定碱溶液较好的一级标准物。它与 NaOH 的反应为

$$KHC_8H_4O_4 + NaOH \xlongequal{} KNaC_8H_4O_4 + H_2O$$

标定时可选用酚酞作指示剂。草酸相当稳定,但摩尔质量较小。它与 NaOH 的反应为

$$H_2C_2O_4 + 2NaOH \xlongequal{} Na_2C_2O_4 + 2H_2O$$

可选用酚酞作指示剂。

四、酸碱滴定法的应用——食醋中总酸度的测定

食醋含醋酸、乳酸等有机酸,其中以醋酸质量浓度(约 30~50 g・L^{-1})最大。测定食醋总酸度时,以质量浓度最高的醋酸表示。用 NaOH 标准溶液测定时的反应为

$$HAc + NaOH \xlongequal{} NaAc + H_2O$$

选用酚酞作指示剂。

食醋中醋酸的质量浓度:

$$\rho(HAc) = \frac{c(NaOH)V(NaOH) \cdot M(HAc)}{V(食醋)}$$

式中,$\rho(HAc)$为 HAc 的质量浓度(g・L^{-1}),$c(NaOH)$和 $V(NaOH)$为 NaOH 标准溶液的浓度(mol・L^{-1})和体积(L),$M(HAc)$为 HAc 的摩尔质量(g・mol^{-1}),V(食醋)为每次滴定所用市售醋酸的实际用量(L)。

习　题

1. 什么叫滴定分析? 滴定分析的主要方法有哪些?

2. 化学计量点和滴定终点有何不同?

3. 什么叫标准溶液？如何配制标准溶液？

4. 滴定管的读数误差为±0.02 mL，如果滴定中用去标准溶液分别为 2.00 mL 和 20.00 mL，读数的相对误差为多少？这些结果说明什么问题？

5. 下列数字各有几位有效数字？

（1）0.024 80　　（2）2.04×10^3　　（3）1 000

（4）0.02%　　（5）pH＝6.86　　（6）3.036 1

6. 根据有效数字运算规则，计算下列结果。

（1）5.563÷2.4－1.225

（2）$(1.276\times4.17)+(1.7\times10^{-4})-(2.176\times10^{-3}\times1.21\times10^{-2})$

（3）pH＝10.30　　$[H^+]$＝

7. 下列酸或碱能否用强碱或强酸溶液直接滴定？

（1）0.10 $mol\cdot L^{-1}$ 蚁酸(HCOOH)　　$K(HCOOH)=1.8\times10^{-4}$

（2）0.10 $mol\cdot L^{-1}$ HCN　　$K(HCN)=6.2\times10^{-10}$

（3）0.10 $mol\cdot L^{-1}$ $NH_3\cdot H_2O$　　$K(NH_3\cdot H_2O)=1.8\times10^{-5}$

（4）0.10 $mol\cdot L^{-1}$ NaAc　　$K(HAc)=1.8\times10^{-5}$

8. 某一弱碱型指示剂的 $K(In^-)=1.0\times10^{-5}$，此指示剂的理论变色点是多少？变色范围是多少？

9. 用吸收少量水的 Na_2CO_3 作为一级标准物标定盐酸溶液的浓度，则标定结果偏高还是偏低？

10. 用邻苯二甲酸氢钾($KHC_8H_4O_4$)为一级标准物质标定 0.1 $mol\cdot L^{-1}$ NaOH 溶液时，若要消耗 25 mL 左右的 NaOH 溶液，应称取邻苯二甲酸氢钾的质量约为多少？

11. 已知分析纯盐酸的密度为 1.10 $g\cdot mL^{-1}$，质量分数为 37%，取 10.00 mL，稀释到 500 mL，称取一级标准物 Na_2CO_3 0.152 8 g，用稀释后的盐酸滴定，以甲基橙为指示剂，需盐酸 14.69 mL。试计算浓盐酸溶液的准确浓度 $c(HCl)$ 为多少？

12. 取食醋 50.00 mL，稀释至 250.00 mL，取稀释液 25.00 mL，用 0.100 0 $mol\cdot L^{-1}$ NaOH 标准溶液滴定到终点，恰好用去 NaOH 溶液 25.50 mL。求食醋中醋酸的质量浓度[$M(HAc)$＝60.00 $g\cdot mol^{-1}$]。

第四章　化学反应速率

对于一个化学反应，有两个最基本的问题需要考虑：①反应的可能性；②反应所需的时间。前一个问题是化学反应的方向和限度问题，属于热力学研究的范畴，但它不能说明反应所需的时间，即反应的速率问题。这是因为化学热力学只考虑体系的始态和终态，不涉及反应的途径，而反应速率却取决于反应途径。

研究化学反应的速率和机制的学科称为化学动力学。它主要研究化学反应速率理论，反应机制以及影响反应速率的因素。

研究化学反应速率，目的在于掌握一个反应，进而控制它的速率。在医学上，如研究某种药物在体内的吸收和消除速率，可了解生物利用度，以确定给药剂量和给药间隔；研究酶的催化反应速率，以了解酶在代谢中的作用和药物的作用机制等。由此可见，研究化学反应速率有着非常重要的意义。

第一节　化学反应速率及表示方法

化学反应速率是衡量化学反应快慢程度的物理量，通常用反应体系中单位体积内各物质的数量随时间的变化率来表示：

$$v=\frac{1}{\nu_B}\ \frac{\Delta c}{\Delta t} \tag{4-1}$$

式中，v 为化学反应的反应速率，Δc 为反应物或产物浓度的改变量单位常用 $mol\cdot L^{-1}$，Δt 为反应时间，单位常用秒(s)、分(min)或小时(h)，ν 为反应物或产物的化学计量系数。

对于给定的化学反应：

$$aA+bB = cC+eE$$

反应速率可表示为

$$v=-\frac{1}{a}\cdot\frac{\Delta c_A}{\Delta t}=-\frac{1}{b}\cdot\frac{\Delta c_B}{\Delta t}=\frac{1}{c}\cdot\frac{\Delta c_C}{\Delta t}=\frac{1}{e}\cdot\frac{\Delta c_E}{\Delta t} \tag{4-2}$$

从式(4－2)可以看出，选择任何一种反应物或产物的浓度随时间的变化率来表示反应速率，其数值都是相同的，即反应速率与选择反应体系中何种物质表示无关，但与化学反应的计量方程式有关，所以在表示反应速率时，必须写明相应的化学反应计量方程式。

应当指出，由式(4－2)计算得到的结果，实际上是在某段时间内反应的平均速率。由于反应速率随时间的变化而变化，要确切地表示化学反应在某一时刻的反应速率，应该采用瞬时速率。即

$$v=\lim_{\Delta t\to 0}\frac{1}{\nu_B}\ \frac{\Delta c_B}{\Delta t}=\frac{1}{\nu_B}\ \frac{dc}{dt} \tag{4-3}$$

瞬时速率也可用作图的方法求得。

第二节　化学反应速率理论简介

不同的化学反应，其反应速率千差万别。如火药的爆炸，胶片的感光，离子间的反应等瞬间可以完成；有的反应则很慢，如常温、常压下氢气和氧气生成水的反应，以致不易觉察其变化。为了探讨反应速率的内在规律，下面介绍化学反应速率理论。反应速率理论主要有碰撞理论和过渡态理论，这里只介绍碰撞理论。

1889 年，瑞典化学家阿仑尼乌斯（Arrhenius）利用气体分子运动论提出了碰撞理论："两个微粒之间发生反应，必须使两个粒子靠近到使它们的外层电子能够相互作用，即它们必须碰撞，如不接触则谈不上反应"。气体分子运动论的计算表明，在标准状况下每秒钟每升气体分子间的碰撞次数可达 10^{23} 次之多，如果每次碰撞都能发生化学反应，则所有的气体反应都会瞬间完成，而且反应速率也应该非常相近。显然这与事实不相符合。事实上，在亿万次碰撞中，只有极少数的碰撞发生反应。因此，阿仑尼乌斯把能发生反应的碰撞叫做有效碰撞，而大部分不发生反应的碰撞叫做弹性碰撞。要发生有效碰撞，反应物的分子或离子必须具备两个条件：

① 需有足够的能量　反应物的分子或离子要有足够大的动能，这样才能克服外层电子之间的斥力，充分接近并发生化学反应。

② 碰撞时要有合适的方向　即要恰好碰在能起反应的部位，如果碰撞的部位不合适，即使反应物分子具有足够的能量，也不会发生反应。例如，反应：

$$CO(g)+H_2O(g)=\!=\!=CO_2(g)+H_2(g)$$

$CO(g)$ 分子中的碳原子与 $H_2O(g)$ 中的氧原子迎头相碰才有可能发生反应，见图 4－1。

结构复杂的分子之间的反应，特别是体积较大的有机化合物分子之间的反应，取向问题就愈突出，它们的反应速率也就愈慢。

碰撞理论把能够发生有效碰撞的分子称为活化分子，它与其他分子相比具有较大的动能，并通常只占分子总数中的小部分。活化分子具有的最低能量与反应物分子的平均能量之差称为活化能。用符号 E_a 表示。单位为 $kJ \cdot mol^{-1}$。

活化能与活化分子的概念，可由统计理论推导出的气体分子动能分布规律进一步说明。当温度一定时，分子具有一定的平均动能，由于碰撞等原因，每一分子的动能并不固定，但从统计的观

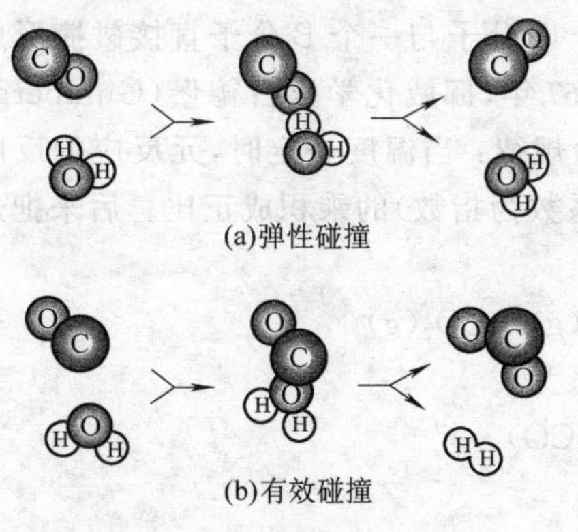

图 4－1　弹性碰撞与有效碰撞

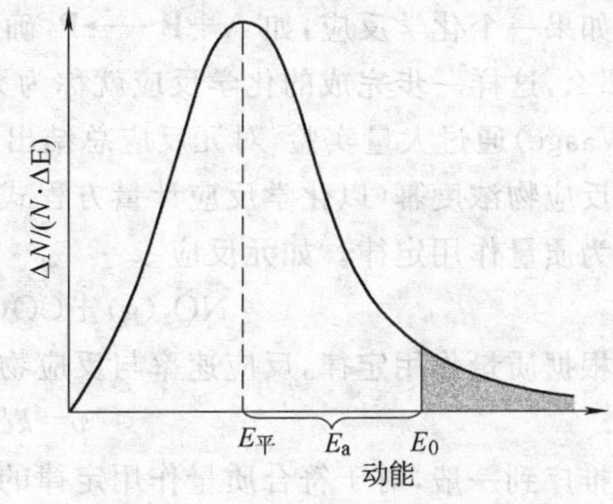

图 4－2　气体分子能量分布曲线

点看，具有一定能量的分子数目是不随时间改变的。图 4-2 表示一定温度下气体分子的能量分布曲线。横坐标表示分子动能 E，纵坐标表示单位能量间隔的分子分数，即 $\Delta N/(N \cdot \Delta E)$，称为能量分布函数，其中 ΔN 为能量在 E 到 $E+\Delta E$ 之间的分子数，N 为分子总数。图中，$E_{平}$ 是分子的平均能量，E_0 为活化分子所具有的最低能量，活化能 $E_a=E_0-E_{平}$，活化能可理解为使 1 mol 具有平均能量的分子变为活化分子所吸收的最低能量。不同的反应可具有不同的活化能。用数学方法可以证明，E_0 右边阴影部分的面积为活化分子所占的分数。若在横坐标上任取一微小量的能量间隔 ΔE，则纵坐标 $\Delta N/(N \cdot \Delta E)$ 乘以 ΔE 得 $\Delta N/N$，即为动能在 E 到 $E+\Delta E$ 区间的分子数与分子总数的比值。曲线下的总面积为具有各种能量分子分数的总和，且等于 1。相应地，E_0 右边阴影部分的面积与整个曲线下总面积之比，即是活化分子与分子总数的比值，即活化分子分数。由此可理解一个重要的概念：反应的活化能愈大，E_0 横坐标的位置愈向右移，活化分子所占的分数就愈小，活化分子数目就愈少，单位体积内有效碰撞的次数愈少，反应速率愈慢。相反，如果活化能愈小，反应速率就愈大。

由上述分析可知，化学反应的速率与反应的活化能有关，不同的反应可具有不同的活化能，活化能不同是化学反应速率不同的根本原因。活化能的大小取决于反应物的本性，它是决定化学反应速率的内在因素。活化能可通过实验进行测定。一般化学反应的活化能在 60～250 $kJ \cdot mol^{-1}$。活化能小于 40 $kJ \cdot mol^{-1}$ 的化学反应，其反应速率极快，用一般方法难以测定；活化能大于 400 $kJ \cdot mol^{-1}$ 反应，其反应速率极慢，通常条件下难以觉察。

第三节　影响化学反应速率的因素

化学反应速率除与反应物的本性有关外，还与浓度、温度、催化剂等因素有关。可应用活化能、活化分子的概念说明浓度、温度、催化剂等因素对反应速率的影响。

一、浓度对化学反应速率的影响

大量实验表明，在一定温度下，增加反应物的浓度可以增大反应速率。这个现象可以用碰撞理论进行解释：因为在恒定的温度下，对某一化学反应而言，反应物中活化分子的百分数是一定的。增加反应物浓度时，单位体积内活化分子数目增多，从而增加了单位时间内、单位体积中反应物分子有效碰撞的频率，所以反应速率加快。

（一）质量作用定律

如果一个化学反应，如 $A+B \longrightarrow P$，确实是由一个 A 分子与一个 B 分子直接碰撞形成的产物，那么，这样一步完成的化学反应就称为元反应。1867 年，挪威化学家古德堡（Guldberg）和瓦格（Waage）通过大量实验，对元反应总结出了一个经验规律：当温度一定时，元反应的反应速率与各反应物浓度幂（以化学反应计量方程式中相应的系数为指数）的乘积成正比。后来把这个规律称为质量作用定律。如元反应

$$NO_2(g)+CO(g) = NO(g)+CO_2(g)$$

根据质量作用定律，反应速率与反应物浓度的关系为

$$v=kc(NO_2) \cdot c(CO) \tag{4-4}$$

推广到一般，对于符合质量作用定律的化学反应

$$aA+bB = cC+eE$$

其质量作用定律的数学表达式(或称速率方程式)为

$$v=k\cdot c^{a}(\mathrm{A})\cdot c^{b}(\mathrm{B}) \tag{4-5}$$

反应速率方程式中,系数 k 称为速率常数。对一个指定的化学反应而言,k 值是与反应物本性、温度及催化剂等因素有关,而与反应物浓度无关的常数,可通过实验进行测定。k 的物理意义为:k 在数值上相当于各反应物浓度均为 1 mol·L^{-1}时的反应速率,故 k 又称为反应的比速率。在相同条件下,k 愈大,表示反应的速率愈大。k 是有量纲的,其量纲与各反应物浓度的指数和(n)有关。因为 v 的单位为 mol·L^{-1}·t^{-1},则 k 的单位为(mol·L^{-1})$^{1-m}$·t^{-1}。

在书写速率方程式时应注意:

1. 质量作用定律仅适用于元反应

对于某一给定的反应,若不清楚该反应是否为元反应,则只能根据实验来确定反应速率方程式。实际上,绝大多数化学反应并不是按反应计量方程式一步直接完成,而是经历了一系列元反应的步骤,这类反应称为复合反应。对于复合反应,其中每个元反应的速率方程均符合质量作用定律。如反应

$$2N_2O_5(g) = 4NO_2(g) + O_2(g)$$

实验测得的速率方程是 $v=kc(N_2O_5)$,而不是 $v=kc^2(N_2O_5)$。研究表明,N_2O_5的分解反应不是一个基元反应而是分三步进行的

(1) $N_2O_5 \longrightarrow NO_2 + NO_3$ (慢,速率控制步骤)

(2) $NO_3 \xrightarrow{NO_2} NO + 2NO_2$ (快)

(3) $NO + NO_3 \longrightarrow 2NO_2$ (快)

由于第一步反应是元反应,且又是速率控制步骤,所以,总反应的速率方程式由该步骤决定,即与该步骤的速率方程相符合。

2. 在多相反应中,因反应只发生在界面上,故纯固态或纯液态反应物的浓度不写入速率方程式;气态反应物可用浓度或气体的分压写入反应的速率方程式。如碳的燃烧反应

$$C(s) + O_2(g) = CO_2(g)$$

因反应只在碳的表面进行,对一定粒度的固体,其表面为一常数,故速率方程式为

$$v=kc(O_2)$$

3. 在稀溶液中进行的反应,若溶剂参与反应,因它的浓度几乎不变,可视为常数,故也不写入速率方程式。如蔗糖在酸性条件下的水解反应

$$\underset{\text{蔗糖}}{C_{12}H_{22}O_{11}} + H_2O \xlongequal{H^+} \underset{\text{葡萄糖}}{C_6H_{12}O_6} + \underset{\text{果糖}}{C_6H_{12}O_6}$$

$$v=kc(C_{12}H_{22}O_{11})$$

由上面的讨论可知,对于元反应,可根据质量作用定律按反应计量方程式直接写出速率方程;而对于复合反应,反应的速率方程式必须通过实验测得。

(二) 反应分子数与反应级数

元反应可按参加反应的分子数分为单分子反应,双分子反应和三分子反应。反应分子数是指化学反应需要同时碰撞才能反应的分子个数。单分子反应和双分子反应最为常见,三分子反应只有少数几个,三分子以上的反应目前还未发现。这是由于多个分子按各自适当的取向同时

碰撞的机会非常少的缘故。

反应速率方程式中各反应物浓度的方次之和称为反应级数。如反应

$$a\text{A}+b\text{B}\longrightarrow \text{产物}$$

其速率方程式为

$$v=kc^{a}(\text{A})\cdot c^{b}(\text{B}) \tag{4-6}$$

反应级数 n 则为 A 和 B 的方次之和($a+b$)。化学反应可按反应级数分类，若 $n=0$，则为零级反应，$n=1$，为一级反应，以此类推。反应级数是由实验确定的。

反应分子数和反应级数是两个不同的概念，前者是一个理论上的概念，而后者是由实验测定的；反应分子数只能是整数，而反应级数可以是正整数，也可以是零、负数或分数，负数表示该物质对反应起阻滞作用；反应分子数只适用于元反应，而反应级数是指总反应。

二、温度对化学反应速率的影响

温度对化学反应速率的影响特别显著。一般说来，化学反应速率随温度升高而增大。许多实验表明，当反应物浓度恒定时，温度每升高 10 度，反应速率大约增大 2～4 倍，此规律称为范特霍夫(van't Hoff)规则。

当温度升高时分子运动加剧，分子间碰撞频率增加，反应速率加快。但根据计算，温度升高 10 度，分子的碰撞频率仅增加 2%左右，而重要的是由于温度升高，活化分子的比例增大。从图 4-3 可看出，由于温度升高，分子的平均动能增加，使一些能量较低的分子吸收能量后成为活化分子，能量分布曲线明显地右移，曲线变矮，高峰降低，活化分子的分数增加(图中的阴影面积)，有效碰撞的百分数增加，使反应速率大大加快。

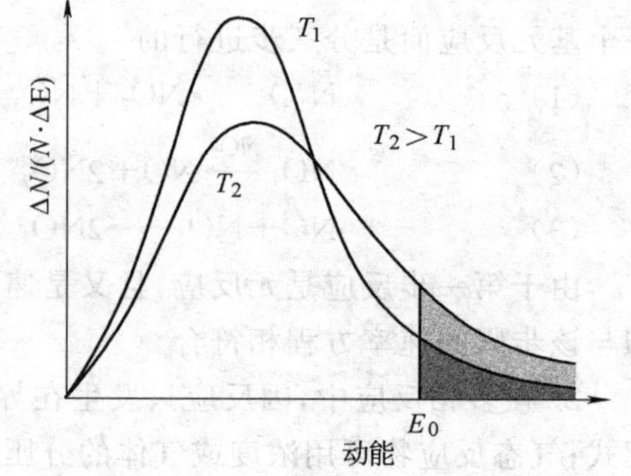

图 4-3 温度升高活化分子比率增大

温度对反应速率的影响，可由阿仑尼乌斯方程式进一步说明。

(一) 阿仑尼乌斯方程式

阿仑尼乌斯根据实验，1889 年提出在给定的温度变化范围内反应速率 k 与温度 T 之间有下列定量关系(阿仑尼乌斯方程式)

$$k=A\text{e}^{-E_{\text{a}}/RT} \tag{4-7}$$

将式(4-7)两边取对数得

$$\ln k=-\frac{E_{\text{a}}}{RT}+\ln A \tag{4-8}$$

式(4-8)中 A 称为频率因子或指数前因子，它与单位时间内反应物的碰撞总数(碰撞频率)有关，也与碰撞时分子取向的可能性(分子的复杂程度)有关，E_a为活化能，R 为摩尔气体常数($8.314\ \text{J}\cdot\text{mol}^{-1}\cdot\text{K}^{-1}$)。对给定的反应，在温度变化不大的范围内，$E_a$ 和 A 都可视为不随温度变化的常数。

由阿仑尼乌斯方程式可得出下列推论：

1. 对某一给定的反应，因活化能 E_a 和 A 可视为常数，$\text{e}^{-E_{\text{a}}/RT}$ 随 T 升高而增大，表明温度升

高，k 值增大，反应速率加快；

2. 若不同的反应相比较，速率常数 k 不仅与温度 T 有关，且与活化能 E_a 有关。

当温度一定时，若几个反应的 A 值相近，E_a 愈大的反应则 k 愈小，即活化能愈大的反应，反应愈慢。

当温度变化时，对于活化能不同的反应，其受影响的程度不同。由于 $\ln k$ 与 $1/T$ 呈线性关系，而直线的斜率为负值（$-E_a/R$），故 E_a 愈大的反应，直线斜率的绝对值愈大，k 的变化愈大。由此可知，活化能较大的反应，其反应速率常数 k 随温度的升高增加较快。对于可逆反应，若吸热反应的活化能大于放热反应的活化能，温度升高时，吸热反应速率增大较多，则温度升高平衡向吸热方向移动。

（二）阿仑尼乌斯方程式的应用

根据阿仑尼乌斯方程，由反应速率常数 k 可计算活化能 E_a，亦可由 E_a 计算反应速率常数 k。

1. 计算反应的活化能 E_a

用阿仑尼乌斯方程式进行有关计算时，常要消去未知常数 A。设某反应在温度 T_1时反应速率常数为 k_1，而在温度 T_2时反应速率常数为 k_2，又知 E_a 及 A 不随温度而变，则

$$\ln k_2=\frac{-E_a}{RT_2}+\ln A$$

$$\ln k_1=\frac{-E_a}{RT_1}+\ln A$$

两式相减，得

$$\ln\frac{k_2}{k_1}=\frac{E_a}{R}\left(\frac{T_2-T_1}{T_1T_2}\right) \tag{4-9}$$

当已知不同温度下的 k 时，可用上式求得 E_a。

例 4-1 某药物在水溶液中分解。在 323 K 和 343 K 时测得该反应的速率常数分别为 $7.08\times10^{-4}\ \mathrm{h^{-1}}$ 和 $3.55\times10^{-3}\ \mathrm{h^{-1}}$，求该反应的活化能。

解：由式（4-9）得

$$\begin{aligned}E_a&=\frac{RT_1T_2}{T_2-T_1}\ln\frac{k_2}{k_1}\\&=\frac{8.314\ \mathrm{J\cdot mol^{-1}\cdot K^{-1}}\times323\ \mathrm{K}\times343\ \mathrm{K}}{343\ \mathrm{K}-323\ \mathrm{K}}\ln\frac{3.55\times10^{-3}\ \mathrm{h^{-1}}}{7.08\times10^{-4}\ \mathrm{h^{-1}}}\\&=74.2\ \mathrm{kJ\cdot mol^{-1}}\end{aligned}$$

2. 由 E_a 计算反应速率常数

在已知 T_1、k_1、T_2和 k_2的情况下，可计算温度 T_3时的反应速率常数 k_3。

例 4-2 某物质在水溶液中的分解反应，10 ℃时 $k_{10}=1.08\times10^{-4}\ \mathrm{s^{-1}}$，60 ℃时 $k_{60}=5.48\times10^{-2}\ \mathrm{s^{-1}}$，试求反应的活化能及 30 ℃的反应速率常数 k_{30}。

解：因已知 $T_1=283$ K 时，$k_1=1.08\times10^{-4}\ \mathrm{s^{-1}}$；$T_2=333$ K 时，$k_2=5.48\times10^{-2}\ \mathrm{s^{-1}}$

代入式（4-9）得

$$\ln\frac{5.48\times10^{-2}}{1.08\times10^{-4}}=\frac{E_a}{8.314\ \mathrm{J\cdot mol^{-1}\cdot K^{-1}}}\left(\frac{333\ \mathrm{K}-283\ \mathrm{K}}{283\ \mathrm{K}\times333\ \mathrm{K}}\right)$$

则 $$E_a = 97.6\ \text{kJ} \cdot \text{mol}^{-1}$$

再将 E_a 的值代入式(4-9)，由 k_{10}(或 k_{60})的值求 k_{30}

$$\ln \frac{k_{30}}{1.08 \times 10^{-4}} = \frac{97.6\ \text{kJ} \cdot \text{mol}^{-1}}{8.314\ \text{kJ} \cdot \text{mol}^{-1} \cdot \text{K}^{-1} \times 10^{-3}} \left(\frac{303\ \text{K} - 283\ \text{K}}{283\ \text{K} \times 303\ \text{K}} \right)$$

$$k_{30} = 1.67 \times 10^{-3}\ \text{s}^{-1}$$

实验值 $k_{30} = 1.63 \times 10^{-3}\ \text{s}^{-1}$，与计算值基本吻合。

应当指出，并不是所有的反应都符合上述规律。这主要是因为许多反应的过程较复杂，不是一步完成的反应，这里不作进一步讨论。

三、催化剂对化学反应速率的影响

催化剂是一种能显著提高化学反应速率，自身的组成和数量在反应前后保持不变的物质。凡能加快反应速率的催化剂叫正催化剂，减慢反应速率的催化剂叫负催化剂。通常所指的催化剂是正催化剂。催化剂改变化学反应速率的作用称催化作用，它本质上是一种化学作用。在催化剂参与下进行的化学反应称催化反应。催化是自然界中普遍存在的重要现象，催化作用几乎遍及化学反应的整个领域，人的生命活动也与催化反应有密切联系。

催化剂之所以能加速反应，是因为它参与了化学变化过程，改变了原来反应的途径，降低了活化能，使更多的反应物分子成为活化分子，导致反应速率显著加快。

例如，反应 A＋B ⟶ AB，无催化剂存在时按图 4-4 中途径(1)进行，它的活化能为 E。当催化剂 C 存在时，其反应机制发生了变化，反应按途径(2)分两步进行。

(1) A＋C ⟶ AC

(2) AC＋B ⟶ AB＋C

第一步反应的活化能为 E_1，第二步反应的活化能为 E_2，催化剂存在下反应的活化能(即 E_1 和 E_2 之和)小于 E。图 4-4 形象地说明了由于催化剂的存在，改变了反应途径，使反应沿一条活化能低的捷径进行，因而速率加快。

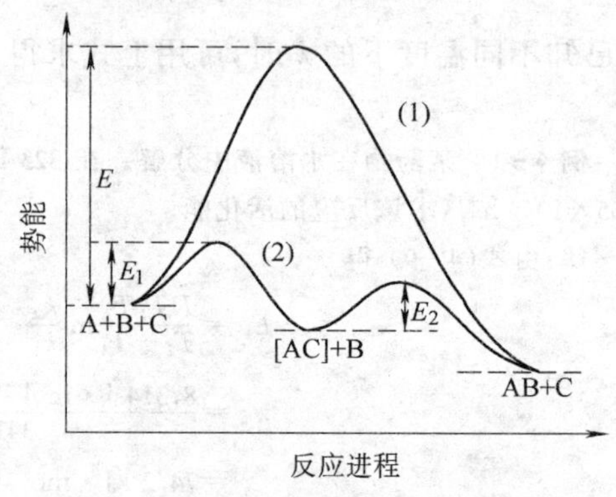

图 4-4 催化剂改变反应途径

图 4-4 同时表明，加入催化剂后，正、逆反应的活化能降低的数值相等，这意味着催化剂同等程度地加快正、逆反应的速率。并且，催化剂没有影响产物和反应物的相对能量，即没有改变反应的始态和终态，所以催化剂只能改变反应途径而不能改变反应发生的方向。

综上所述，催化剂具有以下的基本特点：

(1) 催化剂的作用本质上是一种化学作用。催化剂虽参与反应，但在化学反应前后的质量和化学组成不变，而其物理性质可能发生变化。如用 MnO_2 催化 $KClO_3$ 分解放出氧的反应，虽 MnO_2 随生成产物的同时得到再生，但其由较大的晶体变为细小粉末。

(2) 少量催化剂能起到显著作用。这是由于短时间内催化剂能多次反复再生。如在每升 H_2O_2 中加入 3 μg 的胶态铂，便可显著加快 H_2O_2 分解成 H_2O 和 O_2 速率。

(3) 在可逆反应中催化剂同等程度地加快正、逆反应的速率。催化剂能加快化学平衡的到达，但不能使化学平衡发生移动，也不能改变平衡常数值。因为催化剂不改变反应的始态和终态，所以催化剂不能改变反应发生的方向，即不能使非自发反应变为自发反应。

（4）催化剂有特殊的选择性。一种催化剂通常只能对一种或少数几种反应具有明显的加速作用，对其他反应则加速作用甚小，甚至没有加速作用。而同样的反应物应用不同的催化剂可得到不同的产物。

习　题

1. 化学反应速率的定义是什么？为什么化学反应速率通常随反应时间的增加而减慢？

2. 什么叫有效碰撞？发生有效碰撞的条件是什么？

3. 什么叫活化分子？活化分子的能量与普通分子的能量有何区别？

4. 什么叫活化能？活化能的大小对化学反应速率有何影响？

5. 什么叫元反应？什么叫复合反应？

6. 什么叫质量作用定律？质量作用定律是否适用于所有化学反应？

7. 什么叫催化剂？催化剂为什么能改变化学反应速率？

8. 试用碰撞理论解释温度、浓度、催化剂是如何影响反应速率的。

9. 试用各组分浓度随时间的变化率表示下列反应的瞬时速率，并写出各速率之间的相互关系。

（1）$2N_2O_5 \longrightarrow 4NO_2 + O_2$　　（2）$4HBr + O_2 \longrightarrow 2Br + 2H_2O$

10. 已知五氧化二氮的分解反应实验数据如下表：

时间/s	0	500	1 000	1 500	2 000	2 500	3 000
$c(N_2O_5)/(mol \cdot L^{-1})$	5.00	3.52	2.48	1.75	1.25	0.87	0.61

（1）试求 500～2 000 s 的平均速率

（2）画出时间对浓度的关系曲线，求 1 500 s 时的瞬时速率

11. 肺进行呼吸时，吸入的 O_2 与肺血液中的血红蛋白 Hb 反应生成氧合血红蛋白 HbO_2，反应式为 $Hb + O_2 \longrightarrow HbO_2$，该反应对 Hb 和 O_2 均为一级，为保持肺血液中血红蛋白的正常浓度（$8.0\times10^{-6}\ mol \cdot L^{-1}$），则肺血液中 O_2 的浓度必须保持为 $1.6\times10^{-6}\ mol \cdot L^{-1}$。已知上述反应在体温下的速率常数 $k = 2.1\times10^{6}\ mol^{-1} \cdot L \cdot s^{-1}$。

（1）计算正常情况下，氧合血红蛋白在肺血液中的生成速率。

（2）患某种疾病时，HbO_2 的生成速率已达 $1.1\times10^{-4}\ mol \cdot L^{-1} \cdot s^{-1}$，为保持 Hb 的正常浓度，需给患者进行输氧，问肺血液中 O_2 的浓度为多少才能保持 Hb 的正常浓度？

12. 某反应从 27 ℃升到 37 ℃时，反应速率为原来的 4 倍，试计算反应的活化能。如该反应从 127 ℃升到 137 ℃时，反应速率将为原来的多少倍？

13. 反应 $2HI(g) \longrightarrow H_2(g) + I_2(g)$ 在无催化剂、金催化和铂催化时的活化能分别为 $184\ kJ \cdot mol^{-1}$、$105\ kJ \cdot mol^{-1}$ 和 $42\ kJ \cdot mol^{-1}$，试估算 25 ℃时金催化及铂催化时反应速率分别为无催化剂时的多少倍？

第五章　氧化还原反应与电极电位

氧化还原反应是一类重要的化学反应，它不但在工农业生产和日常生活中具有重要意义，而且也是体内营养物质代谢供给机体能量的主要方式。本章将介绍氧化还原反应的基本概念，着重讨论电极电位的产生及主要应用。

第一节　氧化还原的基本概念

人们对氧化还原反应的认识是逐步的。化学发展初期，把物质与氧结合的过程称为氧化；而把含氧物质失去氧的过程称为还原。随着对化学反应的进一步研究，人们认识到氧化还原反应的实质是电子的得失或偏移。凡是有电子得失或偏移的化学反应就可以称为氧化还原反应。

一、氧化值

氧化值是一种人为规定的数值，用来表示元素在化合物中所处的化合状态。1970年，国际纯粹与应用化学联合会(IUPAC)对氧化值提出了较严格的定义：氧化值是指某元素的一个原子的形式荷电数，该荷电数是假定把每一化学键的电子指定给电负性较大的原子而求得的。从上述定义可知氧化值是假设把成键的电子都归给电负性较大的原子，从而求出原子所带的电荷数，此电荷数即为该元素在该物质中的氧化值。例如，在 HBr 中，Br 的电负性比 H 大，则 HBr 分子中共用电子对指定给 Br 原子所有，因此 Br 元素的氧化值为－1，H 元素的氧化值为＋1。确定氧化值的规则如下：

(1) 在单质中，元素的氧化值为零。

(2) H 在化合物中的氧化值一般为＋1。但在金属氢化物(如 KH、CaH_2等)中，H 的氧化值为－1。

(3) 在化合物中，O 的氧化值一般为－2。但在过氧化物(如 Na_2O_2、H_2O_2等)中，O 的氧化值为－1，在 OF_2中 O 的氧化值为＋2。

(4) 在中性分子中，所有元素的氧化值的代数和等于零。在复杂离子中，所有元素的氧化值的代数和等于离子所带的电荷数；对于简单离子，元素的氧化值等于离子所带的电荷数。

利用上述规则，可以求出各种元素的氧化值。

例 5－1　确定 $Na_2S_4O_6$中 S 元素的氧化值。

解：O 的氧化值为－2，Na 的氧化值等于 Na^+ 的电荷数，为＋1。设 S 的氧化值为 x，则

$$2\times(+1)+4x+6\times(-2)=0$$

$$x=+2.5$$

在 $Na_2S_4O_6$ 中 S 元素的氧化值为 +2.5。

二、氧化剂和还原剂

根据氧化值的概念，凡是元素的氧化值发生变化的反应称为氧化还原反应。在氧化还原反应中氧化值升高的过程称为氧化；氧化值降低的过程称为还原。氧化值升高的物质称为还原剂；氧化值降低的物质称为氧化剂。在反应过程中，氧化剂发生氧化，而本身被还原；还原剂使氧化剂发生还原，而本身被氧化。例如

$$CuO + H_2 \xlongequal{} Cu + H_2O$$

在这个反应中，CuO 是氧化剂，Cu^{2+} 得到两个电子生成了 Cu，铜的氧化值从 +2 降低到 0，它本身被还原；H_2 是还原剂，H_2 失去两个电子生成 H_2O，氢的氧化值由 0 升高到 +2，它本身被氧化，使 CuO 还原。

第二节　原电池与电极电位

一、原电池

（一）原电池的概念

氧化还原反应伴随有电子的转移，那么是否可以通过氧化还原反应产生电流呢？

如果把一片 Zn 片置于 $CuSO_4$ 溶液中，将发生如下的氧化还原反应

$$Zn + CuSO_4 \xlongequal{} ZnSO_4 + Cu$$

由于 Zn 片与 $CuSO_4$ 溶液直接接触，电子直接从 Zn 转移到 Cu^{2+}，这时电子的流动是无序的，反应中放出的化学能转化为热能，未能形成电流。若将上述氧化还原反应按图 5-1 装置，在分别盛有 $ZnSO_4$ 和 $CuSO_4$ 溶液的烧杯中，分别插入 Zn 片和 Cu 片，并用盐桥将两烧杯中的溶液构成通路，然后将 Zn 片和 Cu 片用导线与一检流计联结起来，可以看到检流计的指针发生偏转，表明导线中有电流通过，从检流计指针偏转的方向可知电子从 Zn 片流向 Cu 片，化学能转化为电能。这种利用氧化还原反应把化学能转化为电能的装置叫做原电池。

由图 5-1 可知，原电池由两个半电池（即两个电极）组成，在两个电极上分别发生氧化反应和还原反应。电子流出的一极叫做负极，发生的是氧化反应

负极：$Zn - 2e^- \rightleftharpoons Zn^{2+}$

电子流入的一极叫做正极，发生的是还原反应

正极：$Cu^{2+} + 2e^- \rightleftharpoons Cu$

发生的电极反应也就是半电池反应。在正极和负极上发生的总的氧化还原反应称为电池反应。

电池反应：$Zn + Cu^{2+} \rightleftharpoons Zn^{2+} + Cu$

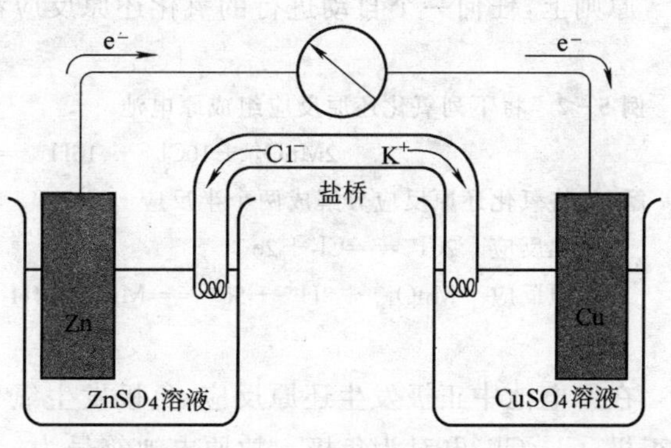

图 5-1　Cu-Zn 原电池

原电池中的盐桥是一支倒置的 U 形管，

管中充满了饱和 KCl(也可用 KNO_3 或 NH_4NO_3)和琼脂制成的胶冻，这样 KCl 溶液不至于流出，而离子可以在其中自由移动。盐桥的作用是构成原电池的通路和维持溶液的电中性，使反应顺利进行。因为 Cu^{2+} 得到电子在 Cu 片上的沉积使得 $CuSO_4$ 溶液中 SO_4^{2-} 过剩而带负电荷；同时，Zn 片表面上的 Zn 失去电子成为 Zn^{2+} 进入溶液，使 $ZnSO_4$ 溶液中 Zn^{2+} 增多而带正电荷。前者因同性相斥而阻止电子流向 Cu 片；后者因异性相吸而使电子不能离开 Zn 片。于是电流中断，反应停止。当有盐桥存在时，盐桥中的阴离子(Cl^-)通过盐桥向 $ZnSO_4$ 溶液运动，阳离子(K^+)向 $CuSO_4$ 溶液运动，分别中和两溶液的电荷，使溶液保持电中性，电流便可继续流通。

(二) 电极类型和电池组成式

每个电极反应都包括两类物质，一类是可作还原剂(处于低价态)的物质，叫做还原态(或还原型)物质；另一类是可作氧化剂(处于高价态)的物质，叫做氧化态(或氧化型)物质。两者的关系可表示如下：

$$\text{氧化型} + ne^- \rightleftharpoons \text{还原型} \qquad (5-1)$$

氧化型及其共轭还原型物质构成氧化还原电对。电对可用符号表示。例如，Cu－Zn 原电池中的两个电对可表示为 Cu^{2+}/Cu 和 Zn^{2+}/Zn(即氧化型/还原型)。

不仅金属和它的离子可以构成氧化还原电对，同一种金属的不同价态的离子、金属-金属难溶盐-阴离子、非金属单质及其共轭离子都可以构成氧化还原电对。例如，Fe^{3+}/Fe^{2+}，H^+/H_2 和 Cl_2/Cl^- 等。但在这些电对中，由于它们自身都不是金属导体，因此组成原电池时需外加一个能导电而又不参与电极反应的惰性电极，通常用金属 Pt 作惰性电极。这些电对所组成的电极可表示为 Pt | Fe^{3+}，Fe^{2+}、Pt，H_2 | H^+、Pt，Cl_2 | Cl^- 等，另外，金属及其难溶盐也可以构成氧化还原电对。例如，电对 AgCl/Ag，其电极组成为 Ag，AgCl | Cl^-。

将两个电极组合起来就可构成一个原电池。为了方便起见，原电池常用符号表示。书写原电池符号的方法如下：

(1) 原电池的负极写在左边，正极写在右边，盐桥用"‖"表示，在盐桥两侧是两个电极中的电解质溶液。

(2) 在半电池中用"|"表示电极导体与电解质溶液之间的界面。

(3) 溶液要注明浓度，气体注明分压。如 Cu－Zn 原电池的电池符号为

$$(-)Zn \mid ZnSO_4(c_1) \parallel CuSO_4(c_2) \mid Cu(+)$$

原则上，任何一个自动进行的氧化还原反应都可以设计成原电池，并有自己的原电池符号。

例 5－2 将下列氧化还原反应组成原电池

$$2MnO_4^- + 10Cl^- + 16H^+ \rightleftharpoons 2Mn^{2+} + 5Cl_2\uparrow + 8H_2O$$

解：先将氧化还原反应分解成两个半反应

氧化反应 $2Cl^- \rightleftharpoons Cl_2 + 2e^-$

还原反应 $MnO_4^- + 8H^+ + 5e^- \rightleftharpoons Mn^{2+} + 4H_2O$

在原电池中正极发生还原反应，负极发生氧化反应，因此组成原电池时，MnO_4^-/Mn^{2+} 电对为正极，Cl_2/Cl^- 电对为负极。故原电池符号为

$$(-)Pt, Cl_2(p) \mid Cl^-(c_1) \parallel MnO_4^-(c_2), Mn^{2+}(c_3), H^+(c_4) \mid Pt(+)$$

(三) 电池的电动势

原电池能够产生电流的事实说明在原电池的两电极之间有电势差存在,这个电势差叫做电池的电动势。电极电势常用 φ 表示,电池的电动势用 E 表示:

$$E=\varphi_{+}-\varphi_{-} \tag{5-2}$$

二、电极电位

(一) 电极电位的产生

金属晶体由金属原子、金属离子和自由电子组成。把金属放在它的盐溶液中,金属表面的离子受到极性水分子的作用进入溶液,而将电子留在金属表面,这就是溶解过程。金属越活泼或其盐溶液浓度越小,金属溶解的趋势就越大。另一方面,溶液中的水合金属离子也有从金属表面接受电子并沉积到金属表面的趋向,金属越不活泼,金属盐溶液浓度越大,这种趋向越大。当这两种方向相反的过程进行速率相等时,即达到动态平衡

$$\underset{\text{在极板上}}{M(s)} \xrightleftharpoons[\text{析出}]{\text{溶解}} \underset{\text{在溶液中}}{M^{n+}(aq)} + \underset{\text{留于极板上}}{ne^{-}}$$

若金属溶解的趋向大于金属离子沉积到金属表面的趋向,则达平衡时,金属带负电而溶液带正电。反之,若沉积趋向大于溶解趋向,则达平衡时,金属带正电而溶液带负电。不论哪种情况,金属表面所带电荷和溶液所带电荷总相反。而且,由于静电吸引作用,在金属表面和靠近金属表面的溶液间形成了双电层(图 5-2),在正负电荷层之间,也就是在金属与其盐溶液之间产生了一定的电势差,这种电势差就叫做电极电位。

双电层的电荷分布情况因金属种类和溶液浓度不同而不同,即不同的电极有不同的电极电位。由于金属的溶解是氧化反应,金属离子的沉积是还原反应,故电极上的氧化还原反应是电极电位产生的根源。

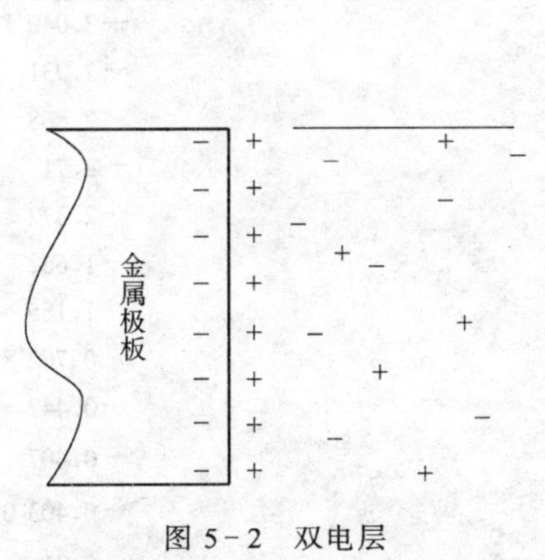

图 5-2 双电层

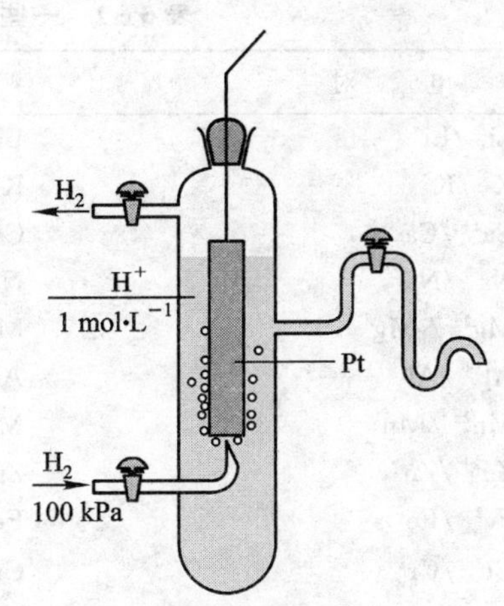

图 5-3 标准氢电极

(二) 电极电位的测定

电极电位的绝对值是无法求得的,但从实际需要来看,知其相对值即可。因此,可选定某个电极作标准,按照IUPAC的规定,采用标准氢电极(SHE)作为标准电极,并规定它的电极电位为

零，将待测电极和标准电极组成一个原电池，通过测定该电池的电动势，就可求出待测电极电位的相对值。标准氢电极的构造如图 5－3 所示。将镀有铂黑的铂片浸入到 H^+ 离子浓度（确切地说是活度）为 1 mol·L^{-1}的酸溶液中，在 298 K 时，不断通入 100 kPa 的纯净 H_2，这就是标准氢电极。此时，溶液中的 H^+ 与 H_2建立如下平衡：

$$H_2 - 2e^- \rightleftharpoons 2H^+$$

根据 IUPAC 的建议，定义任何电极的标准电极电位为以下电池的标准电动势：

$$Pt, H_2(100\ kPa)\ |\ H^+(a=1\ mol\cdot L^{-1})\ \|\ M^{n+}(a=1\ mol\cdot L^{-1})\ |\ M$$

并规定电子从外电路由标准氢电极流向待测标准电极的电极电位为正值，而电子通过外电路由待测标准电极流向标准氢电极的电极电位为负值。在标准状态下，测得的电池电动势就称为标准电极电位。用符号 $\varphi^{\ominus}$ 表示。电极的标准态为：组成电极的有关离子的浓度为 1 mol·L^{-1}，若有气体参加反应，则气体分压为 100 kPa 时，反应温度未指定，IUPAC 推荐参考温度为 298.15 K。

例 5－3 将标准氢电极和标准锌电极组成电池：

$$(-)Zn\ |\ Zn^{2+}(1\ mol\cdot L^{-1})\ \|\ H^+(1\ mol\cdot L^{-1})\ |\ H_2(100\ kPa), Pt(+)$$

测得的 $E^{\ominus}$ 为 0.762 8 V，求标准电极电位 $\varphi^{\ominus}(Zn^{2+}/Zn)$的值。

解：因标准锌电极为负极，标准氢电极为正极，则

$$E^{\ominus} = \varphi^{\ominus}_{+} - \varphi^{\ominus}_{-} = \varphi^{\ominus}(H^+/H_2) - \varphi^{\ominus}(Zn^{2+}/Zn) = 0.762\ 8\ V$$

$$\varphi^{\ominus}(Zn^{2+}/Zn) = -0.762\ 8\ V$$

如将标准锌电极换成标准铜电极，标准氢电极与标准铜电极组成电池，氢电极为负极，铜电极为正极，测得电池的电动势 $E^{\ominus}$ 为 0.341 9 V，则 $\varphi^{\ominus}(Cu^{2+}/Cu) = +0.341\ 9$ V，其余各电极的标准电极电位也可用类似方法测定。表 5－1 列出一些常用电极的标准电极电位。

表 5－1　一些电对的标准电极电位（298.15 K）

电　对	电极反应	$\varphi^{\ominus}$/V
Li^+/Li	$Li^+ + e^- \rightleftharpoons Li$	－3.040 1
K^+/K	$K^+ + e^- \rightleftharpoons K$	－2.931
Ca^{2+}/Ca	$Ca^{2+} + 2e^- \rightleftharpoons Ca$	－2.868
Na^+/Na	$Na^+ + e^- \rightleftharpoons Na$	－2.71
Mg^{2+}/Mg	$Mg^{2+} + 2e^- \rightleftharpoons Mg$	－2.372
Al^{3+}/Al	$Al^{3+} + 3e^- \rightleftharpoons Al$	－1.662
Mn^{2+}/Mn	$Mn^{2+} + 2e^- \rightleftharpoons Mn$	－1.185
Zn^{2+}/Zn	$Zn^{2+} + 2e^- \rightleftharpoons Zn$	－0.762 8
Fe^{2+}/Fe	$Fe^{2+} + 2e^- \rightleftharpoons Fe$	－0.447
Cr^{3+}/Cr^{2+}	$Cr^{3+} + e^- \rightleftharpoons Cr^{2+}$	－0.407
Cd^{2+}/Cd	$Cd^{2+} + 2e^- \rightleftharpoons Cd$	－0.403 0
$[Ag(CN)_2]^-/Ag$	$[Ag(CN)_2]^- + e^- \rightleftharpoons Ag$	－0.31
Ni^{2+}/Ni	$Ni^{2+} + 2e^- \rightleftharpoons Ni$	－0.257
Sn^{2+}/Sn	$Sn^{2+} + 2e^- \rightleftharpoons Sn$	－0.137 5
Pb^{2+}/Pb	$Pb^{2+} + 2e^- \rightleftharpoons Pb$	－0.126 2

续表

电　对	电极反应	$\varphi^{\ominus}$/V
H^+/H_2	$2H^+ + 2e^- \rightleftharpoons H_2$	0.000 0
Sn^{4+}/Sn^{2+}	$Sn^{4+} + 2e^- \rightleftharpoons Sn^{2+}$	+0.151
Hg_2Cl_2/Hg	$Hg_2Cl_2 + 2e^- \rightleftharpoons 2Hg + 2Cl^-$	+0.241 2
Cu^{2+}/Cu	$Cu^{2+} + 2e^- \rightleftharpoons Cu$	+0.341 9
$[Ag(NH_3)_2]^+/Ag$	$[Ag(NH_3)_2]^+ + e^- \rightleftharpoons Ag + 2NH_3$	+0.373
I_2/I^-	$I_2 + 2e^- \rightleftharpoons 2I^-$	+0.535 5
MnO_4^-/MnO_4^{2-}	$MnO_4^- + e^- \rightleftharpoons MnO_4^{2-}$	+0.558
AsO_4^{3-}/AsO_3^{3-}	$AsO_4^{3-} + 2H^+ + 2e^- \rightleftharpoons AsO_3^{3-} + 2H_2O$	+0.559
MnO_4^-/MnO_2	$MnO_4^- + 2H_2O + 3e^- \rightleftharpoons MnO_2 + 4OH^-$	+0.595
O_2/H_2O_2	$O_2 + 2H^+ + 2e^- \rightleftharpoons H_2O_2$	+0.695
Fe^{3+}/Fe^{2+}	$Fe^{3+} + e^- \rightleftharpoons Fe^{2+}$	+0.771
Ag^+/Ag	$Ag^+ + e^- \rightleftharpoons Ag$	+0.799 6
Hg^{2+}/Hg	$Hg^{2+} + 2e^- \rightleftharpoons Hg$	+0.851
Br_2/Br^-	$Br_2 + 2e^- \rightleftharpoons Br^-$	+1.087 3
MnO_2/Mn^{2+}	$MnO_2 + 4H^+ + 2e^- \rightleftharpoons Mn^{2+} + 2H_2O$	+1.224
O_2/H_2O	$O_2 + 4H^+ + 4e^- \rightleftharpoons 2H_2O$	+1.229
$Cr_2O_7^{2-}/Cr^{3+}$	$Cr_2O_7^{2-} + 14H^+ + 6e^- \rightleftharpoons 2Cr^{3+} + 7H_2O$	+1.232
Cl_2/Cl^-	$Cl_2 + 2e^- \rightleftharpoons 2Cl^-$	+1.358 2
MnO_4^-/Mn^{2+}	$MnO_4^- + 8H^+ + 5e^- \rightleftharpoons Mn^{2+} + 4H_2O$	+1.507
H_2O_2/H_2O	$H_2O_2 + 2H^+ + 2e^- \rightleftharpoons 2H_2O$	+1.776
F_2/F^-	$F_2 + 2e^- \rightleftharpoons 2F^-$	+2.866

为了能正确使用标准电极电位，现将有关问题说明如下：

(1) $\varphi^{\ominus}$是在标准态下的水溶液中测定的，对非水溶液、高温下的固相、液相反应不能应用。

(2) 表中所列标准电极电位的数值和符号，不因电极反应的书写方式而改变。例如，不管电极反应是按 $Zn^{2+} + 2e^- \rightleftharpoons Zn$ 还是按 $Zn - 2e^- \rightleftharpoons Zn^{2+}$ 进行，该电对的标准电极电位都是−0.762 8 V。

(3) 电极的标准电极电位是强度性质，没有加合性，其数值与反应系数无关。以电对 Fe^{3+}/Fe^{2+} 为例，不管是 $Fe^{3+} + e^- \rightleftharpoons Fe^{2+}$ 还是 $2Fe^{3+} + 2e^- \rightleftharpoons 2Fe^{2+}$，其 $\varphi^{\ominus}(Fe^{3+}/Fe^{2+}) = +0.771$ V。

三、影响电极电位的因素

标准电极电位是在标准状态下测得的，如果温度或浓度改变了，电极电位也将改变。电极电位与温度、浓度间的关系遵从能斯特(Nernst)方程。

(一) 能斯特方程式

对于电极反应：　　　　　　　a 氧化态$+ne^- \rightleftharpoons b$ 还原态

则电极电位可通过以下能斯特方程式计算：

$$\varphi=\varphi^{\ominus}+\frac{RT}{nF}\ln\frac{c^a(\text{氧化态})}{c^b(\text{还原态})} \tag{5-3}$$

式中 $\varphi^{\ominus}$ 为标准电极电位(V)；R 为摩尔气体常数，其值为 8.314 $J\cdot K^{-1}\cdot mol^{-1}$；$F$ 为法拉第常数，其值为 96 500 $C\cdot mol^{-1}$；T 为热力学温度，单位用 K 表示，$T=(273.15+t)$；n 为电极反应中转移的电子数。

当温度为 298.15 K 时，将各常数代入式(5-3)，则能斯特方程式可改写为

$$\varphi=\varphi^{\ominus}+\frac{0.059\ 16}{n}\lg\frac{c^a(\text{氧化态})}{c^b(\text{还原态})} \tag{5-4}$$

应用能斯特方程式时需注意以下几点：

(1) 若电极反应式中氧化态、还原态物质前的系数不等于 1 时，则氧化态、还原态物质的浓度应以该系数为指数代入公式。

(2) 若电极反应式中氧化态、还原态为纯固体或纯液体(包括水)，则不必代入方程式中；若为气体则用分压表示(气体分压代入公式时，应除以标准态压力 100 kPa)。

(3) 若在电极反应中，有 H^+ 或 OH^- 参加反应，则这些离子的浓度也应根据反应式写在方程式中。

(二) 影响电极电位的因素

1. 浓度对电极电位的影响

在一定温度下，对于一给定的电极，氧化态或还原态物质浓度的变化将引起电极电位的变化。增大氧化态物质的浓度或减小还原态物质的浓度，都会使电极电位增大；反之电极电位将减小。

例 5-4 计算 298.15 K 时，Fe^{3+} (1 $mol\cdot L^{-1}$)，Fe^{2+} (0.000 1 $mol\cdot L^{-1}$) | Pt 的电极电位。

解：查表知 $Fe^{3+}+e^-\rightleftharpoons Fe^{2+}$，$\varphi^{\ominus}=0.771$ V

$$\varphi(Fe^{3+}/Fe^{2+})=\varphi^{\ominus}(Fe^{3+}/Fe^{2+})+0.059\ 16\lg\frac{c(Fe^{3+})}{c(Fe^{2+})}$$

$$=0.771+0.059\ 16\lg\frac{1}{0.000\ 1}$$

$$=1.008\ \text{V}$$

计算结果表明，当还原态物质 Fe^{2+} 的浓度由 1 $mol\cdot L^{-1}$ 减小到 0.000 1 $mol\cdot L^{-1}$，电极电位就由 0.771 V 增大到 1.008 V，说明还原态物质的浓度减小时，电极电位增大。

2. 酸度对电极电位的影响

对于有 H^+ 或 OH^- 参加的电极反应，电对的电极电位除了受氧化态物质和还原态物质的浓度影响外，还与溶液的酸度有关。

例 5-5 计算电极反应 $MnO_4^-+8H^++5e^-\rightleftharpoons Mn^{2+}+4H_2O$ 在 pH=5 时此电极的电极电位(其他条件仍为标准态)。

解：查表知该电极的 $\varphi^{\ominus}=1.51$ V，则

$$\varphi=\varphi^{\ominus}+\frac{0.059\ 16}{n}\lg\frac{c(MnO_4^-)c^8(H^+)}{c(Mn^{2+})}$$

$$c(MnO_4^-)=c(Mn^{2+})=1\ mol\cdot L^{-1}$$

$$\varphi = 1.51 + \frac{0.059\ 16}{5}\lg(10^{-5})^8$$
$$= 1.037\ \text{V}$$

计算结果表明，溶液 pH 越大，电极电位越小，MnO_4^- 的氧化能力越弱；反之，溶液 pH 越小，电极电位越大，MnO_4^- 的氧化能力越强。所以，通常在酸性溶液中使用 $KMnO_4$ 作氧化剂。

第三节　电极电位的应用

一、比较氧化剂和还原剂的相对强弱

电极电位的大小反映了氧化还原电对中氧化态和还原态物质氧化还原能力的强弱。电对 $\varphi^{\ominus}$ 越大，表示电对中氧化态物质的氧化能力越强，是强氧化剂；其相应的共轭还原态物质的还原能力越弱，是弱的还原剂。反之，$\varphi^{\ominus}$ 越小，表示电对中还原态物质的还原能力越强，是强还原剂；其相应的共轭氧化态物质的氧化能力越弱，是弱的氧化剂。因此从电极电位表来看，氧化态物质的氧化能力从上到下逐渐增强，还原态物质的还原能力从下到上逐渐增强。即 Li 是最强的还原剂，Li^+ 是最弱的氧化剂；F_2 是最强的氧化剂，F^- 则是最弱的还原剂。

二、判断氧化还原反应进行的方向

氧化还原反应总是在得电子能力强的氧化剂与失电子能力强的还原剂之间发生，即较强的氧化剂与较强的还原剂反应生成较弱的还原剂与较弱的氧化剂。因此，在电极电位表中，位于左下方的氧化剂可以氧化其右上方的还原剂；同样位于右上方的还原剂可以还原其左下方的氧化剂。此称为"对角线反应关系"。

例 5-6　试判断，298.15 K 时，下列反应在标准态和在所示浓度下自发进行的方向。

$$Pb^{2+}(0.001\ \text{mol}\cdot\text{L}^{-1}) + Sn \rightleftharpoons Pb + Sn^{2+}(0.100\ \text{mol}\cdot\text{L}^{-1})$$

解：查表知 $Pb^{2+} + 2e^- \rightleftharpoons Pb$　　$\varphi^{\ominus} = -0.126\ 2\ \text{V}$

$Sn^{2+} + 2e^- \rightleftharpoons Sn$　　$\varphi^{\ominus} = -0.137\ 5\ \text{V}$

在标准态时，因为 $\varphi^{\ominus}(Pb^{2+}/Pb) > \varphi^{\ominus}(Sn^{2+}/Sn)$，所以电对 Pb^{2+}/Pb 为正极，发生还原反应；电对 Sn^{2+}/Sn 为负极，发生氧化反应，反应正向自发进行。

而在所示浓度下

$$\varphi(Pb^{2+}/Pb) = \varphi^{\ominus} + \frac{0.059\ 16}{2}\lg c(Pb^{2+})$$
$$= \left(-0.126\ 2 + \frac{0.059\ 16}{2}\lg 0.001\right)\text{V}$$
$$= -0.214\ 9\ \text{V}$$
$$\varphi(Sn^{2+}/Sn) = \varphi^{\ominus} + \frac{0.059\ 16}{2}\lg c(Sn^{2+})$$
$$= \left(-0.137\ 5 + \frac{0.059\ 16}{2}\lg 0.100\right)\text{V}$$
$$= -0.167\ 1\ \text{V}$$

因为 $\varphi(Sn^{2+}/Sn)>\varphi(Pb^{2+}/Pb)$，所以电对 Sn^{2+}/Sn 为正极，发生还原反应；电对 Pb^{2+}/Pb 为负极，发生氧化反应。故反应按所写方程式逆向进行。

三、判断氧化还原反应进行的程度

氧化还原反应进行的程度也就是反应达平衡时，生成物浓度与反应物浓度之比，即由平衡常数 K 的大小来衡量，而平衡常数可以由电极电位计算。因此，应用电极电位可判断氧化还原反应进行的程度。

例 5-7 试判断，反应 $Zn+Cu^{2+} \rightleftharpoons Zn^{2+}+Cu$ 在 298.15 K 时进行的程度。

解：当反应达到平衡时，则 $\varphi(Cu^{2+}/Cu)=\varphi(Zn^{2+}/Zn)$，此时

$$\varphi^{\ominus}(Zn^{2+}/Zn)+\frac{0.059\ 16}{2}\lg[Zn^{2+}]=\varphi^{\ominus}(Cu^{2+}/Cu)+\frac{0.059\ 16}{2}\lg[Cu^{2+}]$$

$$\frac{0.059\ 16}{2}(\lg[Zn^{2+}]-\lg[Cu^{2+}])=\varphi^{\ominus}(Cu^{2+}/Cu)-\varphi^{\ominus}(Zn^{2+}/Zn)$$

$$\lg\frac{[Zn^{2+}]}{[Cu^{2+}]}=\frac{2}{0.059\ 16}[\varphi^{\ominus}(Cu^{2+}/Cu)-\varphi^{\ominus}(Zn^{2+}/Zn)]$$

将 $\varphi^{\ominus}$ 值代入得

$$\lg\frac{[Zn^{2+}]}{[Cu^{2+}]}=\frac{2}{0.059\ 16}(0.34+0.763)\approx 37$$

$$\frac{[Zn^{2+}]}{[Cu^{2+}]}\approx 10^{37}$$

$[Zn^{2+}]/[Cu^{2+}]$ 的比值就是此反应的平衡常数。由于数值很大，说明此反应进行得很彻底。根据上面的计算，可以导出利用标准电极电位来计算平衡常数 K 的公式：

$$\lg K=\frac{n(\varphi^{\ominus}_{氧}-\varphi^{\ominus}_{还})}{0.059\ 16} \tag{5-5}$$

式中，$\varphi^{\ominus}_{氧}$ 为反应中氧化剂电对的标准电极电位；$\varphi^{\ominus}_{还}$ 为反应中还原剂电对的标准电极电位；n 为反应中电子转移数。

由式(5-5)可以看出，两个电对的 $\varphi^{\ominus}$ 相差越大，K 越大，反应进行得越彻底。计算表明，对于 $n=2$ 的反应，$\varphi^{\ominus}$ 差值为 0.2 V 时，或者 $n=1$，$\varphi^{\ominus}$ 差值为 0.4 V 时，均有 $K>10^6$，可认为反应进行已相当完全。

例 5-8 试判断，反应 $Sn+Pb^{2+} \rightleftharpoons Sn^{2+}+Pb$ 在 298.15 K 时进行的程度。

解：查表知

$$\varphi^{\ominus}(Sn^{2+}/Sn)=-0.137\ 5\ V,$$
$$\varphi^{\ominus}(Pb^{2+}/Pb)=-0.126\ 2\ V,$$

$$\lg K=\frac{2(-0.126\ 2+0.137\ 5)}{0.059\ 16}=0.382$$

$$K=2.4$$

此平衡常数很小，反应进行得很不完全。

第四节　电位法测定溶液的 pH

由能斯特方程可知，电极电位与离子的浓度有关，因此可通过电极电位的测定，计算离子的浓度。构成原电池的两个电极，其中一个电极的电极电位不受试液组成变化的影响，具有较恒定的数值，称为参比电极；而另一个电极的电极电位与待测离子的浓度有关，并且它们之间符合能斯特方程式，称为指示电极。将两电极插入试液组成原电池，通过测定该电池的电动势求出离子浓度，此分析方法称为电位法。

电位法有很多重要的应用，测定溶液的 pH 就是其中之一。它具有方便、迅速、准确和干扰少等优点，所以应用十分普遍。

溶液 pH 的测定是将玻璃电极（用符号 G 表示）作指示电极，饱和甘汞电极（用符号 SCE 表示）作参比电极，两电极同时插入被测液中，组成电池：

（－）玻璃电极|待测 pH 溶液‖饱和甘汞电极（＋）

电池电动势 E 为

$$\begin{aligned} E &= \varphi_{SCE} - \varphi_{G} \\ &= 0.241\,5 - (K_G - 0.059\,16\ \text{pH}) \\ &= 0.241\,5 - K_G + 0.059\,16\ \text{pH} \end{aligned}$$

其中，K_G 是一定值，其数值与内参比电极的内充液及玻璃膜材料有关。在实际工作中，并不需要知道 K_G，而是先用已知 pH 的标准缓冲溶液来校正，即通过两次测量法将 K_G 项消去。首先把玻璃电极和饱和甘汞电极浸入已知 pH 的标准缓冲溶液中，测得其电动势为 E_s：

$$E_s = 0.241\,5 - K_G + 0.059\,16\ \text{pH}_s$$

然后再将标准缓冲液换成待测 pH 溶液，测得电池的电动势为 E_x，则

$$E_x = 0.241\,5 - K_G + 0.059\,16\ \text{pH}_x$$

将以上两式相减并整理得

$$\text{pH}_x = \text{pH}_s + \frac{E_x - E_s}{0.059\,16} \tag{5-6}$$

在一定温度下，pH_s 已知，因此，通过 E_x 和 E_s 两次电动势的测定，即可得到溶液的 pH。

由式（5－6）可知，在 298.15 K 时，电池电动势每改变 0.059 16 V，即相当于溶液 pH 改变 1 个单位。pH 计上的读数，即按 0.059 16 V 相当于 1 个 pH 单位进行标度的。

习　题

1. 指出下列化合物中划线元素的氧化值：$K_2\underline{Cr}O_4$、$Na_2\underline{S}_2O_3$、$Na_2\underline{S}O_3$、$\underline{Cl}O_2$、$\underline{N}_2O_5$、$Na\underline{H}$、$K_2\underline{O}_2$和$K_2\underline{Mn}O_4$。

2. 根据标准电极电位表的数据，判断以下各组物质中的较强氧化剂与较强还原剂（设其离子浓度均为 $1\ mol\cdot L^{-1}$）。

（1）I_2/I^-、Br_2/Br^-、Cl_2/Cl^-、F_2/F^-

（2）Sn^{2+}/Sn、Sn^{4+}/Sn^{2+}、Cu^{2+}/Cu、Pb^{2+}/Pb

3. 指出下列原电池符号中的错误。

(1) (−) | $Cr^{3+}(c_1)$,$Cr^{2+}(c_2)$ ‖ $Br^-(c_3)$,$Br_2(l)$ | (+)

(2) (−)Zn^{2+} | Zn ‖ Cu^{2+} | Cu(+)

4. 计算下列电极反应的电极电位(298.15 K)。

(1) $Fe^{3+}(0.100\ mol \cdot L^{-1}) + e^- \rightleftharpoons Fe^{2+}(0.010\ mol \cdot L^{-1})$

(2) $MnO_4^-(0.001\ mol \cdot L^{-1}) + 8H^+(0.100\ mol \cdot L^{-1}) + 5e^- \rightleftharpoons Mn^{2+}(0.010\ mol \cdot L^{-1}) + 4H_2O$

5. 根据下列反应组成电池,写出电池组成式,计算 298.15 K 时的电池电动势,并判断反应自发进行的方向。

(1) $2Cr^{3+}(0.01\ mol \cdot L^{-1}) + 2Br^-(0.10\ mol \cdot L^{-1}) \rightleftharpoons 2Cr^{2+}(1.0\ mol \cdot L^{-1}) + Br_2(l)$

(2) $MnO_2(s) + 2Fe^{2+}(0.05\ mol \cdot L^{-1}) + 4H^+(0.10\ mol \cdot L^{-1}) \rightleftharpoons Mn^{2+}(0.01\ mol \cdot L^{-1}) + 2Fe^{3+}(0.05\ mol \cdot L^{-1}) + 2H_2O$

6. 计算下列电池的电动势,指出正负极并写出电极和电池反应式。

(1) Pt,H_2(100 kPa) | $H^+(0.001\ mol \cdot L^{-1})$ ‖ $H^+(1.0\ mol \cdot L^{-1})$ | H_2(100 kPa),Pt

(2) Fe | $Fe^{2+}(0.10\ mol \cdot L^{-1})$ ‖ $Cu^{2+}(0.10\ mol \cdot L^{-1})$ | Cu

7. 在标准态下将 $SnCl_4$ 和 Fe 进行的氧化还原反应组成电池,写出电极反应式和电池反应式及电池组成式。

8. 在室温下,反应 $Zn + 2HCl \rightleftharpoons ZnCl_2 + H_2\uparrow$ 进行得很完全,试通过平衡常数 K 的计算说明之。

9. 298.15 K 时,测得电池 Pt,H_2(100 kPa) | 胃液 ‖ SCE 的 $E = 0.420$ V,求该胃液的 pH。

10. 计算反应。

2 细胞色素 C(还原态)+丙酮酸盐$+2H^+ \rightleftharpoons$2 细胞色素 C(氧化态)+乳酸盐,设除 H^+ 外,其他物质均处于标准态。

(1) 303 K,pH=7.0 时反应的 E

(2) 反应的平衡常数 $K^\ominus$

{$\varphi^\ominus$(丙酮酸盐/乳酸盐)=−0.19 V,$\varphi^\ominus$[细胞色素 C(氧化态)/ 细胞色素 C(还原态)]=−0.25 V}

第六章 原子结构

大多数物质是由分子构成的，分子由原子构成，而原子是由带正电荷的原子核和带负电荷的电子构成的。在一般化学反应中，原子核并不发生变化，只是核外电子的运动状态发生了变化。因此，要了解物质的性质及其变化规律，必须首先了解原子内部电子的运动状态。

第一节 核外电子的运动状态

在原子核外“十分宽敞”的空间里运动着若干电子，电子带有一个单位负电荷，电荷大小与质子的电荷相等，但电性相反，一个电子的质量仅为一个质子质量的1/1 837。由于电子的质量、体积极小，运动速度极快，无法用经典的力学理论来解释、预测其运动规律。后来经许多物理学家研究证明，像电子这类微粒的运动有着其本身独特的规律。

一、微观粒子运动的特殊性

（一）波粒二象性

受光具有波粒二象性的启发，1923年，德布罗意（L. de Broglie）大胆提出了电子等实物微粒也有波粒二象性的假设。并指出，对于质量为 m、动量为 p、运动速度为 v 的实物微粒，其波长

$$\lambda=\frac{h}{p}=\frac{h}{mv} \tag{6-1}$$

式中 h 为普朗克常数。式(6-1)是联系实物微粒的粒子性和波动性的关系式。

1927年，德布罗意的假设被电子衍射实验所证实，即将一束电子流通过一薄层镍晶体投射到照相底片上，得到了与X线衍射图相似的衍射图，证实了电子确有波动性。而且根据实验所得衍射图计算得到的电子波的波长，恰巧符合式(6-1)，和德布罗意的预测完全一致。后来用中子、原子和分子等粒子流，也同样观察到衍射现象，充分证实了实物微粒具有波动性。

电子的波动性是和电子运动的统计性规律联系在一起的。就大量电子的行为而言，衍射强度（即波的强度）大的地方，电子出现的数目多，衍射强度小的地方，电子出现的数目少。就一个电子的行为而言，每次到达什么地方是不能准确预测的，但设想将这个电子重复进行多次相同的实验，一定是在衍射强度大的地方出现的机会多，在衍射强度小的地方出现的机会少。统计解释就是认为在空间任一处波的强度和电子出现的概率（或机会）成正比，所以，电子波是概率波。

由此可见，电子波与经典的机械波、电磁波不同。机械波为介质质点的振动在空间的传播，电磁波是电磁场的振动在空间的传播，而电子波本身却没有这样的物理意义，只是波的强度反映电子在空间区域出现概率的大小。

（二）不确定原理

电子具有波粒二象性，能否用经典力学中的方法以位置和速度两个物理量来描述电子的运动状态呢？1927年，德国科学家海森堡（Haisenberg）作出了否定的回答，他认为在准确确定电子的位置的同时，其速率就不能准确测定；同样地，准确测定电子运动速率的同时，其位置就不能准确测定。要同时准确测定电子的位置和运动速率是不可能的。这就是著名的测不准原理，现在称为不确定原理。由于不能同时准确测定电子的位置和运动速率，因此不能用经典力学的方法来描述电子的运动状态。

二、核外电子运动状态的描述

1926年，奥地利物理学家薛定谔（Schrödinger）从电子的波粒二象性出发，建立了著名的电子运动方程——薛定谔方程，用来描述电子的运动状态。由于薛定谔方程的导出和求解要求有较深的数理知识，这超出了本门课的要求，在此我们仅介绍一些重要的结论。

（一）波函数和原子轨道

波函数是薛定谔方程的解，是空间坐标(x,y,z)的函数，用符号$\psi(x,y,z)$来表示。它是包括n、l、m三个常数项和r,θ,φ三个变量的数学函数式，通常用$\psi_{n,l,m}(r,\theta,\varphi)$表示。只有当$n$、$l$、$m$的取值符合一定的要求时，薛定谔方程的解才能表示电子的一种空间运动状态。通过一组特定的n、l、m可以得出一个相应的波函数$\psi_{n,l,m}(r,\theta,\varphi)$，每一个$\psi_{n,l,m}(r,\theta,\varphi)$表示原子中核外电子的一种空间运动状态。波函数也叫原子轨道。应该注意，这里说的原子轨道并非是电子运动的固定轨迹，而是指电子运动的空间范围。

（二）四个量子数

在量子力学中，把确定波函数的特定常数n、l、m叫做量子数。

1. 主量子数

主量子数用符号n表示，它可以取任意正整数，即$n=1,2,3\cdots$。主量子数是决定电子能量的主要因素，还决定电子离核的平均距离，或者说决定原子轨道能量的高低。一般来说，电子能量的高低主要取决于主量子数，n越小，能量越低。n愈大，电子离核平均距离愈远，原子轨道的能量越高。

在一个原子中，n相同的电子在相近的空间区域内运动，所以常将n相同的电子称为同层电子，它们所占的区域称为电子层。当$n=1,2,\cdots,7$时，分别称为第一、二、……七电子层，并相应的用光谱学符号表示为K、L、…Q。

2. 角量子数

角量子数用符号l表示，它取值主要受主量子数n的限制，当n确定后，l只能取$0,1,2,3\cdots(n-1)$。通常采用光谱学符号s、p、d、f来表示角量子数，相应于$l=0,1,2,3$。

角量子数决定原子轨道的形状。如$l=0$时，称为s轨道，呈球形分布，而$l=1$时，称为p轨道，呈双球形分布。另外，在多电子原子中，轨道角动量量子数还决定电子能量高低。当n给定，即在同一电子层中，l愈大，原子轨道能量越高。因此，同一电子层中的电子，根据l的不同又可以分为若干亚层。例如，$n=4$时，l可取0,1,2,3四个值，所以第四(N)层有4s、4p、4d、4f四个亚层。

3. 磁量子数

磁量子数用符号m表示，它取值受角量子数l的限制，当l值取定后，m只能取$0,\pm1,\pm2,\pm3\cdots\cdots\pm l$，共计$2l+1$个数值。磁量子数决定原子轨道在空间的伸展方向和亚层中原子轨道的数目。例如，当 $l=0$ 时，m 只可以取 0，表明 s 轨道只有一种伸展方向，s 亚层只有一个轨道；当 $l=1$ 时，m 可取 0，+1，−1 三个值，表明 p 轨道有三种伸展方向，p 亚层有 3 个轨道，分别记为 p_x，p_y，p_z。同理，可知 d 亚层有 5 个轨道，f 亚层有 7 个轨道。磁量子数与电子能量无关，因此，n 和 l 相同，m 不同的各个原子轨道的能量完全相同，它们互称为等价轨道或者简并轨道。

4. 自旋量子数

一个原子轨道由 n、l 和 m 三个量子数决定，但要描述电子的运动状态还需要有第四个量子数——自旋量子数，它不是通过解薛定谔方程得到的。自旋量子数用符号 m_s 表示，可以取 $+\frac{1}{2}$ 和 $-\frac{1}{2}$ 两个值，分别表示电子自旋的两种相反方向。电子自旋方向也可用箭头符号↑和↓表示。两个电子的自旋方向相同称为平行自旋，方向相反称反平行自旋。电子的运动状态由 n、l、m、m_s 四个量子数确定。由于一个原子轨道最多容纳自旋相反的两个电子，每电子层最多容纳的电子总数应为 $2n^2$。

表 6-1　电子层、亚层、原子轨道、运动状态与量子数之间的关系

n	电子层	l	能级	m	轨道数	m_s	电子最大容量
1	K	0	1s	0	1	±1/2	2
2	L	0	2s	0	4	±1/2	8
		1	2p	0，±1		3±1/2	
3	M	0	3s	0	9	±1/2	18
		1	3p	0，±1		3±1/2	
		2	3d	0，±1，±2		5±1/2	
4	N	0	4s	0	16	±1/2	32
		1	4p	0，±1		3±1/2	
		2	4d	0，±1，±2		5±1/2	
		3	4f	0，±1，±2，±3		7±1/2	

（三）概率密度和电子云

电子具有波粒二象性，不可能同时准确测定核外一个电子的运动速率和空间位置。因此，当电子的能量一定时，要确定电子在某一瞬间在核外空间所处的位置是不可能的。但是我们能用统计学的方法来判断电子在核外空间某一区域内出现的机会多少。量子力学用 $|\psi|^2$ 来表示电子在核外空间某处单位体积内出现的概率。

$|\psi|^2$ 叫作概率密度，它表示在原子核周围空间某特定位置上的单位体积内电子出现的概率的大小。为了形象地表示核外电子的概率分布状况，化学上常用小黑点分布的疏密程度表示电子在核外空间各点出现的概率密度的相对大小。小黑点较密的地方，表示 $|\psi|^2$ 较大，单位体积内电子出现的概率较大；小黑点较疏的地方表示 $|\psi|^2$ 较小，单位体积内电子出现的概率较小。用这种方法所得到的电子在核外空间的概率密度分布图叫做电子云。由此可见，电子云是用统计学的方法研究核外电子运动所得到的结果。氢原子的 1s 电子云如图 6-1 所示。由图 6-1 可以看出，氢原子的 1s 电子云是球形对称的，越靠近原子核，电子出现的概率密度越大。

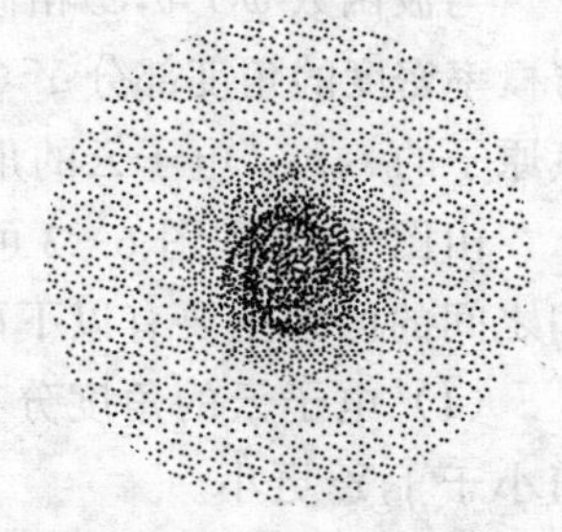

图 6-1　氢原子的 1s 电子云

(四) 波函数的角度分布图形

波函数 $\psi_{n,l,m}(r,\theta,\varphi)$有 r、θ、φ 三个自变量，直接描绘它的图像很困难。但是，$\psi_{n,l,m}(r,\theta,\varphi)$可以变量分离，写成函数 $R_{n,l}(r)$和 $Y_{l,m}(\theta,\varphi)$的积，其中 $R_{n,l}(r)$称为波函数的径向部分或**径向波函数**，它是电子与核的距离 r 的函数，与 n 和 l 两个量子数有关。$Y_{l,m}(\theta,\varphi)$称为波函数的角度部分或**角度波函数**，它是方位角 θ 和 φ 的函数，与 l 和 m 两个量子数有关，表达电子在核外空间的取向。由于波函数的角度分布图基本上决定了波函数的图形，而且角度分布图在化学键的形成中有着重要的意义。因此，本书只讨论波函数的角度分布图。

将角度波函数 $Y(\theta,\varphi)$随角度 θ,φ 变化作图，所得到的图形叫做波函数的角度分布图。波函数的角度分布图也叫做原子轨道的角度分布图。图 6-2 列出了氢原子的 s，p 和 d 轨道的角度分布图。由于原子轨道角度分布图与主量子数 n 无关，所以在图中的轨道符号前不注明主量子数。

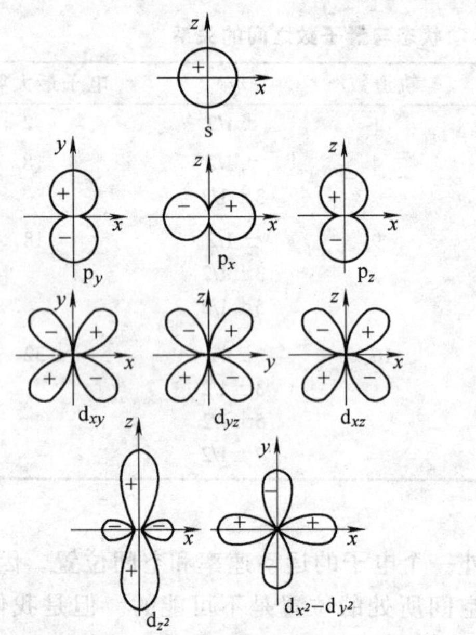

图 6-2　氢原子的轨道的角度分布图

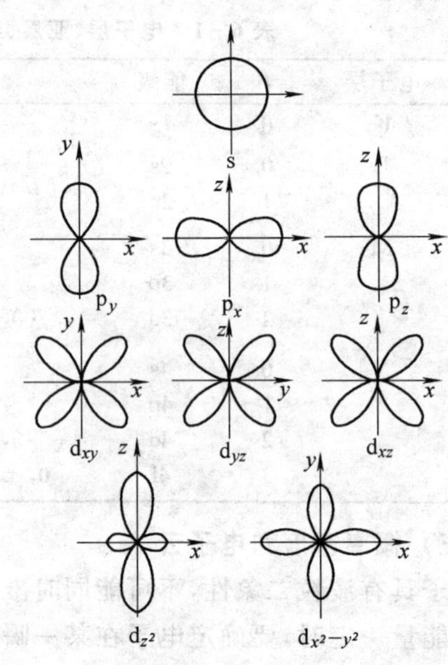

图 6-3　氢原子的电子云的角度分布图

(五) 电子云的角度分布图形

与波函数 $\psi(r,\theta,\varphi)$相似，概率密度$|\psi(r,\theta,\varphi)|^2$可以分成径向部分 $R^2(r)$和角度部分 $Y^2(\theta,\varphi)$。将概率密度的角度部分 $Y^2(\theta,\varphi)$随角度 θ,φ 的变化作图，所得到的图形叫做电子云的角度分布图。氢原子的 s,p,d 电子云的角度分布图如图 6-3 所示。

由图 6-2 和图 6-3 可见，电子云的角度分布图与原子轨道的角度分布图形状基本相似，它们之间的区别主要有以下两点：

(1) 电子云的角度分布图比相应的原子轨道角度分布图要"瘦"一些。这是因为 Y 的绝对值小于 1，Y^2更小。

(2) 除 s 轨道以外，原子轨道角度分布图中有"＋，－"号之分，而电子云的角度分布图中没有"＋，－"号。这是因为 Y 经平方以后便没有"－"号了。

第二节　核外电子排布规律

除氢原子以外，其他元素原子的核外电子都多于一个。这些核外电子多于一个的原子叫多电子原子。下面讨论多电子原子原子轨道近似能级图和多电子原子核外电子排布规律。

一、近似能级图

在多电子原子中，原子轨道的能量主要取决于主量子数 n，此外还与角量子数 l 有关。原子中各原子轨道能量的高低主要是根据光谱实验确定的。1939 年，美国化学家鲍林(Pauling)对各元素原子的轨道能量进行分析和归纳，总结出多电子原子中原子轨道近似能级图(图 6－4)，以表示各原子轨道能量的相对高低。图中的每个方框代表一个能级组，每个圆圈代表一个原子轨道。每个圆圈所在位置的高低就表示这个轨道能量的相对高低。

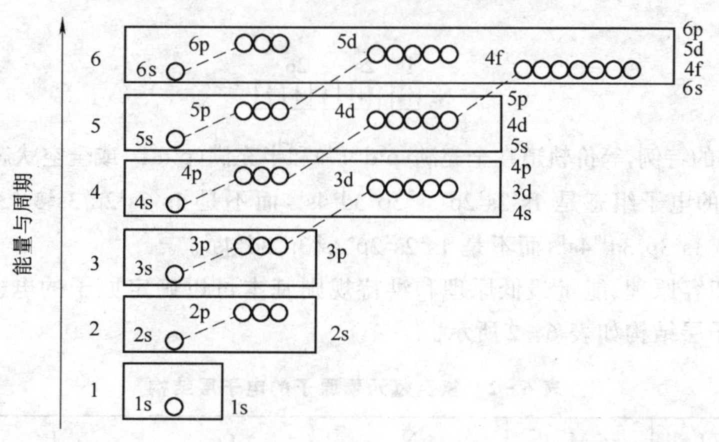

图 6－4　基态多电子原子的原子轨道近似能级图

从近似能级图中可以看出：

当角量子数 l 相同时，主量子数 n 越大，原子轨道能量越高。例如，$E(1s)<E(2s)<E(3s)<E(4s)$。当 n 相同时，l 越大，轨道能量越高。例如，$E(4s)<E(4p)<E(4d)<E(4f)$。同一亚层(n 和 l 都相同)的轨道能量相同。例如，$E(2p_z)=E(2p_y)=E(2p_x)$。当 n、l 都不同时，n 较大的轨道能量可能低于 n 较小的轨道能量，这种现象叫做能级交错。例如，$E(4s)<E(3d)$，$E(6s)<E(4f)$。

我国化学家徐光宪根据光谱实验数据，对基态多电子原子轨道的能级高低提出一种定量的依据，即$(n+0.7\,l)$值愈大，轨道能量愈高，$(n+0.7\,l)$值整数部分相同的能级为同一能级组，据此，原子能级由低到高依次为：1s，(2s，2p)，(3s，3p)，(4s，3d，4p)，(5s，4d，5p)，(6s，4f，5d，6p)，……括号内表示同一能级组。此顺序与鲍林电子填充的顺序吻合。

二、原子核外电子的排布

电子在原子核外排布时遵守泡利(Pauli)不相容原理、能量最低原理和洪特(Hund)规则。

(一) 泡利不相容原理

1925 年，奥地利物理学家泡利提出，在同一个原子中，不可能有四个量子数完全相同的电子。据前面所述的 n、l、m、m_s 四个量子数的限制，可知一个原子轨道最多只能容纳 2 个自旋方向相反的电子。

（二）能量最低原理

在不违背泡利不相容原理的前提下，基态多电子原子核外电子总是尽先排布在能量最低的原子轨道上，然后按图 6-4 所示的能级次序依次排布在能量较高的轨道，以使整个原子能量最低，这就是能量最低原理。

例如，氢原子和氦原子的电子组态分别是 $1s^1$ 和 $1s^2$，1s 的上角标 1 和 2 表示在 1s 轨道上有 1 个或 2 个电子。19 号 K 的电子组态是 $1s^2 2s^2 2p^6 3s^2 3p^6 4s^1$。

（三）洪特规则

德国物理学家洪特据光谱试验指出：电子在等价轨道（即 n 和 l 相同的轨道）上排布时，总是尽可能以自旋相同的方式分占不同的轨道。这条规则就称为洪特规则。例如，氮原子的电子组态是 $1s^2 2s^2 2p^3$，

1s 2s 2p
$_7$N [↑↓] [↑↓] [↑|↑|↑]

作为洪特规则的特例，等价轨道在全充满（$p^6 d^{10} f^{14}$）和半充满（$p^3 d^5 f^7$）或全空状态时是比较稳定的。

例如，铬原子的电子组态是 $1s^2 2s^2 2p^6 3s^2 3p^6 3d^5 4s^1$，而不是 $1s^2 2s^2 2p^6 3s^2 3p^6 3d^4 4s^2$；铜原子的电子组态是 $1s^2 2s^2 2p^6 3s^2 3p^6 3d^{10} 4s^1$，而不是 $1s^2 2s^2 2p^6 3s^2 3p^6 3d^9 4s^2$。

根据泡利不相容原理、能量最低原理和洪特规则基本可以确定原子的电子层结构。从氢到氮元素原子的电子层结构如表 6-2 所示。

表 6-2　氢至氮元素原子的电子层结构

原子序数	元素	K	L		M			N				O				P				Q			
		1	2		3			4				5				6				7			
		s	s	p	s	p	d	s	p	d	f	s	p	d	f	s	p	d	f	s	p	d	f
1	H	1																					
2	He	2																					
3	Li	2	1																				
4	Be	2	2																				
5	B	2	2	1																			
6	C	2	2	2																			
7	N	2	2	3																			
8	O	2	2	4																			
9	F	2	2	5																			
10	Ne	2	2	6																			
11	Na	2	2	6	1																		
12	Mg	2	2	6	2																		
13	Al	2	2	6	2	1																	

续表

原子序数	元素	K	L		M			N				O				P				Q			
		1	2		3			4				5				6				7			
		s	s	p	s	p	d	s	p	d	f	s	p	d	f	s	p	d	f	s	p	d	f
14	Si	2	2	6	2	2																	
15	P	2	2	6	2	3																	
16	S	2	2	6	2	4																	
17	Cl	2	2	6	2	5																	
18	Ar	2	2	6	2	6																	
19	K	2	2	6	2	6		1															
20	Ca	2	2	6	2	6		2															
21	Sc	2	2	6	2	6	1	2															
22	Ti	2	2	6	2	6	2	2															
23	V	2	2	6	2	6	3	2															
24	Cr	2	2	6	2	6	5	1															
25	Mn	2	2	6	2	6	5	2															
26	Fe	2	2	6	2	6	6	2															
27	Co	2	2	6	2	6	7	2															
28	Ni	2	2	6	2	6	8	2															
29	Cu	2	2	6	2	6	10	1															
30	Zn	2	2	6	2	6	10	2															
31	Ga	2	2	6	2	6	10	2	1														
32	Ge	2	2	6	2	6	10	2	2														
33	As	2	2	6	2	6	10	2	3														
34	Se	2	2	6	2	6	10	2	4														
35	Br	2	2	6	2	6	10	2	5														
36	Kr	2	2	6	2	6	10	2	6														

第三节 元素性质的周期性变化

元素的性质取决于元素原子的电子层结构，由于元素原子的电子层结构呈现周期变化，所以与电子层结构有关的元素性质也呈现出明显的周期性变化。

一、原子半径

由于电子的运动具有波粒二象性，因此孤立的原子是没有边界的，很难确定原子核到最外层电子的距离。通常所说的原子半径是指分子或晶体中相邻同种原子的核间距离的一半。周期系各原子半径如表 6-3 所示。

下面讨论原子半径变化的规律。

表 6-3 周期系中各元素的原子半径 r(单位:pm)

H 37																	He 32
Li 157	Be 125											B 90	C 77	N 75	O 73	F 71	Ne 69
Na 191	Mg 160											Al 140	Si 118	P 110	S 102	Cl 99	Ar 95
K 235	Ca 197	Sc 164	Ti 147	V 135	Cr 129	Mn 137	Fe 126	Co 125	Ni 125	Cu 128	Zn 137	Ga 153	Ge 122	As 122	Se 117	Br 114	Kr 110
Rb 250	Sr 215	Y 182	Zr 160	Nb 147	Mo 136	Tc 135	Ru 134	Rh 134	Pd 137	Ag 144	Cd 152	In 167	Sn 140	Sb 143	Te 135	I 133	Xe 130
Cs 272	Ba 224		Hf 159	Ta 143	W 141	Re 138	Os 135	Ir 136	Pt 139	Au 144	Hg 155	Tl 171	Pb 175	Bi 182	Po 153	At 145	Rn 145

La	Ce	Pr	Nd	Pm	Sm	Eu	Gd	Tb	Dy	Ho	Er	Tm	Yb	Lu
188	182	182	181	181	180	199	179	176	175	174	173	173	194	172

同一周期的主族元素,从左向右,原子核中每增加一个单位正电荷,最外电子层相应的增加一个电子。核电荷的增加使核对外层电子的引力增加,外层电子有向原子核靠近的趋向;而外层电子的增加又加剧了电子之间互相排斥作用,使电子有远离原子核的趋向。两者相比之下,由于电子层数不增加,核对外层电子的引力增强的因素起主导作用。因此,同一周期主族元素,从左向右随着核电荷数的增加,原子半径逐渐减小。

同一周期的副族元素,从左向右,随着核电荷的增加,新增加的电子排布在次外层的$(n-1)$d轨道上。由于次外层电子对最外层电子的排斥作用大于最外层电子间的排斥作用,增加的核电荷几乎被增加的$(n-1)$d电子抵消,使核对最外层电子的吸引力增加很少。因此,同一周期副族元素,从左向右随着核电荷数增多,原子半径略有减小。

同一主族元素,从上至下,电子层数依次增加,核电荷数也同时增大。电子层数增加将使原子半径增大,而核电荷数增加将使原子半径减小。但是电子层数的增加起主导作用,因此,同一主族元素,从上至下,原子半径依次增大。

同一副族元素的原子半径的变化趋势与主族元素相同,但原子半径增大的幅度较小。

二、元素的电负性

为了比较不同元素原子在分子中对成键电子的吸引能力,鲍林提出了电负性的概念。通常把元素的原子在分子中吸引成键电子的能力叫作元素的电负性。鲍林指定最活泼的非金属元素氟的电负性为4.0,然后通过计算得到其他元素的电负性(表6-4)。

元素的电负性越大,该元素原子吸引成键电子的能力越强,元素的非金属性就越强;元素的电负性越小,该元素原子吸引成键电子的能力越弱,元素的金属性越强。因此,电负性能综合的反映出元素原子得失电子能力的相对强弱,能全面地衡量元素的金属性和非金属性的强弱。

表 6-4 元素的电负性

H 2.18																	He
Li 0.98	Be 1.57											B 2.04	C 2.55	N 3.04	O 3.44	F 3.98	Ne
Na 0.93	Mg 1.31											Al 1.61	Si 1.90	P 2.19	S 2.58	Cl 3.16	Ar
K 0.82	Ca 1.00	Sc 1.36	Ti 1.54	V 1.63	Cr 1.66	Mn 1.55	Fe 1.80	Co 1.88	Ni 1.91	Cu 1.90	Zn 1.65	Ga 1.81	Ge 2.01	As 2.18	Se 2.55	Br 2.96	Kr
Rb 0.82	Sr 0.95	Y 1.22	Zr 1.33	Nb 1.60	Mo 2.16	Tc 1.90	Ru 2.28	Ru 2.20	Pd 2.20	Ag 1.93	Cd 1.69	In 1.73	Sn 1.96	Sb 2.05	Te 2.10	I 2.66	Xe
Cs 0.79	Ba 0.89	La 1.10	Hf 1.30	Ta 1.50	W 2.36	Re 1.90	Os 2.20	Ir 2.20	Pt 2.28	Au 2.54	Hg 2.00	Tl 2.04	Pb 2.33	Bi 2.02	Po 2.00	At 2.20	

从表 6-4 可以看出，元素的电负性呈现较明显的周期性变化。同一周期元素中，从左向右元素的电负性逐渐增大；在同一主族元素中，从上至下元素的电负性逐渐减小。副族元素的电负性变化不甚规律，总的变化趋势是同一副族元素（ⅢB 除外）从上至下元素的电负性增大。

习　题

1. 如何理解量子力学中的原子轨道？

2. 简述 4 个量子数的物理意义及其取值要求。原子轨道和能级（亚层）各由哪些量子数来确定？

3. 在下列各组量子数中，哪些是不合理的？为什么？如何改正？

（1）$n=3\quad l=0\quad m=0$　　（2）$n=4\quad l=4\quad m=-1$

（3）$n=2\quad l=0\quad m=+1$　　（4）$n=1\quad l=2\quad m=0$

4. 写出下列轨道的名称及电子云形状：

（1）$n=3\quad l=0$　　（2）$n=5\quad l=2$　　（3）$n=4\quad l=1$

5. 写出下列各组中所缺少的量子数。

（1）$n=?\quad l=2\quad m=0\quad m_s=+1/2$

（2）$n=2\quad l=?\quad m=-1\quad m_s=-1/2$

（3）$n=4\quad l=?\quad m=0\quad m_s=?$

（4）$n=3\quad l=1\quad m=?\quad m_s=+1/2$

6. 核外电子排布遵循哪些原则？

7. 在以下四种元素的基态原子电子组态中，违背了哪个原理？分别写出它们的正确电子构型。

（1）$_{13}Al$　$1s^22s^22p^63s^3$　　（2）$_6C$　$1s^22s^22p_x^22p_y^02p_z^0$

（3）$_4Be$　$1s^22p^2$　　（4）$_{24}Cr$　$1s^22s^22p^63s^23p^63d^44s^2$

8. 下列电子层结构中，哪种属于基态？哪种属于激发态？哪种是错误的？

（1）$1s^2 2p^1$　　（2）$1s^2 2s^2 2p^6 3s^2 3p^6 3d^5 4s^1$

（3）$1s^2 2s^2 2p^6 2d^1$　　（4）$1s^2 2s^2 2p^6 3d^1$

9. 下列多电子原子的轨道中，哪些是等价轨道？

2s　3s　$2p_x$　$3p_z$　$2p_y$　$4p_y$　$2p_z$

10. 用合理的量子数表示：

（1）3d 能级（亚层）　（2）$4s^1$ 电子

11. 下列各符号表示什么意思？

s　2s　$3s^1$　$4p^3$

第七章 共价键和分子间作用力

纯物质通常以分子或晶体的形式存在，它们都由原子组合而成。分子或晶体中相邻两原子或离子间强烈的相互作用力称为化学键。化学键分为离子键、共价键(包括配位键)和金属键三种基本类型。物质的性质取决于分子的性质及分子间的作用力，而分子的性质又是由分子的内部结构决定的，因此研究分子中的化学键及分子间的作用力对于了解物质的性质和变化规律具有重要意义。在三种类型的化学键中，以共价键相结合的化合物占已知化合物的90%以上，因此，本章仅讨论共价键和分子间作用力。

第一节 共 价 键

同种非金属元素的原子或电负性相近的非金属元素的原子结合成分子时，原子间不发生电子转移，而是通过共用电子对或电子云重叠的方式结合成分子。这种通过共用电子对或电子云重叠所形成的化学键称为共价键。有关共价键的理论较复杂，我们仅介绍现代价键理论和杂化轨道理论。

一、现代价键理论

(一) 现代价键理论的基本要点

共价键的价键理论最早由美国化学家路易斯(Lewis)提出，后来由海特勒(Heitler)和伦敦(London)做了进一步的完善，成功地应用于 H_2 分子结构的研究。后来鲍林(Pauling)等人又加以发展，建立了现代价键理论。现代价键理论简称 VB 理论(又称电子配对理论)，其基本要点如下：

1. 自旋相反的两个成单电子互相接近时，原子轨道发生重叠，两个原子核间电子云密度增大，使系统能量降低，可形成稳定的共价键。

2. 一个原子含有几个成单电子，就能与几个自旋方向相反的成单电子形成几个共价键。所以，一个原子所形成共价键的数目通常受成单电子数目的限制，这就是共价键的饱和性。例如，O 原子的价层电子组态为 $2s^2 2p^4$，有两个成单电子，与单电子原子 H 结合时，可形成两个 O—H 键。

3. 共价键是由成键原子的原子轨道重叠形成的，故原子轨道重叠越多，两核间电子云越密集，形成的共价键也就越稳定。因此，原子轨道的重叠要尽可能沿着电子云密度最大的方向进行，因此共价键具有方向性。

原子轨道中，除 s 轨道呈球形对称，无方向性外，p、d 轨道都有一定的空间取向。在形成共价键时，p、d 原子轨道只能在一定方向上才会产生最大限度的重叠，形成稳定的共价键。例如，在形成氯化氢分子时，氢原子的 1s 轨道与氯原子含有成单电子的 $3p_x$ 轨道只有沿着 x 轴方向接近，才能达到最大限度的重叠[图 7-1(a)]，形成稳定的共价键。而沿着其他方向，原子轨道不能重叠[图 7-1(b)]或重叠程度很小[图 7-1(c)]，因而不能成键或成键不稳定。

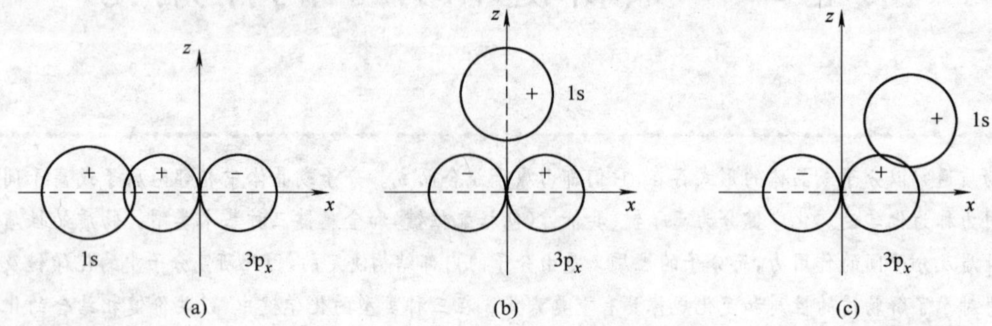

图 7-1　s 轨道和 p 轨道的三种重叠情况

(二) 共价键的类型

根据形成共价键时原子轨道重叠方式的不同，共价键可分为 σ 键和 π 键两种类型。

两个原子轨道沿键轴(两核连线)方向以“头碰头”的方式进行重叠所形成的共价键称为 σ 键[图 7-2(a)]。若键轴为 x 轴(本书采用此规定)，则 s-s、s-p_x、p_x-p_x 原子轨道的重叠均形成 σ 键。

两个原子轨道沿键轴(x 轴)方向以“肩并肩”的方式进行重叠所形成的共价键称为 π 键[图 7-2(b)]。p_y-p_y 和 p_z-p_z 原子轨道的重叠可形成 π 键。若在共价结合的两原子间只有一个键，它一定是 σ 键。如果有多个键，只可能有一个是 σ 键，其余的为 π 键。

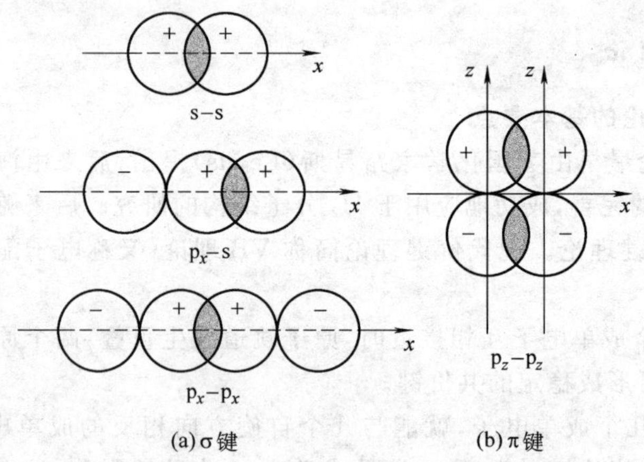

图 7-2　共价键的类型

由于 σ 键的轨道重叠程度比 π 键轨道重叠程度大，故 σ 键较 π 键牢固，不易断裂，是构成分子的骨架，而 π 键较易断裂，化学性质活泼。

二、杂化轨道理论

价键理论简明地描述了共价键的本质和特性，但用它来阐明多原子分子的空间构型时却遇到了困难。例如，它不能解释 CH_4 分子的形成及其正四面体的空间构型，即无法解释为什么分子中的4个C—H键性质的等同性。为了解释多原子分子的空间构型，1931年鲍林提出了杂化轨道理论，进一步丰富和发展了价键理论。

(一) 杂化轨道理论的基本要点

1. 在成键过程中，由于原子间的相互影响，同一原子中几个能量相近的不同类型的原子轨道(即波函数)，可以进行组合，重新分配能量和确定空间方向，组成数目相等的新的原子轨道，这种轨道重新组合的过程称为杂化，杂化后形成的新轨道称为杂化轨道。

2. 杂化轨道的角度波函数在某个方向的值比杂化前的大得多，更有利于原子轨道间最大限度地重叠，因而杂化轨道比原来轨道的成键能力强。

3. 杂化轨道之间力图在空间取最大夹角分布，使相互间的排斥能最小，故形成的键较稳定。不同类型的杂化轨道之间的夹角不同，成键后所形成的分子就具有不同的空间构型。

(二) 轨道杂化的类型

原子轨道杂化时可采用不同种类、不同数目的轨道，故形成两种典型的轨道杂化类型。一类为spd型杂化，因其主要发生在过渡金属元素中，故在配位化合物一章中作简单介绍；另一类为sp型杂化。例如，主族元素，由于其最外层的ns和np轨道的能量相近，因此通常采用ns轨道和np轨道进行杂化，即sp型杂化，本章主要讨论这一类型的杂化。在sp杂化中，又可依据参加杂化的原子轨道类型与数目分为sp、sp^2和sp^3杂化。

1. sp杂化

由1个s轨道和1个p轨道组合成2个sp杂化轨道的过程称为sp杂化，所形成的轨道称为sp杂化轨道。每个sp杂化轨道均含有1/2的s轨道成分和1/2的p轨道成分。为使相互间的排斥能最小，轨道间的夹角为180°。当2个sp杂化轨道与其他原子轨道重叠成键后，就形成构型为直线形的分子。sp杂化过程及sp杂化轨道的形状如图7-3所示。

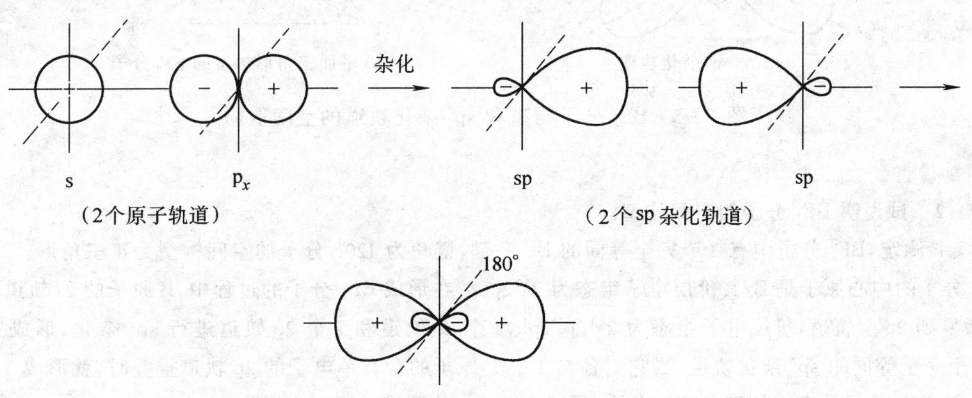

图7-3　s和p轨道组合成sp杂化轨道

例7-1　试说明$BeCl_2$分子的空间构型。

解：实验测出，$BeCl_2$分子中有2个完全等同的Be—Cl键，键角为180°，分子的空间构型为直线形。

Be原子的价层电子组态为$2s^2$。在形成$BeCl_2$分子的过程中，Be原子的1个2s电子被激发到2p空轨道，价层电子组态为$2s^1 2p_x^1$，含有单电子的2s轨道和$2p_x$轨道进行sp杂化，组成夹角为180°的2个能量相同的sp杂化轨道，当它们各与2个Cl原子中含有单电子的3p轨道重叠，就形成2个sp-p的σ键，所以$BeCl_2$分子的空

间构型为直线(图 7-4),其形成过程可表示为

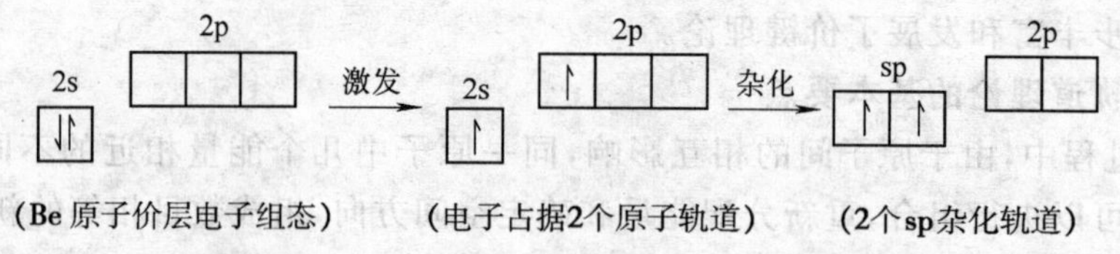

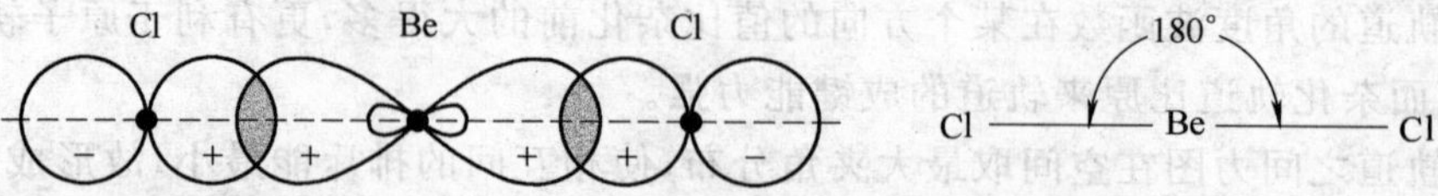

图 7-4 $BeCl_2$ 分子构型和 sp 杂化轨道的空间取向

2. sp^2 杂化

由一个 s 轨道与两个 p 轨道组合成三个 sp^2 杂化轨道的过程称为 sp^2 杂化。每个 sp^2 杂化轨道含有 1/3 的 s 轨道成分和 2/3 的 p 轨道成分,为使轨道间的排斥能最小,3 个 sp^2 杂化轨道呈正三角形分布,夹角为 120°[图 7-5(a)]。当 3 个 sp^2 杂化轨道分别与其他三个相同原子的轨道重叠成键后,就形成构型为正三角形的分子。

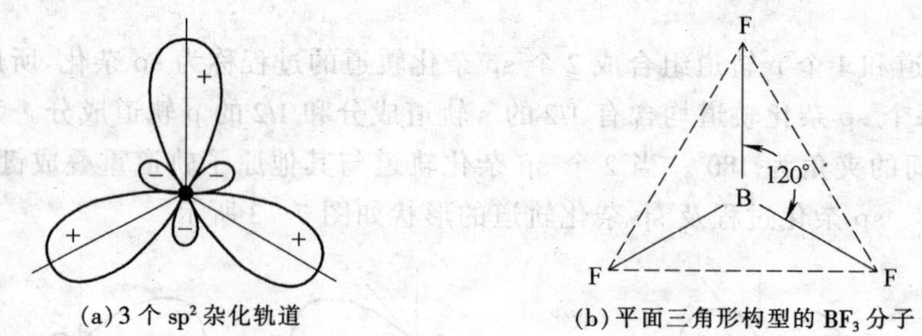

(a) 3 个 sp^2 杂化轨道　　(b) 平面三角形构型的 BF_3 分子

图 7-5 BF_3 分子构型和 sp^2 杂化轨道的空间取向

例 7-2 试说明 BF_3 分子的空间构型。

解:实验测定,BF_3 分子中有 3 个完全等同的 B—F 键,键角为 120°,分子的空间构型为正三角形。

BF_3 分子的中心原子是 B,其价层电子组态为 $2s^2 2p_x^1$。在形成 BF_3 分子的过程中,B 原子的 2s 轨道上的 1 个电子被激发到 2p 空轨道,价层电子组态为 $2s^1 2p_x^1 2p_y^1$,1 个 2s 轨道和 2 个 2p 轨道进行 sp^2 杂化,形成夹角均为 120°的三个完全等同的 sp^2 杂化轨道,当它们各与 1 个 F 原子的含有单电子的 2p 轨道重叠时,就形成 3 个 sp^2-p 的 σ 键。故 BF_3 分子的空间构型是正三角形[图 7-5(b)],其形成过程可表示为

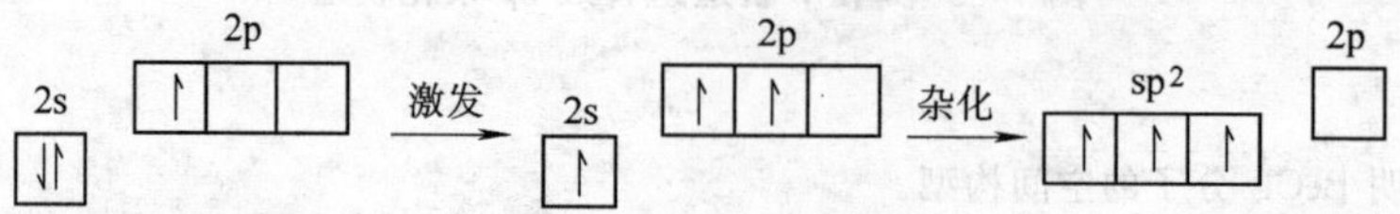

(B 原子价层电子组态) (电子占据 3 个原子轨道) (3 个 sp^2 杂化轨道)

3. sp^3 杂化

由 1 个 s 轨道和 3 个 p 轨道组合成 4 个 sp^3 杂化轨道的过程称为 sp^3 杂化。每个 sp^3 杂化轨

道含有1/4的s轨道成分和3/4的p轨道成分。为使轨道间的排斥能最小,4个分别指向正四面体顶角的sp^3杂化轨道间的夹角均为109°28′(图7-6)。当它们分别与其他4个相同原子的轨道重叠成键后,就形成正四面体构型。

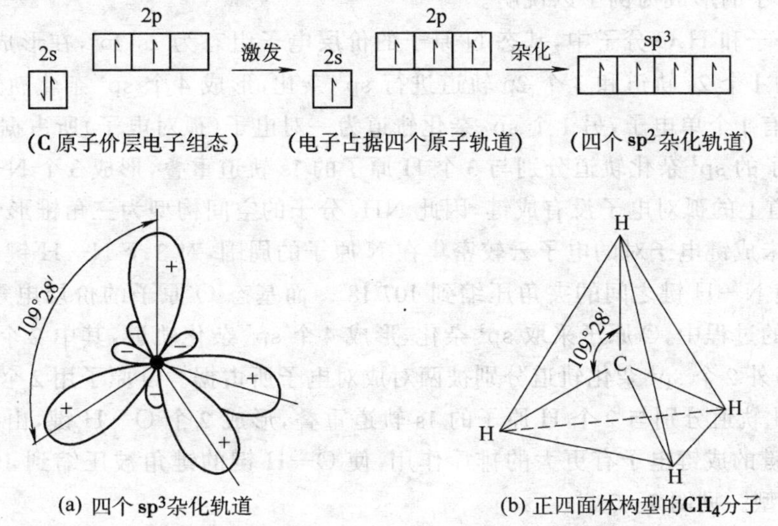

图7-6 CH_4分子构型和sp^3杂化轨道的空间取向

例7-3 试解释CH_4分子的空间构型。

解:近代实验测定表明,CH_4分子的空间构型为正四面体。CH_4分子的中心原子是C,其价层电子组态为$2s^2 2p^2$。在形成CH_4分子的过程中,C原子的2s轨道上的一个电子被激发到2p空轨道,价层电子组态为$2s^1 2p_x^1 2p_y^1 2p_z^1$,C原子的一个2s轨道和三个2p轨道进行$sp^3$杂化,形成四个$sp^3$杂化轨道[见图7-6(a)],每个杂化轨道中有一个单电子,C原子用四个sp^3杂化轨道分别与四个H原子含有单电子的1s轨道重叠形成四个sp^3-s键。由于C原子所提供的四个sp^3杂化轨道间的夹角为109°28′,所以CH_4分子的空间构型为正四面体形[图7-6(b)]。

现将上述sp型的3种杂化归纳于表7-1中。

表7-1 sp型的三种杂化轨道

杂化类型	参加杂化的原子轨道	杂化轨道数	杂化轨道间夹角	几何构型	实例
sp	1个s轨道与1个p轨道	2个sp杂化轨道	180°	直线形	$BeCl_2$
sp^2	1个s轨道与2个p轨道	3个sp^2杂化轨道	120°	正三角形	BF_3
sp^3	1个s轨道与3个p轨道	4个sp^3杂化轨道	109°28′	正四面体形	CH_4

(三)等性杂化和不等性杂化

按杂化后形成的几个杂化轨道的能量是否相同,轨道的杂化可分为等性杂化和不等性杂化。

杂化后所形成的几个杂化轨道所含原来轨道成分的比例相等,能量完全相同,这种杂化称为等性杂化。通常,若参与杂化的原子轨道都含有单电子或都是空轨道,其杂化就是等性的。如上述的3种sp型杂化，即$BeCl_2$、BF_3和CH_4分子中的中心原子分别为sp、sp^2和sp^3等性杂化。若杂化后所形成的几个杂化轨道所含原子轨道成分的比例不相等，能量不完全相同，则称为不等性杂化。通常，若参与杂化的原子轨道中，有的已被孤对电子占据，其杂化是不等性的，现以NH_3分子和H_2O分子的形成为例予以说明。

在NH_3分子和H_2O分子中，基态N原子的价层电子组态为$2s^22p^3$，在形成NH_3分子的过程中，N原子的1个2s轨道和3个2p轨道进行sp^3杂化，形成4个sp^3杂化轨道，其中3个sp^3杂化轨道中各有1个单电子，另1个sp^3杂化轨道为一对电子(孤对电子)所占据。N原子用3个各有1个单电子的sp^3杂化轨道分别与3个H原子的1s轨道重叠，形成3个N—H键，剩余的1个sp^3杂化轨道上的孤对电子没有成键，因此NH_3分子的空间构型为三角锥形(图7-7)。由于杂化轨道中的未成键电子对的电子云较密集在N原子的周围，对3个N—H键的电子云有较大的排斥作用，使N—H键之间的夹角压缩到107°18′。而基态O原子的价层电子组态为$2s^22p^4$，在形成水分子的过程中，O原子采取sp^3杂化，形成4个sp^3杂化轨道，其中2个杂化轨道各有1个成单电子，另外2个sp^3杂化轨道分别被两对成对电子所占据。O原子用2个各含有1个成单电子的sp^3杂化轨道分别与2个H原子的1s轨道重叠，形成2个O—H键，由于2对孤对电子对2个O—H键的成键电子有更大的排斥作用，使O—H键的键角被压缩到104°45′，水分子的空间构型为V型。见图7-7。

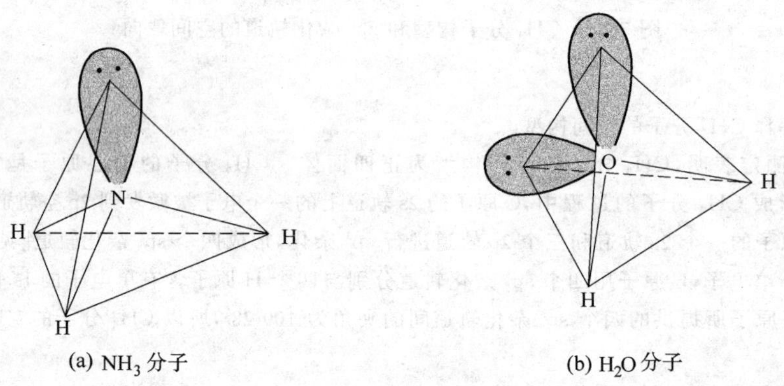

图7-7　NH_3分子和H_2O分子的结构

第二节　分子间作用力和氢键

化学键成键能量约为几十到几百 kJ · mol^{-1}。在分子间还存在一种较弱的作用力，其作用能约比化学键小一两个数量级，它最早由荷兰物理学家范德华(van der Waals)提出，故称范德华力。这种力对物质的物理性质有重要影响。

一、极性分子和非极性分子

任何分子都是由带正电荷的原子核和带负电的电子所组成，可以认为分子中存在一个正电荷重心和一个负电荷重心。根据正、负电荷重心是否重合，可以把分子分为极性分子和非极性分子。正、负电荷重心重合的分子是非极性分子；正、负电荷重心不重合的是极性分子。

对于双原子分子，分子的极性与键的极性是一致的。即由极性键形成的分子是极性分子（如HCl、HBr 和 HI 等）；由非极性键形成的分子是非极性分子（如 H_2、O_2 和 N_2 等）。

对于多原子分子，分子是否有极性，除了与键的极性有关外，还与分子的空间构型有关。若分子中的化学键全是非极性键或分子的空间构型是完全对称的，则分子正、负电荷重心重合，这样的分子为非极性分子。如果分子中有极性键，而且分子的空间构型是不对称的，则正、负电荷重心不重合，这样的分子是极性分子。如 CO_2 分子中的 C═O 键是极性键，由于分子呈直线形，两个 C—O 键的极性大小相等，方向相反，彼此抵消，整个分子就是非极性的了；而 H_2O 分子的构型不是直线形，正、负电荷重心不重合，则是极性分子。

分子的极性大小，常用偶极矩表示。偶极矩等于正、负电荷重心间的距离与正、负电荷重心所带电量的乘积。

偶极矩为“零”的分子都是非极性分子，偶极矩大于“零”的分子都是极性分子。偶极矩越大，分子的极性越大；偶极矩越小，分子的极性越小。

二、分子间作用力

物质有气态、液态和固态之分，其主要原因是分子之间的作用力不同。分子间力还决定着物质熔点、沸点、溶解度等物理性质。分子间作用力按产生的原因和特点可分为取向力、诱导力和色散力。

（一）取向力

取向力是指极性分子之间的作用力。极性分子的正、负电荷重心不相重合，分子始终存在着一个正极和一个负极，故极性分子中存在一固有偶极。当两个极性分子相互接近时，固有偶极之间发生同极相斥、异极相吸，使分子按一定取向排列，这种由固有偶极之间的取向而产生的分子间作用力称为取向力。分子的偶极矩越大，取向力也就越大。

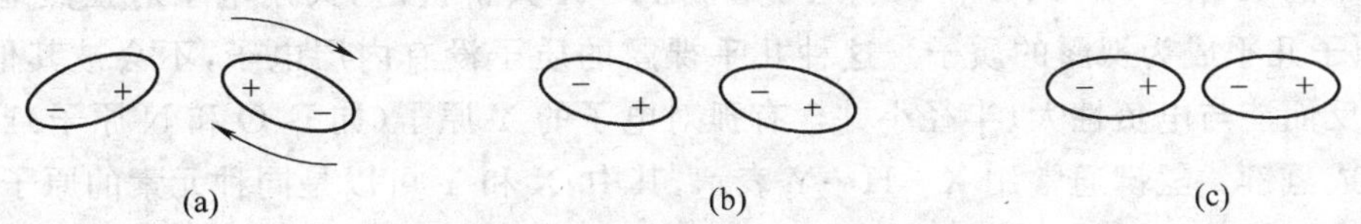

图 7-8　两个极性分子的相互作用

（二）诱导力

当极性分子与非极性分子相互接近时，在极性分子的固有偶极的影响下，非极性分子的正、负电荷重心发生相对位移，从而产生诱导偶极，在极性分子的固有偶极与非极性分子的诱导偶极之间产生静电作用。这种诱导偶极与极性分子固有偶极之间所产生的作用力称为诱导力。在极性分子相互接近时，在固有偶极的相互影响下，每个极性分子也会产生诱导偶极，因此诱导力也存在于极性分子之间。

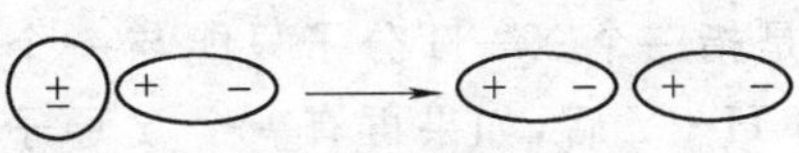

图 7-9　极性分子和非极性分子相互作用示意图

（三）色散力

非极性分子中的电子和原子核都处在不断的运动中，经常会发生正、负电荷重心之间的瞬时相对位移，从而产生瞬时偶极。由于同极相斥、异极相吸，每个瞬时偶极必然处于异极相邻状态而相互吸引。这种由瞬时偶极之间所产生的分子间作用力称为色散力。虽然瞬时偶极存在时间极短,但是这种情况不断出现,因此色散力始终存在。

由于电子与原子核的相对运动,不但在非极性分子中会产生瞬时偶极,而且在极性分子中也会产生瞬时偶极。因此,不但非极性分子之间存在色散力,而且在非极性分子与极性分子之间及极性分子与极性分子之间也存在色散力。一般说来,分子的相对分子质量越大,色散力也就越大。

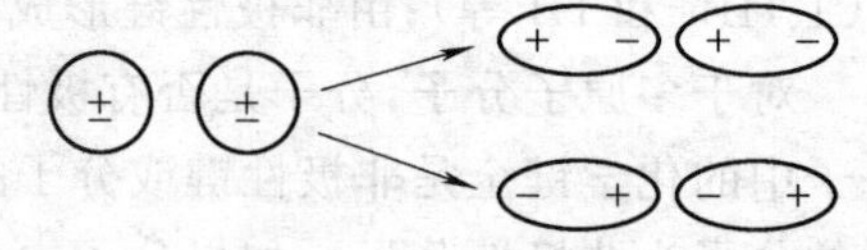

图 7-10 色散力的产生

综上所述,在非极性分子与非极性分子之间,只存在色散力;在极性分子与非极性分子之间,存在色散力和诱导力;在极性分子与极性分子之间,除诱导力和色散力外,还有取向力。对于大多数分子来说,色散力是主要的,只有极性很强的分子(如 H_2O),取向力才比较显著,而诱导力通常都很小。

分子间力是决定物质的熔点、沸点、溶解度等物理性质的主要因素。例如,卤素分子(X_2)是非极性双原子分子,分子间只存在色散力,由于色散力随相对分子质量增大而增大,故它们的熔点和沸点随相对分子质量增大而升高,见表 7-2。

表 7-2 卤素单质的熔点和沸点

物质分子	F_2	Cl_2	Br_2	I_2
熔点/K	50.2	170.8	265.4	386.8
沸点/K	83.3	239.2	331.2	457.7

三、氢键

有些分子之间,除范德华力之外,还存在一种特殊的作用力,即氢键。当氢原子与电负性很大、半径很小的 X 原子(如 F、O 和 N 原子)形成 H—X 共价键时,共用电子对强烈地偏向 X 原子,使 H 原子几乎成为裸露的质子。这种几乎裸露的质子没有内层电子,不会被其他原子的电子云排斥,反而能与电负性大、半径小并含有孤对电子的 Y 原子(如 F、O 和 N 原子)产生静电作用,从而形成氢键。氢键通常用 X—H…Y 表示,其中,X 和 Y 可以是同种元素的原子,也可以是不同种元素的原子。

氢键具有饱和性和方向性。氢键的方向性是指形成氢键时,尽可能使 X—H…Y 中的 X、H 和 Y 原子在同一直线上,这样可使 X 与 Y 之间的最远,使 X 与 Y 原子间电子斥力最小。但形成分子内氢键时,由于结构的限制,X、H 和 Y 原子往往不能在一条直线上。氢键的饱和性是指一个 X—H 分子只能与一个 Y 原子形成氢键,因为当 X—H 与一个 Y 原子形成氢键 X—H…Y 后,如果再有一个 Y 原子靠近,则这个原子受到 X—H…Y 上的 X、Y 两原子的排斥力远大于 H 原子核对它的吸引力,使 X—H…Y 上的 H 原子不可能再与第二个 Y 原子形成第二个氢键。

氢键可分为分子间氢键和分子内氢键两种类型。一个分子的 X—H 键与另一个分子中的 Y 原子所形成的氢键称为分子间氢键,水分子之间形成的氢键见图 7-11。一个分子的 X—H 键与同一分子内的 Y 原子所形成的氢键称为分子内氢键,邻硝基苯酚分子形成的分子内氢键见图 7-12。

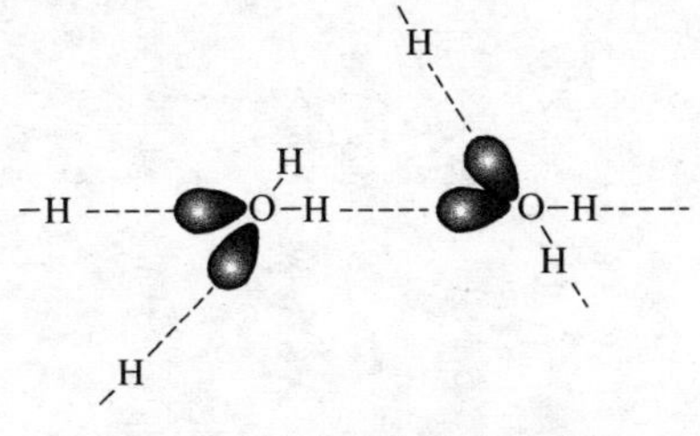

图 7-11　水分子间的氢键

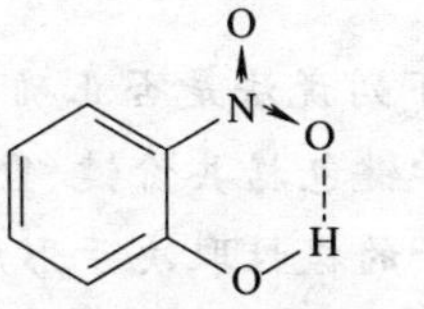

图 7-12　邻硝基苯酚的分子内氢键

氢键的形成对物质的物理性质(如熔点、沸点和溶解度等)影响很大。同类化合物中,若能形成分子间氢键,物质的熔点、沸点升高(如 NH_3、H_2O 和 HF 等),这是因为破坏氢键需要消耗额外的能量。

如果溶质与溶剂形成分子间氢键,就会使溶质的溶解度增加。苯胺和苯酚在水中的溶解度比在硝基苯中大,就是这个缘故。若溶质形成分子内氢键,则在极性溶剂中的溶解度减小,而在非极性溶剂中的溶解度增大。例如,邻硝基苯酚可形成分子内氢键,而对硝基苯酚只能与水分子形成分子间氢键,因此邻硝基苯酚比对硝基苯酚在水中的溶解度小,而在苯中,两种物质的溶解度则相反。

氢键在生命过程中起重要作用。生物大分子(如蛋白质和核酸)中,均有分子内氢键存在,分子内氢键的存在,使分子能按照某种特定方式联系起来而具有一定的空间构型和生物活性;一旦氢键被破坏,分子的空间构型发生变化,生物活性就会丧失。如人体蛋白质之所以具有多种功能,其中的氢键意义重大。蛋白质分子中(O)N—H⋯O(N)等氢键的生成,使蛋白质中某些构型得以稳定,且可使其具有不同的生理功能,若其中的氢键遭到破坏,便会使其结构发生改变,从而改变甚至丧失其原有的生物活性。

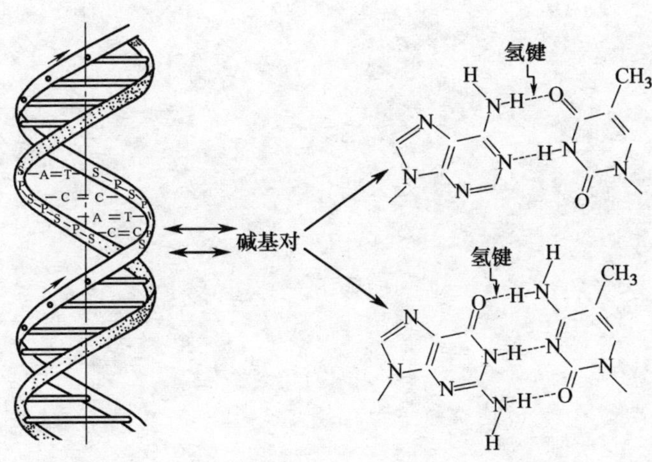

图 7-13　DNA 双螺旋结构及碱基配对形成氢键

习　　题

1. 判断下列说法是否正确。

(1) 化学键包括共价键、氢键和离子键；

(2) 分子的极性取决于形成分子的共价键的极性；

(3) 所有的氢化物中均存在氢键。

2. 怎样理解共价键的方向性和饱和性？

3. 比较 sp、sp^2 和 sp^3 杂化轨道中参与杂化的原子轨道类型、数目及杂化后形成杂化轨道的空间构型。

4. 指出下列化合物的中心原子可能采取的杂化类型，并预测分子的空间构型及分子的极性。

(1) BeH_2　　(2) PCl_3　　(3) BBr_3

5. 说明下列分子之间存在着什么形式的作用力（取向力、诱导力、色散力或氢键）。

(1) NH_3　　(2) $H_2S(g)$　　(3) He 和水

(4) 液溴和四氯化碳　　(5) 甲醇和水　　(6) BF_3

6. 下列化合物中是否存在氢键？若存在氢键，是属于分子间氢键，还是属于分子内氢键？

(1) NH_3　　(2) 乙醇和水

(3) 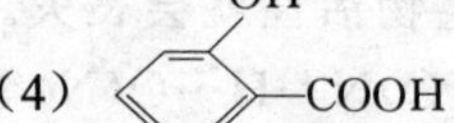

　　(4) OH COOH

7. 下列分子中，哪些是极性分子？哪些是非极性分子？

(1) CCl_4　　(2) $CHCl_3$　　(3) BCl_3　　(4) NCl_3

第八章 配位化合物

配位化合物简称配合物，是组成复杂，应用广泛，为数众多的一类化合物，如我们血液中的血红素，牛仔服的蓝色染料，叶绿素，维生素 B_{12} 和一些用于合成工业中的催化剂都是我们所知的配位化合物。配位化合物与医学的关系也非常密切，人体的生理和病理过程许多都涉及配位化合物的作用。许多药物本身就是配位化合物或者靠在体内形成配合物才能发生药效。此外，在生化检验、环境监测、药物分析等方面，配合物的应用也很广泛。

第一节 配位化合物的基本概念

一、配位化合物的定义

配位化合物是一类由简单离子或中性分子与金属离子或原子相结合的复杂化合物，例如，$[Ag(NH_3)_2]^+$、$[Cu(NH_3)_4]^{2+}$、$[Fe(CN)_6]^{3-}$ 等是一些简单配位物，它们既不同于 HCl、H_2O、NH_3，$CuSO_4$ 等简单化合物，也不同于明矾 $[KAl(SO_4)_2 \cdot 12H_2O]$、光卤石（$KMgCl_3 \cdot 6H_2O$）等复盐。

在简单化合物中，原子间是由共价键或离子键相结合。配合物却不然，例如，向 $CuSO_4$ 溶液中逐滴加入氨水，边加边摇，开始有淡蓝色的 $Cu(OH)_2$ 沉淀生成，继续加入氨水时，沉淀逐渐消失，最终得到深蓝色透明溶液。若在上述深蓝色溶液中加入适量乙醇，便可析出深蓝色的晶体，反应式如下：

$$CuSO_4 + 4NH_3 = [Cu(NH_3)_4]SO_4$$

经典的价键理论无法解释化合价已经饱和的 NH_3 和 $CuSO_4$ 为什么还能彼此结合。

复盐在水溶液中全部离解成简单离子，例如，$KMgCl_3 \cdot 6H_2O$ 离解成 K^+、Mg^{2+} 和 Cl^- 等。配合物则不然，如在 $[Cu(NH_3)_4]SO_4$ 水溶液中加入少量 NaOH 溶液，既无淡蓝色的 $Cu(OH)_2$ 沉淀生成，也无明显的氨臭，只在加入 $BaCl_2$ 溶液时有白色 $BaSO_4$ 沉淀生成。这表明，$[Cu(NH_3)_4]SO_4$ 溶液中有 SO_4^{2-}，却没有 Cu^{2+} 和 NH_3 分子。也就是说，在此溶液中除了 SO_4^{2-} 外，还存在着由 Cu^{2+} 和 NH_3 分子结合而成的稳定的 $[Cu(NH_3)_4]^{2+}$ 复杂离子，即

$$[Cu(NH_3)_4]SO_4 = [Cu(NH_3)_4]^{2+} + SO_4^{2-}$$

我们把由简单金属离子或原子与一定数目的中性分子或阴离子按一定的组成和空间构型所形成的复杂离子叫作配离子，如 $[Cu(NH_3)_4]^{2+}$、$[Fe(CN)_6]^{3-}$ 等。若形成的不是复杂离子而是复杂分子，这类分子叫作配位分子，如 $[Pt(NH_3)_2Cl_2]$、$[Ni(CO)_4]$ 等。含有配离子的化合物以及中性配位分子统称为配合物，习惯上把配离子也称为配合物。

二、配位化合物的组成

配位化合物在组成上一般包括内界和外界两部分。由中心原子和配体组成的配离子称为配合物的内界，写在化学式的方括号内；与配离子带相反电荷的离子称为外界，写在方括号外。配位分子没有外界，现以$[Cu(NH_3)_4]SO_4$为例将其组成表示如下：

$$\underbrace{\underbrace{[\underset{\text{中心原子}}{Cu}\quad \underset{\text{配体}}{(NH_3)_4}]^{2+}}_{\text{内界}}\quad \underset{\text{外界}}{SO_4^{2-}}}_{\text{配合物}}$$

(一) 中心原子

中心原子是配合物的核心部分，它位于配离子的中心。绝大多数的中心原子是金属离子，特别是过渡金属离子。如$[PtCl_6]^{2-}$、$[Co(NH_3)_6]^{3+}$等中的Pt^{4+}、Co^{3+}。也有金属原子作中心原子的，如$[Fe(CO)_5]$、$[Cr(CO)_6]$等中的Fe、Cr。

(二) 配体

在配合物中，与中心原子以配位键相结合的离子或分子称为配体，配体中能够提供孤对电子并直接与中心原子相连的原子叫配位原子，例如，$[Cu(NH_3)_4]^{2+}$中的NH_3分子是配体，而NH_3中的N原子则是配位原子。常见的配位原子多是电负性较大的非金属元素的原子，如C、P、S、O和卤素离子等。

配体可分为单齿配体和多齿配体两类，1个配体中只含有1个配位原子的配体叫做单齿配体，如X^-、CN^-、NO_2^-、CO、H_2O和NH_3等。1个配体中有2个或2个以上的配位原子同时与中心原子以配位键结合，这种配体叫做多齿配体，如$NH_2—CH_2—CH_2—NH_2$（乙二胺简写为en）、HOOC—COOH等。

(三) 配位数

直接与中心原子结合的配位原子总数叫作中心原子的配位数。若配体是单齿的，则内界中配体的数目就是该中心原子的配位数，如$[Ag(NH_3)_2]^+$配离子中，Ag^+的配位数是2；在$[Co(H_2O)(NH_3)_5]^{3+}$配离子中，Co^{3+}的配位数是6。如果配体是多齿的，则配体的数目就不等于该中心原子的配位数，如$[Cu(en)_2]^{2+}$配离子，中心原子Cu^{2+}的配位数不是2，而是4。因为乙二胺是多齿配体，两个乙二胺含有4个配位原子。

中心原子的配位数的多少，即与中心原子的电荷数、半径以及核外电子的排布有关，也与配体的体积和电荷数有关。此外温度、配体的浓度也对配位数有一定的影响。在配合物中，中心原子的配位数以2、4、6较为常见。现将常见的金属离子的配位数列于表8-1中。

表8-1 常见金属离子的配位数

配位数	金属离子	实例
2	Ag^+、Cu^+、Au^+	$[Ag(NH_3)_2]^+$、$[Cu(CN)_2]^-$
4	Pt^{2+}、Cu^{2+}、Zn^{2+} Hg^{2+}、Ni^{2+}、Pb^{2+}	$[Cu(NH_3)_4]^{2+}$、$[Zn(CN)_4]^{2-}$ $[Pt(NH_3)_2Cl_2]$
6	Fe^{3+}、Fe^{2+}、Co^{3+}、Co^{2+} Pt^{4+}、Ni^{2+}、Cr^{3+}、Al^{3+}	$[PtCl_6]^{2-}$、$[Cr(NH_3)_4Cl_2]^+$ $[Fe(CN)_6]^{4-}$、$[Fe(CN)_6]^{3-}$

（四）配离子的电荷

配离子的电荷数等于中心原子和配体总电荷数的代数和。知道了中心原子的电荷数（或氧化值）及配位数，就可以推算出配离子的电荷数和配合物的化学式。如$[Zn(CN)_4]^{2-}$的电荷数是：$(+2)+(-1)\times 4=-2$；$[Pt(NH_3)_2Cl_2]$的电荷数是：$(+2)+0\times 2+(-1)\times 2=0$。同样，根据配合物或配离子的化学式，也可推算出中心原子的电荷数（或氧化值）。如$[Fe(CN)_6]^{3-}$中铁的氧化值是：$(-3)-(-1)\times 6=+3$，$[Cu(NH_3)_4]^{2+}$中铜的氧化值是：$(+2)-(0)\times 4=+2$。

三、配位化合物的命名

配位化合物的命名服从一般无机化合物的命名原则，即负离子名称在前，正离子名称在后。命名时，负离子为简单离子时称“某化某”，负离子为复杂离子时称“某酸某”。若外界为氢离子时称“某酸”，而外界为氢氧根时称“氢氧化某”等。

内界命名时，配体在前，中心原子在后，中间用介词“合”连接，相同配体的个数用数字二、三、四……表示，不同配体之间以中圆点“·”分开。中心原子后以加括号的罗马数字（Ⅱ）（Ⅲ）等表示其氧化值。即配体数—配体名称—“合”—中心原子名称（氧化值）。

当配体有多种时，一般先无机配体，后有机配体（复杂配体写在括号内）；先负离子，后中性分子。若配体均为阴离子或均为中性分子时，按配位原子元素符号的英文字母顺序排列。

命名实例

$[Cu(NH_3)_4]SO_4$	硫酸四氨合铜（Ⅱ）
$[Ag(NH_3)_2]Cl$	氯化二氨合银（Ⅰ）
$[Ag(CN)_2]^-$	二氰合银（Ⅰ）配离子
$[Cu(en)_2](OH)_2$	氢氧化二（乙二胺）合铜（Ⅱ）
$K_4[Fe(CN)_6]$	六氰合铁（Ⅱ）酸钾
$H_2[PtCl_6]$	六氯合铂（Ⅳ）酸
$[Pt(NH_3)_2Cl_2]$	二氯·二氨合铂（Ⅱ）

第二节　配位化合物的价键理论

配位化合物的任一理论都要面对如何解释配位化合物的四个重要性质（稳定性、结构、磁性和颜色）的问题。为解决这些问题，许多科学家都对配合物的结构进行了大量的研究。随着近代原子、分子结构理论的发展，目前配合物的化学键理论主要有：价键理论、晶体场理论和分子轨道理论。下面我们仅简单介绍配合物的价键理论。

在20世纪30年代，鲍林将电子配对法的共价键理论与原子轨道的杂化理论结合起来，创立了配合物的价键理论。其基本内容如下：

配离子的中心原子提供与配位数相同的空轨道，以接受配体的孤对电子，从而形成配位键。为了提高成键能力，在形成配离子时，中心原子提供的空轨道首先必须杂化，形成与配位数相同的杂化轨道，这些杂化轨道能量相同，且具有一定的方向性。因此，配离子的空间构型是由于中心原子以不同类型的杂化轨道与配体在一定方向上成键的结果。当中心原子轨道杂化时，若有次外层 d 轨道参加，则形成内轨型配合物；若均为最外层轨道参加杂化，则形成外轨型配合物。

由于最外层 d 轨道的能量比次外层 d 轨道的能量高,所以同一中心原子的外轨型配合物一般不如相应的内轨型配合物稳定。

现举例说明如下:

在配位数为 6 的配合物$[Co(NH_3)_6]^{3+}$中,中心原子的杂化轨道接受了 6 个配体的 6 对电子。正如我们在上一章所讨论的轨道杂化。中心原子的六个相同杂化轨道是由 2 个 d 轨道,1 个 s 轨道和 3 个 p 轨道杂化而成,形成 6 个 d^2sp^3 杂化轨道,其具体步骤为

基态钴原子的电子构型为 $1s^22s^22p^63s^23p^63d^74s^2$ 考虑到 Hund 规则,其价电子层结构为

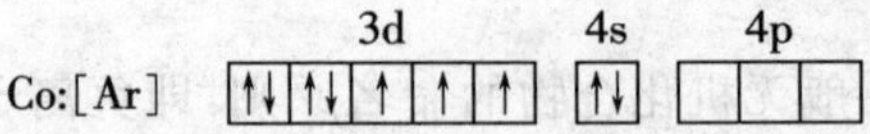

3d 4s 4p

Co:[Ar] ↑↓ ↑↓ ↑ ↑ ↑ | ↑↓ | □ □ □

当钴原子从 s 轨道上失去 2 个电子,从 d 轨道上失去 1 个电子,形成 Co^{3+} 离子时,其价电子层结构为

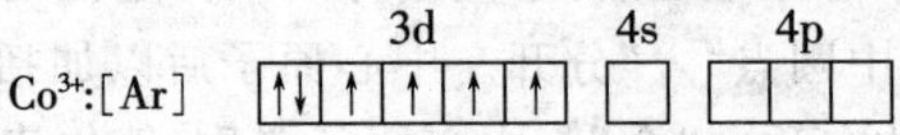

3d 4s 4p

Co^{3+}:[Ar] ↑↓ ↑ ↑ ↑ ↑ | □ | □ □ □

在配离子中,当配位键形成时,中心原子与配体间共用 6 对电子,由于形成的配离子不含有单电子,所以我们可推论,在配体接近中心原子时 Co^{3+} 离子 3d 轨道上的 4 个成单电子被挤到 2 个 3d 轨道上,空出 2 个 3d 轨道与 4s 轨道和 3 个 p 轨道形成 6 个 d^2sp^3 杂化轨道,指向八面体的 6 个顶角。这样 Co^{3+} 离子就可以接受 6 个配体的 6 对孤对电子,形成八面体的$[Co(NH_3)_6]^{3+}$配离子。

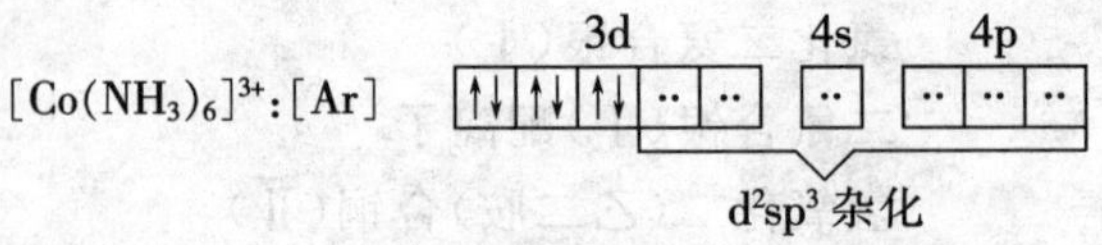

3d 4s 4p

$[Co(NH_3)_6]^{3+}$:[Ar] ↑↓ ↑↓ ↑↓ ·· ·· | ·· | ·· ·· ··

d^2sp^3 杂化

配位化合物价键理论对一些配合物的化学性质给出较满意的说明。如$[Co(CN)_6]^{4-}$较$[Co(NH_3)_6]^{3+}$多 1 个电子,依照上述 d^2sp^3 轨道杂化的成键形式,多余的 1 个电子被激发到能量更高的 4d 轨道(或 5s)上,因而很容易指出 Co^{2+} 离子的配合物很容易被氧化为 Co^{3+} 的配合物。

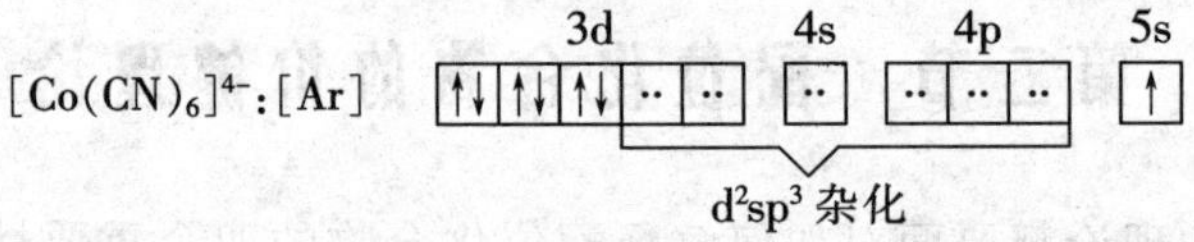

3d 4s 4p 5s

$[Co(CN)_6]^{4-}$:[Ar] ↑↓ ↑↓ ↑↓ ·· ·· | ·· | ·· ·· ·· | ↑

d^2sp^3 杂化

另有一些配位数为 6 的配合物,其空间构型也是正 8 面体,但其采用的杂化轨道的形式与上述的 d^2sp^3 有所不同。例如,$[FeF_6]^{3-}$配离子,由于配体 F^- 离子对中心离子的影响较弱,中心原子的电子构型与 Fe^{3+} 离子的电子构型无任何改变,在形成$[FeF_6]^{3-}$配离子时,Fe^{3+} 离子最外层的 *n*s、*n*p 和 *n*d 轨道形成了 6 个等价的 sp^3d^2 杂化轨道,接受 6 个 F^- 离子提供的 6 对孤对电子形成了 6 个配位键。

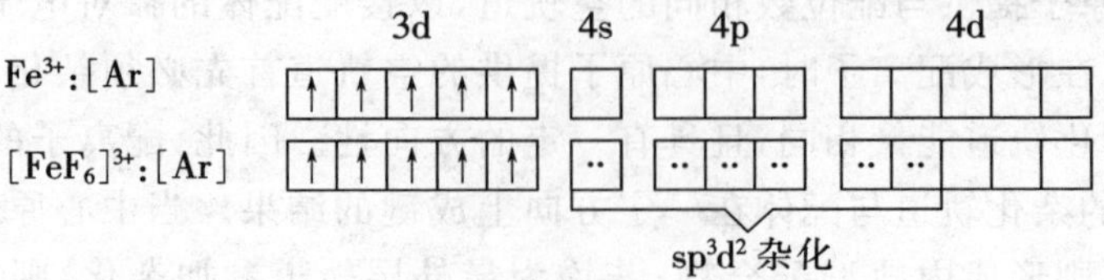

采用 sp^3d^2 杂化轨道的配合物，由于均为外层轨道参与杂化，属于外轨型配合物，其稳定性不如相应的内轨型配合物。

配体配位能力由强至弱的顺序如下：

CN^- ＞ NO_2^-（硝基）＞ en ＞ NH_3 ＞ EDTA ＞ H_2O ＞ $C_2O_4^{2-}$ ＞ NO_2^-（亚硝酸根）OH^- ＞ F^- ＞ Cl^- ＞ Br^- ＞ I^-

用价键理论可以解释许多配合物的形成和空间结构，还能部分说明它们稳定性。常见配合物的杂化轨道及空间构型见表 8－2。

表 8－2　某些配合物的杂化轨道和空间构型

配位数	杂化轨道	空间构造	实　例
2	sp	直线	$[Ag(NH_4)_2]^+$　4d　5s　5p　sp
4	sp^3	正四面体	$[Zn(NH_3)_4]^{2+}$　3d　4s　4p　sp^3
4	dsp^2	平面正方形	$[Ni(CN)_4]^{2-}$　3d　4s　4p　dsp^2
6	d^2sp^3	正八面体	$[Fe(CN)_6]^{3-}$　3d　4s　4p　d^2sp^3
	sp^3d^2	同上	$[FeF_6]^{3-}$　sp^3d^2

第三节　配位平衡

一、配位平衡常数

在有 AgCl 沉淀生成的溶液中加入过量氨水可看到 AgCl 沉淀的溶解，其过程可用反应方程式表示为

$$Ag^+ + 2NH_3 \rightleftharpoons [Ag(NH_3)_2]^+$$

这个反应称为配位反应。

相反如在上述溶液中加入 KI 溶液时，我们又会看到有黄色的 AgI 沉淀生成，这又说明溶液中还存在着 Ag^+，也就是说 $[Ag(NH_3)_2]^+$ 配离子在形成的同时，还存在着其解离的过程

$$[Ag(NH_3)_2]^+ \rightleftharpoons Ag^+ + 2NH_3$$

这个反应称为解离反应。

当两种反应速度相等时，就达到平衡状态，这种平衡叫做配位平衡。

$$Ag^{+}+2NH_3 \rightleftharpoons [Ag(NH_3)_2]^{+}$$

根据化学平衡原理，可得其平衡常数式

$$K_s=\frac{[Ag(NH_3)_2]^{+}}{[Ag^{+}][NH_3]^2}$$

式中 K_s 被称做稳定常数，其值越大，表明在溶液中由此类组分生成的配合物的稳定性越大。一般配合物的 K_s 均很大，为方便起见，常用 $\lg K_s$ 表示，常见配离子的稳定常数见表 8-3。

表 8-3　一些常见配离子的稳定常数

配离子	$K_稳$	$\lg K_稳$	配离子	$K_稳$	$\lg K_稳$
$[Ag(NH_3)_2]^{+}$	1.1×10^{7}	7.05	$[Cu(NH_3)_4]^{2+}$	4.8×10^{12}	12.68
$[Ag(SCN)_2]^{-}$	4.0×10^{9}	8.6	$[HgCl_4]^{2-}$	1.2×10^{15}	15.1
$[Cu(NH_3)_2]^{+}$	7.4×10^{10}	10.87	$[Ni(CN)_4]^{2-}$	2.0×10^{31}	31.3
$[Ag(CN)_2]^{-}$	1.0×10^{21}	21.0	$[Cu(CN)_4]^{3-}$	2.0×10^{30}	30.3
$[Cu(CN)_2]^{-}$	1.0×10^{24}	24.0	$[HgI_4]^{2-}$	6.8×10^{29}	29.83
$[Au(CN)_2]^{-}$	2.0×10^{38}	38.3	$[Hg(CN)_4]^{2-}$	1.0×10^{41}	41.0
$[Al(C_2O_4)_3]^{3-}$	2.0×10^{16}	16.3	$[Co(NH_3)_6]^{2+}$	1.3×10^{5}	5.11
$[Fe(C_2O_4)_3]^{3-}$	1.6×10^{20}	20.2	$[Cd(NH_3)_6]^{2+}$	1.4×10^{5}	5.15
$[CdCl_4]^{2-}$	3.1×10^{2}	2.49	$[Ni(NH_3)_6]^{2+}$	5.5×10^{8}	8.74
$[Cd(SCN)_4]^{2-}$	3.8×10^{2}	2.58	$[AlF_6]^{3-}$	6.9×10^{19}	19.84
$[Fe(SCN)_3]$	2.0×10^{3}	3.30	$[Fe(CN)_6]^{4-}$	1.0×10^{35}	35.0
$[CdI_4]^{2-}$	3.0×10^{5}	5.41	$[Co(NH_3)_6]^{3+}$	1.4×10^{35}	35.15
$[Cd(NH_3)_4]^{2+}$	1.0×10^{7}	7.0	$[Fe(CN)_6]^{3-}$	1.0×10^{42}	42.0
$[Zn(NH_3)_4]^{2+}$	2.9×10^{9}	9.46	$[FeF_6]^{3-}$	1.0×10^{16}	16.0

二、配位平衡的移动

配位平衡与其他平衡一样，当平衡条件改变，平衡就会发生移动。

（一）溶液 pH 的影响

从酸碱质子理论的角度来看，很多配体都是碱，可以接受质子生成共轭酸，从而使配位平衡发生移动。如

$$\begin{array}{c} Ag^{+}+2NH_3 \rightleftharpoons [Ag(NH_3)_2]^{+} \\ + \\ 2H^{+} \\ \Updownarrow \\ 2NH_4^{+} \end{array}$$

平衡移动方向 ↓

（二）沉淀平衡的影响

如本节开头所举实例，在 $[Ag(NH_3)_2]^{+}$ 溶液中加入 KI 溶液时，由于能够生成另一种更稳定

的化合物 AgI,使 Ag^+ 的浓度降低,也会促使$[Ag(NH_3)_2]^+$配离子解离:

$$\begin{array}{l} Ag^+ + 2NH_3 \rightleftharpoons [Ag(NH_3)_2]^+ \\ + \\ I^- \\ \Updownarrow \\ AgI\downarrow \end{array}$$

平衡移动方向

(三)与氧化还原平衡的关系

配位平衡和氧化还原平衡都可以改变溶液中金属离子的浓度,从而使溶液中原有的平衡发生移动。例如,Fe^{3+} 可以氧化 I^-:

$$Fe^{3+} + 2I^- \rightleftharpoons 2Fe^{2+} + I_2$$

若在溶液中加入 F^-,生成较稳定的$[FeF_6]^{3-}$配离子,使溶液中 Fe^{3+} 的浓度降低,导致 Fe^{3+}/Fe^{2+} 的电极电位降低,从而使反应方向发生改变。

$$\begin{array}{l} Fe^{3+} + I^- \rightleftharpoons Fe^{2+} + \frac{1}{2}I_2 \\ + \\ 6F^- \\ \Updownarrow \\ [FeF_6]^{3-} \end{array}$$

平衡移动方向

同样,氧化还原平衡也可以转变配位平衡的方向。例如,I^- 可使$[FeCl_4]^-$配离子中的 Fe^{3+} 还原为 Fe^{2+},使原有的配位平衡发生移动。

$$\begin{array}{l} [FeCl_4]^- \rightleftharpoons Fe^{3+} + 4Cl^- \\ \qquad\qquad\quad + \\ \qquad\qquad\quad I^- \\ \qquad\qquad\quad \Updownarrow \\ \qquad\qquad\quad Fe^{2+} + \frac{1}{2}I_2 \end{array}$$

平衡移动方向

三、稳定常数的应用

上面列举了一些配位平衡的影响因素,所有这些都涉及配位化合物的稳定性即稳定常数的大小问题。下面举例利用稳定常数进行计算来验证配位平衡移动的情况。

例 8-1 计算在 298.15 K 时,向 50.0 mL 0.10 mol·L^{-1} $AgNO_3$ 溶液中加入 1 mol·L^{-1}氨水溶液 50.0 mL,求平衡时溶液中 Ag^+、$[Ag(NH_3)_2]^+$、NH_3 的浓度各为多少?

解:溶液中的平衡反应为:

$$Ag^+ + 2NH_3 \rightleftharpoons [Ag(NH_3)_2]^+$$

平衡浓度 $\quad x \quad \frac{1-0.1\times 2}{2}+2x \quad \frac{0.10}{2}-x$

因 x 值很小,故 $\frac{1-0.1\times 2}{2}+2x \approx \frac{1-0.1\times 2}{2}$

$$\frac{0.10}{2}-x \approx \frac{0.10}{2}$$

反应的平衡常数为:

$$K_s=\frac{[Ag(NH_3)_2]^+}{[Ag^+][NH_3]^2}=\frac{0.05}{x(0.40)^2}=1.1\times10^7$$

解得　$[Ag^+]=x=2.8\times10^{-8}\ mol\cdot L^{-1}$

$[Ag(NH_3)_2]^+=0.05\ mol\cdot L^{-1}$

$[NH_3]=0.40\ mol\cdot L^{-1}$

第四节　螯　合　物

一、螯合物与螯合剂

螯合物是由中心原子和多齿配体所形成的环状结构的配合物。例如，乙二胺与 Cu^{2+} 离子就可以形成含有两个五元环的螯合物：

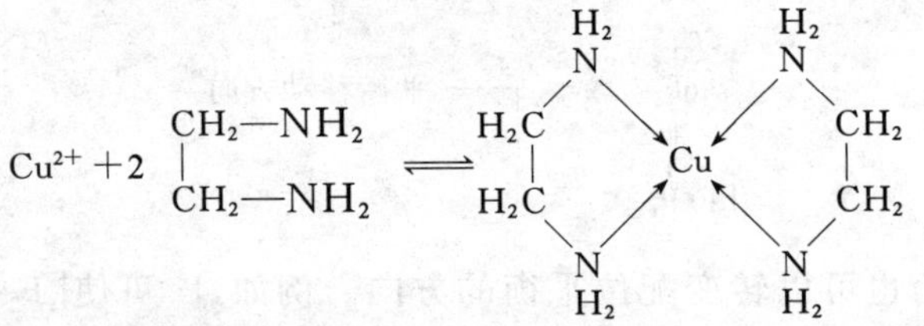

$$Cu^{2+}+2\begin{array}{l}CH_2—NH_2\\|\\CH_2—NH_2\end{array}\rightleftharpoons\left[\begin{array}{c}H_2C\overset{H_2}{N}\rightarrow Cu\leftarrow\overset{H_2}{N}CH_2\\|\qquad\qquad\qquad|\\H_2C\underset{H_2}{N}\rightarrow\quad\leftarrow\underset{H_2}{N}CH_2\end{array}\right]$$

由于螯合物具有稳定的环状结构，因此它比配位数相同的简单配合物要稳定得多，而且螯合环越多，螯合物就越稳定。这种由于螯合环的形成，使螯合物具有特殊稳定性的作用称为螯合效应。

能形成螯合物的多齿配体叫螯合剂（如乙二胺）。它们通常是含有 N、O、S 和 P 等配位原子的有机化合物，一般具有下列结构特点：

（1）一个配体必须含有两个或两个以上的配位原子。

（2）两个配位原子之间必须相隔二个或三个其他原子，以形成稳定的五元环或六元环。

目前，最常使用的螯合剂是氨羧螯合剂，其分子中含有氨基和羧基，而氨基中的氮原子和羧基中的氧原子则为配位原子。其中最重要的氨羧螯合剂是乙二胺四乙酸（EDTA）及其二钠盐，它们可分别用 H_4Y 或 Na_2H_2Y 表示，其结构式为

$$H_4Y:\quad\begin{array}{l}HOOC—H_2C\\\qquad\qquad\diagdown\\\qquad\qquad N—CH_2—CH_2—N\\\qquad\qquad\diagup\\HOOC—H_2C\end{array}\begin{array}{l}CH_2—COOH\\\diagup\\\\\diagdown\\CH_2—COOH\end{array}$$

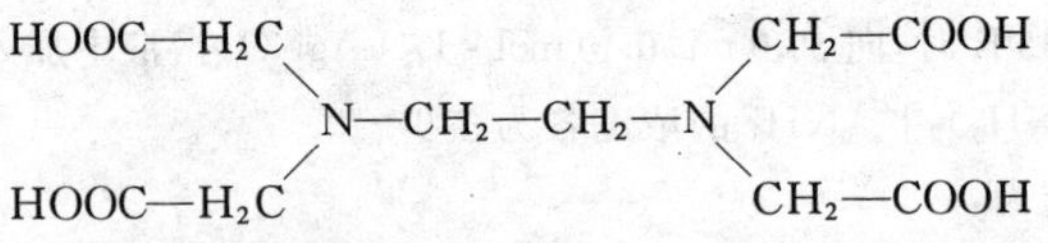

$$Na_2H_2Y:\quad\begin{array}{l}NaOOC—H_2C\\\qquad\qquad\diagdown\\\qquad\qquad N—CH_2—CH_2—N\\\qquad\qquad\diagup\\HOOC—H_2C\end{array}\begin{array}{l}CH_2—COOH\\\diagup\\\\\diagdown\\CH_2—COONa\end{array}$$

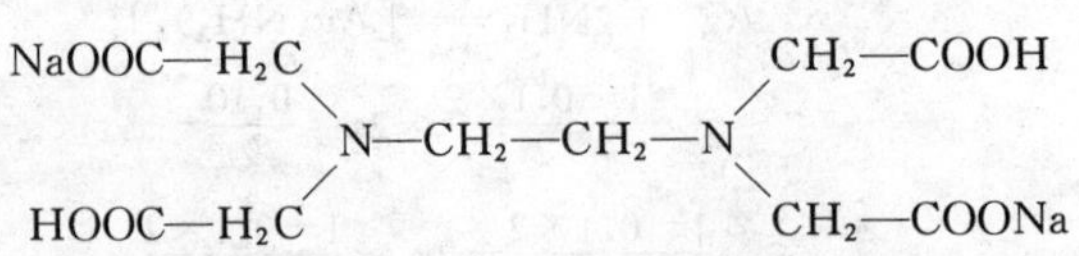

EDTA 含有六个配位原子，它可与绝大多数金属离子形成稳定的、易溶于水的螯合物。它与 Ca^{2+} 离子形成的螯合物 CaY^{2-} 的立体结构如图 8－1 所示。

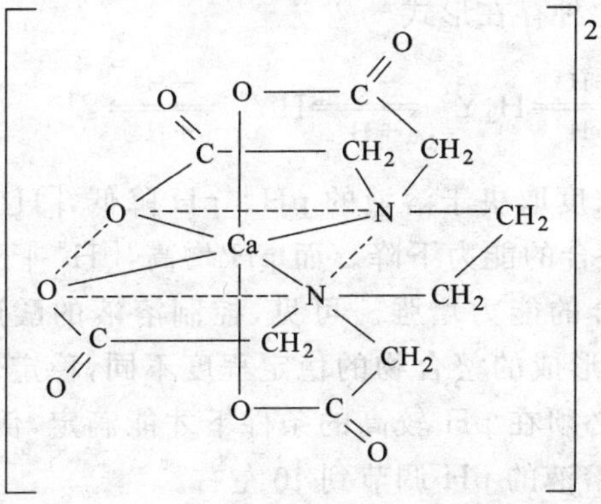

图 8-1　CaY^{2-}的空间结构

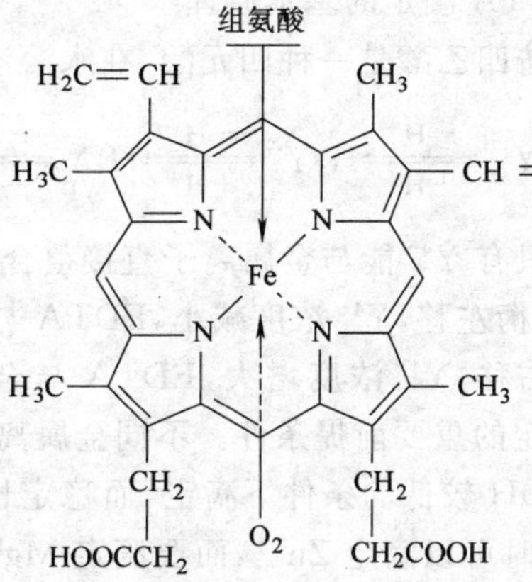

图 8-2　血红素的结构

二、螯合物的应用

（一）螯合物在生物、医学等方面的应用

在生物体中，和呼吸作用有密切关系的血红素是铁的螯合物（图 8-2），执行植物光合作用的叶绿素是镁的螯合物，对人体有重要作用的维生素 B_{12}是钴的螯合物。生物体中还有一类比一般催化剂效能高千百倍、甚至十亿倍的生物催化剂——酶，许多酶分子含有金属元素，是一类复杂的金属配合物。

在医药上，螯合物的应用相当广泛，例如，肾上腺素、维生素 C 等药物，当有微量金属离子存在时容易变质，常用氨羧螯合剂除去这些金属离子。又如二巯基丙醇（BAL）是一种很好的解毒剂，因为它可以和砷、汞以及其他重金属离子形成螯合物而解毒：

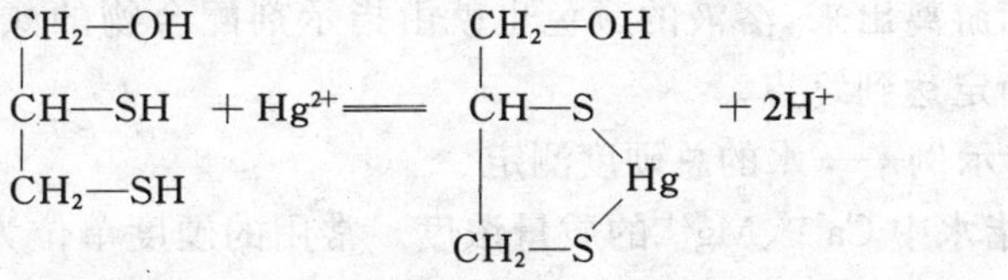

$$\begin{array}{l} CH_2\text{—}OH \\ | \\ CH\text{—}SH \\ | \\ CH_2\text{—}SH \end{array} + Hg^{2+} = \begin{array}{l} CH_2\text{—}OH \\ | \\ CH\text{—}S \\ | \quad\quad\; \searrow Hg \\ CH_2\text{—}S \nearrow \end{array} + 2H^+$$

枸橼酸钠可以和铅形成稳定的螯合物，是治疗职业性铅中毒的有效药物。在铅中毒过程中，铅被人体吸收后，经体内血液循环，聚集在肝和肾内，最后以难溶性磷酸铅 $Pb_3(PO_4)_2$ 的形式积存下来。当用枸橼酸钠针剂治疗时，能溶解$Pb_3(PO_4)_2$，形成很难解离的枸橼酸铅离子$[Pb(C_6H_5O_7)]^-$从肾排出。近年来，医学上还常使用$[Ca\text{—}EDTA]^{2-}$治疗职业性铅中毒，这是由于$[Pb\text{—}EDTA]^{2-}$（$\lg K(PbY^{2-})=18.0$）要比$[Ca\text{—}EDTA]^{2-}$ $[\lg K(CaY^{2-})=10.89]$更稳定，$[Ca\text{—}EDTA]^{2-}$的 Ca^{2+} 可被 Pb^{2+} 取代，成为无毒的可溶性螯合物，经肾排出体外。由于适量的 Ca^{2+} 是血液凝固的必要条件，因此在保存血液时，常加入少量的枸橼酸钠或 EDTA 二钠盐，与血液中游离的 Ca^{2+} 形成螯合物，以防止血液凝固。

（二）螯合滴定

螯合滴定法是以螯合反应为基础的滴定分析方法。常用于金属离子的定量测定，其中应用最多的是以 EDTA 为滴定剂的 EDTA 滴定法。

1. EDTA 滴定的基本原理

乙二胺四乙酸是一种四元酸，在水溶液中可以有七种存在形式

$$H_6Y^{2+} \underset{+H^+}{\overset{-H^+}{\rightleftharpoons}} H_5Y^+ \underset{+H^+}{\overset{-H^+}{\rightleftharpoons}} H_4Y \underset{+H^+}{\overset{-H^+}{\rightleftharpoons}} H_3Y^- \underset{+H^+}{\overset{-H^+}{\rightleftharpoons}} H_2Y^{2-} \underset{+H^+}{\overset{-H^+}{\rightleftharpoons}} HY^{3-} \underset{+H^+}{\overset{-H^+}{\rightleftharpoons}} Y^{4-}$$

其中只有 Y^{4-} 能与金属离子直接螯合，而 Y^{4-} 的浓度取决于溶液的 pH。pH 降低，$[H^+]$增高，上述平衡左移，Y^{4-} 浓度减小，EDTA 与金属离子螯合的能力下降。而 pH 增高，$[H^+]$下降，会使平衡右移，Y^{4-} 浓度增大，EDTA 与金属离子螯合的能力增强。可见，控制溶液的酸度是 EDTA 滴定的重要前提条件。不同金属离子与 Y^{4-} 所形成的螯合物的稳定程度不同，稳定性高的可以在 pH 较低的条件下滴定，而稳定性较差的则必须在 pH 较高的条件下才能滴定，例如，当 pH＞4 时可以滴定 Zn^{2+}，而要滴定 Mg^{2+} 却需要将溶液的 pH 调节到 10 左右。

当 EDTA 与金属离子发生螯合反应时，不论是几价的金属离子，通常都与 Y^{4-} 以 1∶1 的定量关系形成 MY 型螯合物

$$Ca^{2+} + Y^{4-} \rightleftharpoons CaY^{2-}$$

$$Fe^{3+} + Y^{4-} \rightleftharpoons FeY^-$$

$$Sn^{4+} + Y^{4-} \rightleftharpoons SnY$$

由于一分子 EDTA 一般与一个金属离子螯合，所以在 EDTA 滴定中，EDTA 标准溶液和金属离子溶液的组成量度均用物质的量浓度表示。其计量关系为

$$c_M \cdot V_M = c_Y \cdot V_Y$$

在 EDTA 滴定中，化学计量点附近金属离子的浓度发生突跃，这一突跃可以用一类能与金属离子形成有色螯合物的金属指示剂来指示。金属指示剂大多是有机染料，本身具有一定的颜色，并能与被滴定的金属离子生成另一种颜色的配合物，而这种配合物的稳定性比该金属离子与 EDTA 形成的螯合物差。因此，在化学计量点附近，EDTA 从金属指示剂配合物中夺取了金属离子，使金属指示剂游离出来，溶液的颜色也就由指示剂配合物的颜色，变成了金属指示剂本身的颜色，从而表明滴定达到终点。

2. EDTA 滴定示例——水的总硬度测定

水的总硬度是指水中 Ca^{2+}、Mg^{2+} 的质量浓度。常用的硬度单位为 $mg \cdot L^{-1}$的 $CaCO_3$，即每升水中含 CaO 或 $CaCO_3$ 的质量(mg)，可表示为 $\rho(CaO)(mg \cdot L^{-1})$或 $\rho(CaCO_3)(mg \cdot L^{-1})$。

测定水的总硬度时，一般用 $NH_3 - NH_4Cl$ 缓冲溶液，控制溶液 pH＝10，以铬黑 T 作指示剂，用 EDTA 标准溶液直接滴定。由于 H_4Y 在水中的溶解度很小，常用它的二钠盐配制 EDTA 的标准溶液。

指示剂铬黑 T 在 pH＝7～11 显蓝色，它与 Mg^{2+} 可以形成酒红色的螯合物。由于 Ca^{2+}、Mg^{2+} 与 EDTA 和铬黑 T 所形成的螯合物的稳定顺序如下：

$$CaY^{2-} > MgY^{2-} > MgIn^- > CaIn^-$$

因此滴定前加入指示剂铬黑 T 时，它先与 Mg^{2+} 螯合，直至与铬黑 T 结合的 Mg^{2+} 也被 EDTA 夺取后，铬黑 T 就游离出来，这时溶液就由酒红色变成蓝色，滴定到达终点。化学反应式如下：

滴定前　$Mg^{2+} + HIn^{2-}$（铬黑 T）$= MgIn^- + H^+$

（蓝色）　　（酒红色）

终点前　$Mg^{2+} + HY^{3-} = MgY^{2-} + H^+$

终点时　　$MgIn^- + HY^{3-} \longrightarrow MgY^{2-} + HIn^{2-}$

（酒红）　　　　　　　　（蓝色）

根据所消耗的 EDTA 标准溶液的体积和组成量度的数据，代入下式即可求得水样的总硬度：

$$水的总硬度\ \rho(CaCO_3) = \frac{c_{EDTA} \cdot V_{EDTA} \cdot 100\ g \cdot mol^{-1}}{V_{水}} \times 100$$

式中，$100\ g \cdot mol^{-1}$ 为 $CaCO_3$ 的摩尔质量。

习　题

1. 配合物与简单化合物的区别是什么？

2. 什么叫螯合物？螯合物与一般配合物有何不同？

3. 指出下列配合物的内界、外界、中心原子、配体、配位原子和中心原子的配位数。

(1) $[Co(NH_3)_2(en)_2]_2(SO_4)_3$　　(2) $K_2[Hg(CN)_4]$

(3) $[Pt(NO_2)_2(NH_3)_4]Cl_2$　　(4) $[Cu(NH_3)_4](OH)_2$

4. 命名下列配合物或配离子：

(1) $[Zn(NH_3)_4]SO_4$　　(2) $[CoCl_2(NH_3)_4]Cl$　　(3) $[PtCl_2(NH_3)_2]$

(4) $Na[Ag(CN)_2]$　　(5) $[Fe(CN)_6]^{3-}$　　(6) $[CrCl(H_2O)_5]^{2+}$

5. $AgNO_3$ 能从 $Pt(NH_3)_6Cl_4$ 溶液中将所有的氯变为 AgCl 沉淀，但在 $Pt(NH_3)_3Cl_4$ 溶液中，仅有 1/4 的氯沉淀，试根据这些事实写出这两种配合物的结构式。

6. 在含有 Fe^{3+} 的溶液中加入 KSCN，由于 $Fe(SCN)_n{}^{3-n}$ 配离子的形成使溶液显红色。现将 KSCN 加入下列溶液，能否显红色，为什么？

(1) 铁铵矾 $(NH_4)_2Fe(SO_4)_2$ 溶液　　(2) 铁氰化钾 $K_3[Fe(CN)_6]$ 溶液

7. 根据配合物的价键理论，指出下列配离子的成键情况和空间构型，说明它们属于内轨型配合物，还是外轨型配合物？（已知它们均无未成对电子）

$[Ag(NH_3)_2]^+$　　$[Cd(NH_3)_4]^{2+}$

$[Ni(CN)_4]^{2-}$　　$[Co(NH_3)_6]^{3+}$

8. AgCl 沉淀溶于氨水，再加 HNO_3 酸化，则又有 AgCl 沉淀析出，为什么？

9. 试解释，在 $ZnCl_2$ 溶液中加入少量氨水，产生氢氧化锌沉淀，再加过量氨水至 pH＝10，沉淀溶解，加铬黑 T 溶液变为紫红色，再加 EDTA 则溶液变为蓝色。

第九章　胶 体 溶 液

胶体普遍存在于自然界尤其是生物界中，构成人体组织和细胞的基础物质，如蛋白质、核酸是胶体物质；而体液也具有胶体性质；许多药物是以胶体溶液的形式生产和使用的。因此，学习胶体溶液的基本知识十分必要。本章主要阐述溶胶和高分子溶液的组成和性质。

第一节　胶体的基本概念

人们将一种或几种物质的微粒分散在另一介质中所形成的体系称为分散系。其中被分散的物质称为分散相或分散质，而容纳分散相的连续介质称为分散介质或分散剂。生理盐水就是分散系，其中，NaCl 是分散质，水是分散剂。

按照分散质和分散剂之间是否有界面存在，分散系可分为均相（单相）和非均相（多相）分散系两类。凡只含有一个相的分散系称为均相（单相）分散系，而含有两个或两个以上相的分散系称为非均相（多相）分散系。相是指体系中物理性质和化学性质完全相同的均匀部分，相与相之间有明显的界面。分散系中的真溶液、高分子溶液属于均相分散系，而溶胶和乳状液、悬浊液则属于非均相分散系。

根据分散质粒子的大小（粒子直径）不同，分散系可分为分子（离子）分散系（又称为真溶液）、胶体分散系和粗分散系三类。见表 9－1。

表 9－1　分散系的分类

<table>
<tr><th>分散相粒子大小</th><th colspan="2">类　型</th><th>分散相粒子</th><th>一般性质</th><th>实　例</th></tr>
<tr><td><1 nm</td><td colspan="2">真溶液</td><td>低分子、离子</td><td>单相、稳定体系；分散质粒子扩散快，能透过半透膜</td><td>NaCl、蔗糖等水溶液</td></tr>
<tr><td rowspan="2">1～100 nm</td><td rowspan="2">胶体分散系</td><td>溶胶</td><td>胶粒</td><td>多相、相对稳定体系；分散质粒子扩散慢，不能透过半透膜</td><td>$Fe(OH)_3$ 溶胶、AgI 溶胶</td></tr>
<tr><td>高分子溶液</td><td>高分子</td><td>单相、稳定体系；分散质粒子扩散慢，不能透过半透膜</td><td>蛋白质、核酸等水溶液</td></tr>
<tr><td>>100 nm</td><td colspan="2">粗分散系</td><td>粗粒子</td><td>多相、不稳定体系；分散质粒子不能透过滤纸和半透膜</td><td>乳汁、泥浆等</td></tr>
</table>

胶体分散系（简称胶体）是分散相粒子大小在 1～100 nm 的一种特殊分散状态。胶体主要包括溶胶和高分子溶液两类。由小分子、原子或离子的聚集体以固态分散在液体介质（如水）中所形成的胶体，称为胶体溶液（简称溶胶）。高分子化合物以单个分子分散在水中即形成高分子溶

液。溶胶和高分子溶液，两者粒子大小相仿，性质上有相似之处，但又有本质上的区别，前者是多相、相对稳定体系，后者是单相、稳定体系。同时，胶体的分散程度十分高，一定量的物质经高度分散后，其表面积和表面能剧增，因此，胶体溶液的许多行为都和分散质粒子的表面性质有关，所以表面现象是研究胶体的内容之一。

第二节 表面现象

相与相之间的接触面称为界面，若其中一相为气相，则此界面常称为表面。在相界面上发生的一切物理、化学现象称为界面现象，或表面现象。表面现象与物质的表面积有关，一定体积或一定质量的物质的分散程度愈高，表面积愈大，表面现象就愈突出。

一、表面张力与表面能

物质表面层的分子和内部分子由于所处状况不同，受力情况不同，因而它们的能量也不相同。如在气-液两相中，处于液体内部的每个分子所受周围分子引力合力为零，因此其在液体内部可以自由移动而不需作功。而表面层分子受液体内部分子引力较大，液体上方气体分子对它的吸引力小，所受合力不等于零，合力的方向指向液体内部并与液面垂直。表面层的其余分子也都同样受到力的作用，这种合力力图把表面层的分子拉入液体内部，所以液体表面存在着自动缩小的趋势，或者说表面恒有一种抵抗扩张的力，即表面张力，用符号 σ 表示，其物理意义是，恒温恒压下，垂直作用于单位长度相表面上的力；单位为 $N \cdot m^{-1}$。因此，欲将液体内部的分子移往表面上，就要克服这种内部分子的拉力而对其做功，所做的功以位能的形式储存于表面分子。这种物质表面层分子比内部分子多出的能量称为表面能。表面能(E)等于表面张力和表面积(A)的积。即

$$E=\sigma \times A \tag{9-1}$$

物体的表面能有自动降低的趋势。从式(9-1)可知，表面能的降低有两种可能的途径，即自动地减小 A 或自动地减小 σ，或两者都自动地减小。对纯液体来说，一定温度下其 σ 是一个常数，因此表面能的降低只能通过缩小表面积来实现。如水珠总是呈球形，几个小水珠相遇时会自动合并成较大的水滴，这就是自动减小表面积以降低表面能的例子。对于固体和盛放在固定容器内的液体，由于无法自动减小表面积，往往通过吸附作用使表面张力降低的办法，使体系的表面能降低。

二、表面活性剂

凡能显著降低相间表面张力的物质，称为表面活性剂。表面活性剂的分子中一般含有两类基团：一类是极性基团（亲水基或疏油基），如—OH、—NH_2、—SH、—COOH、—COONa、—SO_3Na 等；另一类是非极性基团（亲油基或疏水基），如直链或带支链的有机烃基。具有两亲性基团是表面活性剂在分子结构上的共同特征，如图 9-1 所示。

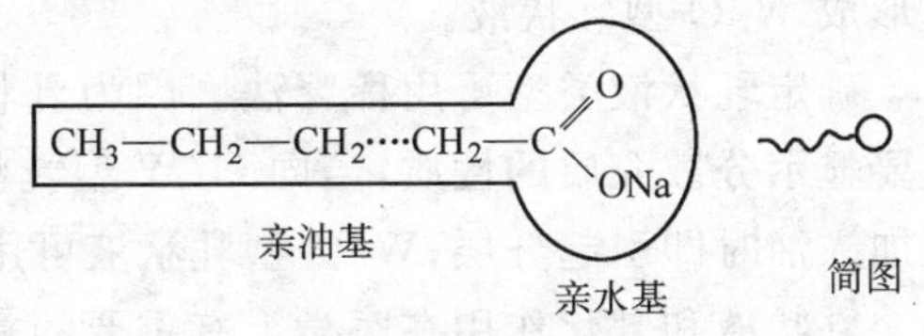

图 9-1 表面活性物质（肥皂）结构

以肥皂（脂肪酸钠）为例，当它溶入水中，亲水的羧基受极性水分子的吸引进入水中，而疏水基（亲油基）的长碳氢链则受水分子的排斥力图离开水相。当肥皂量不大时，它主要集中在水的表面上定向排列起来，构成单分子吸附层，从而降

低了水的表面张力和体系的表面能。但当逐步增大肥皂浓度，其除在水相表面形成单分子吸附层外，尚逐步相互聚集，把疏水基团靠拢在一起，形成疏水基向内、亲水基伸向水相的缔合体，称为胶束（图 9-2）。通常胶束粒子的大小也处于胶体分散系范围。胶束的形成减小了疏水基与水的接触面积，从而形成稳定的系统。

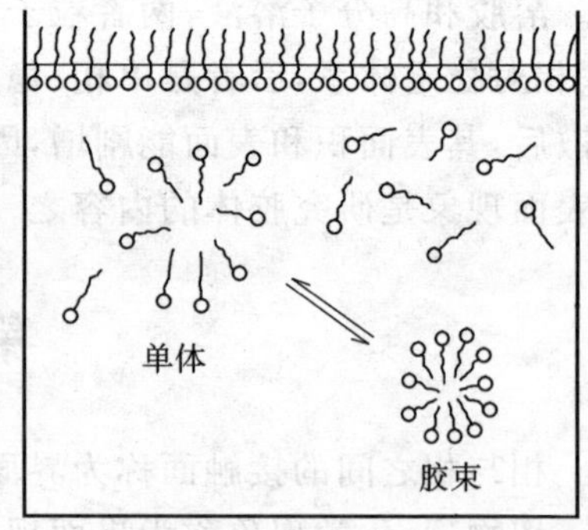

图 9-2　胶束的形成

表面活性剂与生命科学有密切关系。构成细胞膜的磷脂、血液中的某些蛋白质、胆汁中的胆汁酸盐等都是表面活性剂，且表面活性剂还具有润湿、增溶、乳化等作用。

三、乳状液和乳化作用

乳状液是一种液体以直径＞100 nm 的细小液滴（分散相）分散在另一种互不相溶的液体（分散介质）中所形成的粗分散系。例如，在水中加入少量油，剧烈振荡时，即可得到油分散在水中的乳状液；但静置片刻，油、水便分成两层，不能形成稳定的乳状液。这是由于油成细小液滴分散在水中后，油滴和水之间的总界面积和界面能有很大增加，体系处于不稳定状态，所以小油滴会自动合并以减小总界面积，降低界面能。

若在上述的油、水混合液中加入少量的肥皂，振荡后就可以得到外观均匀、稳定的乳状液。能增加乳状液稳定性的物质，称为乳化剂。乳化剂使乳状液稳定的作用，称为乳化作用。常用的乳化剂是表面活性剂。其在乳状液中，疏水基朝向油相、亲水基伸向水相，在界面上定向排列，结果不仅降低界面张力和界面能，而且乳化剂分子还附着在细小油滴的表面形成单分子层保护膜，阻止小油滴之间聚集合并，从而使乳状液稳定。

乳状液的类型有两种（图 9-3），油分散在水中形成“水包油型”（O/W）乳状液；水分散在油中形成“油包水”型（W/O）乳状液。如牛奶、鱼肝油乳剂属于 O/W 型；而油剂青霉素注射液、原油等属于 W/O 型。

形成乳状液的类型主要取决于乳化剂。如钠肥皂形成 O/W 型，因为钠肥皂易溶于水，能降低水的界面能，水不以水滴存在，而成为连续相；而钙肥皂易溶于油而降低油的界面能，故形成 W/O 型乳状液。一般，亲水性强的乳化剂易形成 O/W 型乳状液，而亲油性强的乳化剂易形成 W/O 型乳状液。

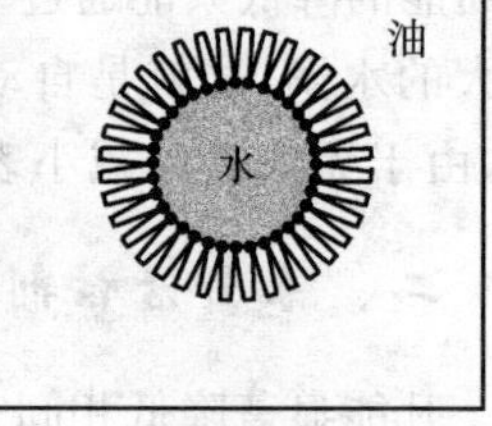

图 9-3　两种不同类型乳状液

确定乳状液类型可用稀释法。因为乳状液主要显示分散介质的性质，当向 O/W 型乳状液中加水时，分散介质与水互溶，乳状液则被稀释；当加入油时即引起分层；W/O 型乳状液可用油稀释，而加入水时则分层。

乳状液和乳化作用在医学上有重要的意义。油脂在体内的消化吸收过程中，依赖于胆汁中胆汁酸盐的乳化作用，使油脂具有很大的表面积，以增加其与消化液中酶的接触面，这不仅加速消化油脂的水解反应，而且使水解产物易被小肠壁吸收。药用油类常需乳化后才能作为内服药，如鱼肝油乳剂，其目的是便于吸收和尽量避免扰乱胃肠功能。此外，消毒和杀菌用的药剂也常制成乳状液，如煤酚皂溶液，以增加药物和细菌的接触面，提高药效。

第三节　溶　胶

溶胶的胶粒是由许多分子、原子或离子构成的聚集体。分散相粒子的直径为 1～100 nm，分散相和分散介质之间存在明显的界面，所以溶胶是多相、高度分散体系，具有很大的界面积和界面能。胶粒有自动聚集的趋势，它们力图合并变大，使体系的能量降低。因此，溶胶的特征是：多相性、高分散性和相对稳定性。由此导致溶胶在光学、动力学和电学等性质方面具有一系列独特的性质。

一、溶胶的光学性质

在暗室中，用一束聚焦的白光照射溶胶，在与光束垂直的方向观察，可以看到溶胶中有一圆锥形混浊发亮的光柱，如图 9－4 所示，这个现象是物理学家丁铎尔（Tyndall）在 1869 年首先发现的，故称为丁铎尔现象（或乳光现象）。

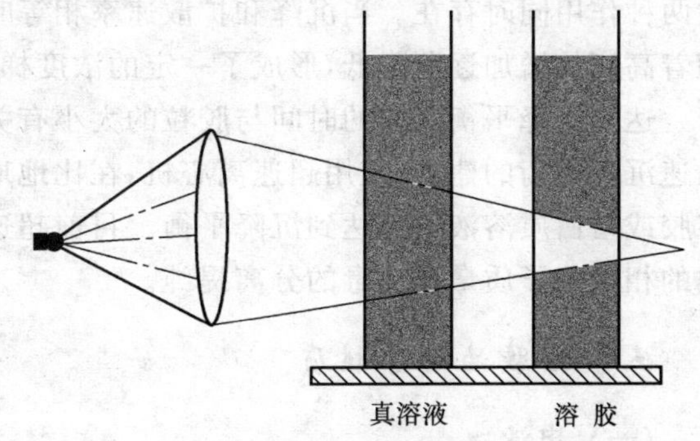

图 9－4　丁铎尔现象

丁铎尔现象的产生与分散相粒子的大小和入射光的波长有关。如果分散相粒子直径大于入射光的波长，发生光的反射，如粗分散系发生光的反射而呈混浊；若分散相粒子直径远小于入射光的波长，则大部分光线直接透射过去，光的散射十分微弱，故真溶液无明显的丁铎尔现象；而溶胶粒子的直径（1～100 nm）略小于可见光波长（400～760 nm），光波就会环绕着胶粒向各个方向散射，散射出来的光称为散射光或乳光。而高分子溶液，分散相与分散介质之间折射率差值小，对光的散射作用也很弱。因此，利用丁铎尔现象，常可以区别溶胶与真溶液、悬浊液和高分子溶液。

二、溶胶的动力学性质

（一）布朗运动

1827 年，植物学家布朗（Brown）在显微镜下观察到悬浮在水中的花粉微粒不停地做无规则的运动。在超显微镜下观察，胶粒的光点在介质中也做无规则运动，这种运动称为布朗运动（图 9－5）。

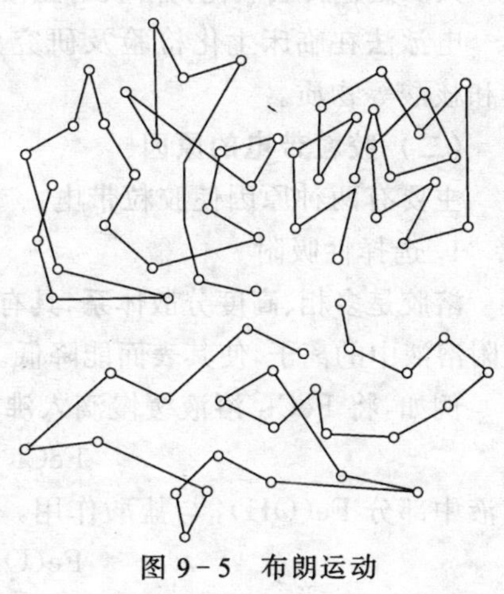
图 9－5　布朗运动

布朗运动是分散介质热运动的结果。胶粒不断受到周围分散介质的分子从各个方向、不同速率的撞击，因而在每一瞬间粒子所受到的合力方向不断改变，所以胶粒处于不断的、无秩序的运动状态。胶粒越小，温度越高，运动速率越快，布朗运动越激烈。运动着的胶粒可使本身不下沉，是溶胶的一个稳定因素，即溶胶具有动力学稳定性。

（二）扩散

当溶胶中存在浓度差时，由于布朗运动，胶粒将从浓度大的区域向浓度小的区域迁移，这种现象称为胶粒的扩散。浓度差越大，温度越高，介质黏度越小，扩散越快。

胶粒的扩散，能透过滤纸，但不能透过半透膜。利用胶粒不能透过半透膜这一性质，可除去溶胶中的小分子杂质，净化溶胶。净化溶胶常用方法是透析（或渗析）。透析时，可将溶胶装入半透膜袋内，放入流动的水中，溶胶中的小分子杂质可透过膜进入溶剂，随水流去。临床上，利用透析原理，用人工合成的高分子膜（如聚甲基丙烯酸甲酯薄膜等）作半透膜制成人工肾，帮助肾病患者清除血液中的毒素，净化血液。

（三）沉降

分散系中的分散相粒子在重力作用下逐渐下沉的现象称为沉降。悬浊液（如泥浆）中的分散相粒子大而重，在重力作用下很快沉降，可认为不存在扩散现象。而溶胶的胶粒较小，沉降和扩散两种作用同时存在。当沉降和扩散速率相等时，粒子分布达平衡状态，此时，底层浓度最大，但随着高度的增加逐渐降低，形成了一定的浓度梯度，这种状况称为沉降平衡。

达到沉降平衡所需的时间与胶粒的大小有关，胶粒越小，建立平衡所需的时间就越长。为了加速沉降平衡的建立，使用超速离心机，在比地球重力场大数十万倍的离心力场的作用下，可使溶胶或蛋白质溶液迅速达到沉降平衡。目前超速离心机广泛用于医学研究中，以测定各种蛋白质的相对分子质量及病毒的分离提纯。

三、溶胶的电学性质

（一）电泳

在U形管中注入棕红色的 $Fe(OH)_3$ 溶胶，小心地在液面加一层 NaCl 溶液（导电作用），使有色溶胶与 NaCl 溶液间有一清晰的界面。将两惰性电极插入 NaCl 溶液中，通直流电后，可以看到负极一端棕红色的 $Fe(OH)_3$ 溶胶界面上升，而正极一端的界面下降，见图 9－6。表明 $Fe(OH)_3$ 胶粒向负极移动。这种在外场的作用下，胶粒在介质中定向移动的现象称为电泳。从电泳方向可以确定胶粒带有何种电荷，如上述电泳结果说明 $Fe(OH)_3$ 胶粒带正电荷，为正溶胶。大多数金属氢氧化物溶胶为正溶胶；大多数金属硫化物为负溶胶。

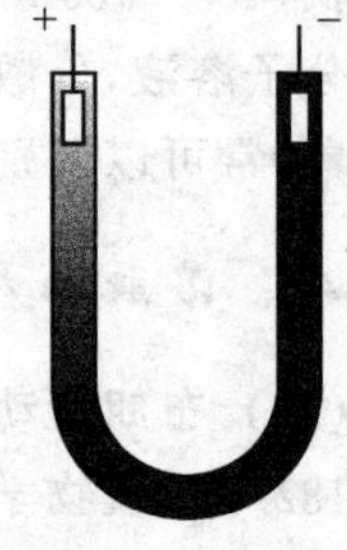

图 9－6 电泳

电泳法在临床生化检验及研究中，常用来分离和鉴定蛋白质、氨基酸和核酸等物质。

（二）胶粒带电的原因

主要有两种原因使胶粒带电：

1. 选择性吸附

溶胶是多相、高度分散体系，具有很大的表面能，胶粒中的胶核（分子、原子或离子的聚集体）易吸附溶液中的离子，使其表面能降低。实验表明，胶核总是选择性地吸附与其组成相类似的离子。

例如，将 $FeCl_3$ 溶液缓慢滴入沸水中，制备 $Fe(OH)_3$ 溶胶，反应式为

$$FeCl_3+3H_2O = Fe(OH)_3+3HCl$$

溶液中部分 $Fe(OH)_3$ 与盐酸作用，

$$Fe(OH)_3+HCl = FeOCl+3H_2O$$

$$FeOCl \rightleftharpoons FeO^+ + Cl^-$$

$Fe(OH)_3$ 胶核就选择性吸附与其组成类似的 FeO^+ 而带正电荷，而电性相反的 Cl^-（称反离子）则留在介质中。

2. 表面分子解离

胶核和介质接触后，表面层上的分子与介质作用而解离，其中一种离子扩散到介质中去，这时胶核表面便带相反的电荷。例如，硅胶的胶核是由许多 $XSiO_2 \cdot YH_2O$ 分子组成的，其表面层上 H_2SiO_3 解离：

$$H_2SiO_3 \rightleftharpoons SiO_3^{2-} + 2H^+$$

H^+ 扩散到介质中去，而 SiO_3^{2-} 留在胶核表面，结果使胶粒带负电荷。

（三）胶粒的双电层结构

胶核表面因吸附或解离某种离子而带有电荷，反离子则留在介质中。这些反离子一方面受到胶核的异电吸引，同时有因热运动扩散而远离胶核表面的趋势。其结果，只有一部分反离子紧密地被吸引在胶核表面，电泳时和它一起移动。这部分反离子和胶核表面的离子所形成的带电层称为吸附层；另一部分反离子呈扩散状态分布于吸附层周围，形成了与吸附层电荷符号相反的扩散层。这种由吸附层和扩散层构成的电性相反的两层，称为双电层。

胶核与吸附层构成胶粒；胶粒和扩散层构成胶团，胶团是电中性的，如图 9－7 所示；胶团以外的介质称为胶团间液，溶胶就是胶团和胶团间液所构成的整体。

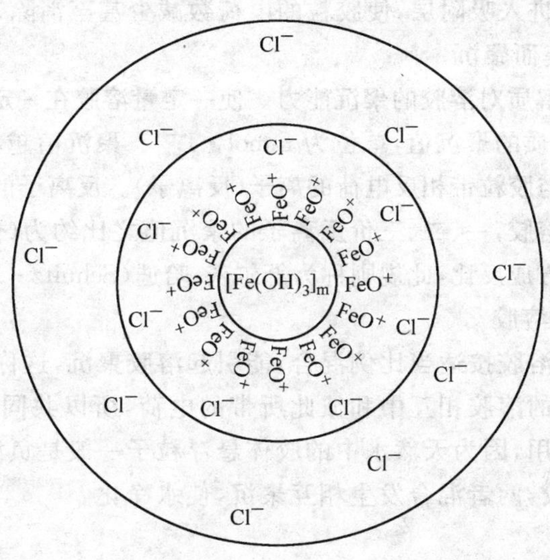

图 9－7　胶团结构

$Fe(OH)_3$ 胶团结构可用简式表示如下：

$$\{\underbrace{\underbrace{[Fe(OH)_3]_m}_{\text{胶核}} \cdot \underbrace{nFeO^+ \cdot (n-x)Cl^-}_{\text{吸附层}}}_{\text{胶粒}}\}^{x+} \cdot \underbrace{xCl^-}_{\text{扩散层}}$$

（胶团）

在吸附层和扩散层中的离子都是水化离子。所以胶团实际上由固体胶核和水化双电层组成的。电泳时，胶团从吸附层和扩散层之间裂开，外面包有水化吸附层的胶粒移向与胶粒电性相反的电极，水化扩散层则移向另一电极。

四、溶胶的稳定性和聚沉

溶胶是高度分散的多相分散系统，是热力学不稳定体系，胶粒具有很大的表面能，有自动聚集成较大颗粒的趋势。但纯化的溶胶却能稳定存在相当长的时间。溶胶之所以具有相对的稳定性，除了胶粒的布朗运动克服沉降作用而起到部分稳定作用外，主要有下面两个原因：

(一) 胶粒带电

同一溶胶的胶粒都带有相同符号的电荷，使胶粒之间相互排斥不易合并。带电越多，斥力越大，胶粒就越稳定。

(二) 水化膜

胶团具有水化双电层结构，即在胶粒外面包有一层水化膜，这层水化膜使胶粒彼此隔开不易聚集。扩散层越厚，水化膜越厚，胶粒越稳定。

当溶胶的稳定因素受到破坏，胶粒会聚集成较大的颗粒，从介质中沉淀下来。这种使胶粒聚集成较大颗粒而沉淀的过程称为聚沉。使溶胶聚沉的主要方法有：

1. 加入电解质

加入少量的电解质就能促使溶胶聚沉。其作用原理为电解质使扩散层中的反离子受到电解质相同符号离子的排斥而进入吸附层，使胶粒的电荷数减少甚至消除，水化膜和扩散层随之变薄或消失，致使胶粒迅速凝集而聚沉。

常用聚沉值来衡量电解质对溶胶的聚沉能力。使一定量溶胶在一定时间内完全聚沉所需电解质的最小浓度，称为该电解质的聚沉值，单位为 $mmol \cdot L^{-1}$。聚沉值越小，聚沉能力越大。使溶胶聚沉的电解质有效部分是与胶粒带相反电荷的离子(反离子)。反离子的价数越高，聚沉能力越强，聚沉值越小。对于一定的溶胶，一、二、三价反离子的聚沉值之比约为 $(1/1)^6 : (1/2)^6 : (1/3)^6$，即聚沉值与反离子价数的六次方成反比，此规则称为舒尔茨-哈迪(Schultz – Hardy)规则。

2. 加入带相反电荷的溶胶

将两种带相反电荷的溶胶按适当比例混合，能引起溶胶聚沉，这称为相互聚沉现象。相互聚沉的原因是由于不同电性的溶胶相互中和彼此所带的电荷，所以共同聚沉下来。用明矾净水就是溶胶相互聚沉的实际应用，因为天然水中的胶体悬浮粒子一般是负溶胶，明矾中的硫酸铝水解生成的 $Al(OH)_3$ 是正溶胶，两者混合发生相互聚沉，使水净化。

3. 加热

加热增加了粒子的运动速率和碰撞的机会，同时削弱了胶粒的溶剂化作用，使胶粒聚沉。例如，将 As_2S_3 溶胶加热至沸，就析出黄色的硫化砷沉淀。

第四节 高分子溶液

一、高分子化合物的概念

高分子化合物的相对分子质量很大，通常为 $10^4 \sim 10^6$，又称为大分子化合物。包括天然存在的如蛋白质、核酸、淀粉、糖原、橡胶等和人工合成的高聚物如尼龙、有机玻璃以及合成橡胶等。

高分子化合物一般具有碳链，碳链由一种或多种小的结构单位重复连接而成，每个结构单位称为链节，链节重复的次数叫聚合度，以 n 表示。例如，聚糖类的纤维素、淀粉、糖原等的分子是由许多个葡萄糖单位 $\mathrm{-(C_6H_{10}O_5)-}$ 连接而成，它们的通式可写成 $(C_6H_{10}O_5)_n$，但各物质的分子链长度和链节的连接方式不同，则形成线状或枝状结构的高分子化合物。

高分子化合物的性质与其形态有关。高分子链很长，而且长链上相邻链节之间的单键可围绕固定的键角（109°28′）自由旋转，所以高分子链表现出柔顺性，容易弯曲成无规则的线团状，导致形态不断改变。常态时，线状分子具有弯曲状，在拉力的作用下被伸直，但伸直的链具有自动弯曲恢复原来状态的趋势，这说明高分子化合物具有弹性。

二、高分子溶液的特性

高分子化合物能自动地分散到适宜的分散介质中形成均匀的溶液。在这种自发形成的高分子溶液中，分散相的粒子是单个的高分子，这些高分子和分散介质之间没有界面，因而和低分子溶液一样属于均相、稳定体系。但其分散相粒子的大小已进入胶体范围（1～100 nm），又具有溶胶的某些性质，如扩散速度慢，不能透过半透膜等，因此高分子溶液也被列入胶体分散系。高分子溶液的分散相粒子是单个的高分子，其组成和结构与溶胶的胶粒不同，因此高分子溶液与溶胶又有区别，并具有特殊的性质。

（一）稳定性较大

高分子溶液比溶胶稳定，在无菌、溶剂不蒸发的情况下，可以长期放置不沉淀。这与高分子化合物本身的结构分不开。高分子化合物具有许多亲水基团，如—OH、—COOH、$\mathrm{-NH_2}$ 等，这些基团与水有很强的亲和力。当高分子化合物溶解在水中时，在其表面吸引着许多水分子形成一层水化膜。这层水化膜比溶胶粒子水化膜厚且紧密，因而它在水溶液中比溶胶粒子稳定得多，这是高分子溶液具有稳定性的重要原因。如果要使高分子化合物从溶液中析出，例如，使蛋白质从溶液中析出，除了中和电荷外，更重要的是除去水化膜，需加入大量的电解质才能使它沉淀析出。

（二）黏度较大

高分子溶液的黏度比真溶液或溶胶大得多。由于高分子化合物的线状或分枝状结构，在溶液中牵引介质使它运动困难，加之高度溶剂化，使自由流动的溶剂减少，故黏度较大。

高分子溶液的黏度受浓度、温度和时间等因素的影响。增大浓度，分子间距离靠近，相互吸引形成网状结构，介质充满于网眼间，介质流动困难，黏度增大；升高温度，分子的热运动加快，网状结构受到破坏，黏度降低；延长放置时间，网状结构逐步发展，黏度增加。

为了便于比较，现将高分子溶液和溶胶的主要性质的异同点归纳于表 9－2 中。

表 9－2　高分子溶液和溶胶性质的比较

高分子化合物	溶　胶
粒子直径为 1～100 nm	粒子直径为 1～100 nm
扩散速率慢	扩散速率慢
不能透过半透膜	不能透过半透膜
均相分散体系	非均相分散体系

续表

高分子化合物	溶　胶
稳定系统	相对稳定系统
黏度和渗透压较大	黏度和渗透压小
表面张力比分散介质小	表面张力与分散介质相近
分散相与分散介质亲和力强	分散相与分散介质亲和力小
丁铎尔现象不明显	丁铎尔现象明显
对电解质不敏感,加入大量电解质后盐析	对电解质敏感,加入少量电解质会聚沉

三、高分子溶液对溶胶的保护作用

在一定量的溶胶中加入足量的高分子溶液,可显著地增强溶胶的稳定性,当受到外界因素影响时(如加入电解质),不易发生聚沉,这种现象称为保护作用。

高分子溶液对溶胶的保护作用,是由于加入的高分子化合物都是能卷曲的线形分子,易被吸附在胶粒表面,将胶粒包裹起来形成一个保护层,而高分子化合物又是高度溶剂化的,有一层水化膜,这样就阻止了溶胶粒子的聚集,从而增强了溶胶的稳定性。

保护作用在生理过程中很重要。血液中的碳酸钙、磷酸钙等微溶性的无机盐类,它们是以溶胶的形式存在,由于血液中的蛋白质对这些盐类溶胶起了保护作用,所以它们在血液中的含量虽然比在水中的溶解度提高了近5倍,但仍然能稳定存在而不聚沉。但当发生某些疾病使血液中的蛋白质减少,减弱了对这些盐类溶胶的保护作用,则微溶性盐类就可能沉积在肝、肾等器官中,这就是形成各种结石的原因之一。

习　题

1. 什么叫分散系、分散相、分散介质?举例说明。

2. 何谓表面活性物质?其结构有何特点?

3. 什么叫乳状液?为什么乳化剂能使乳状液稳定存在?举例说明乳化作用在医学中的意义。

4. 为什么说溶胶是不稳定系统,而实际上却能稳定存在?

5. 在以 NaCl 和 $AgNO_3$ 为原料制备 AgCl 溶胶时,或使 $AgNO_3$ 过量,或使 NaCl 过量。写出这两种情况下所制得 AgCl 溶胶的胶团结构简式。胶核吸附离子时有何规律?

6. 欲制备 AgCl 正溶胶,在 25 mL 0.016 $mol \cdot L^{-1}$ $AgNO_3$ 溶液中,最多加入 0.005 $mol \cdot L^{-1}$ KCl 溶液多少毫升?

7. 用等体积的 0.008 $mol \cdot L^{-1}$ KI 溶液和 0.010 $mol \cdot L^{-1}$ $AgNO_3$ 溶液制成 AgI 溶胶分别加入同体积的 0.100 $mol \cdot L^{-1}$ 下述电解质溶液,该四种电解质对此溶胶的聚沉能力大小如何?聚沉能力大小次序如何?并指出该溶胶胶粒的电泳方向。

(1) NaCl　　(2) Na_2SO_4　　(3) $MgSO_4$　　(4) $K_3[Fe(CN)_6]$

8. 高分子化合物,如淀粉、蛋白质等,分散相的颗粒大小与胶粒差不多,两者有什么异同?

9. 有一银颗粒组成的溶胶,加入 NaCl 溶液后,会发生什么现象?若在加入 NaCl 溶液之前,先加入明胶(高分子)溶液,现象会相同吗?

第十章　有机化学基本知识

一、有机化学及其与医学的关系

含碳化合物或碳氢化合物及其衍生物就是有机化合物。有机化学就是含碳化合物化学或碳氢化合物及其衍生物化学。

“有机”这个容易引人误解的名称是从前根据来源把化合物划分为无机化合物（简称无机物）和有机化合物（简称有机物）两类的那个时代的产物。故在那个时期人们认为有机化合物是“具有生命力的物质”，不能在实验室里用人工合成制取，而非借助动、植物的“生命力”来合成制备不可。于是提出了“生命力学说”。由于受当时科学技术不发达所限，“生命力学说”使人们长期不能正确认识有机化合物，限制了有机化学的发展。

1828年，德国化学家维勒（F. Wöhler）在实验室里用无机化合物氰酸钾和氯化铵人工合成了有机化合物——尿素。反应式如下：

$$KOCN + NH_4Cl \longrightarrow KCl + H_4NOCN$$

$$H_4NOCN \xrightarrow{\triangle} (H_2N)_2CO$$

人工合成制取尿素，开始使“生命力学说”遭到冲击。此后，人们又陆续地合成了成千上万的有机化合物。从此，“生命力学说”被彻底否定了。如今，许多生命物质，例如，蛋白质、核酸等也都被成功地合成出来了。“有机”二字由于历史的缘故，在虽然知道这些化合物并非一定需从具有生命的动、植物中取得，而是也能从实验室制取的今天仍在沿用“有机”二字来描述有机化合物和有机化学。不过内涵有着本质上的差异。

有机化学是医学课程中的重要基础课。例如，人体的组成成分除水以外大部分都是有机化合物，分子生物学的分子是有机分子，生物过程的问题，归根结底是一个有机化学的问题。有机化学已广泛地渗透到生命科学的各个领域，是生命科学不可缺少的化学基础。生命科学中许多诱人的东西都与“有机”二字息息相关。生命现象中越深层次的问题实际上都是有机化学的问题。学习有机化学是为探索生命奥妙奠定必要的基础。

二、有机化合物的结构和共价键

（一）有机化合物的结构

有机化合物的结构理论是把千百万个有机化合物的无数事实集中起来并使之系统化的理论根据。

有机化合物的结构理论是关于原子如何结合在一起形成分子的框架。它和原子相互连接的次序以及将原子结合起来的电子有关，它也和这些原子所形成的分子的形状和大小以及电子在分子内的分布方式有关。

一个分子通常可以用一幅图或模型来表示。结构理论可以告诉我们它所代表的化合物分子的大量信息，如怎样去制备它，预料它的物理性质和化学性质。我们仅仅根据化合物的结构式，就可以知道我们以前从没有遇到过的化合物的理化性质。

有机化合物分子中碳原子不仅能与其他元素的原子结合，而且碳原子间也能互相结合，从而形成各式各样的、种类繁多的链状或环状化合物。因此，有机化合物的分子结构是十分复杂的。在学习有机化学的过程中，均以有机化合物的分子结构为基础，来探讨它们的理化性质及应用等。

在有机化学中常提及结构和构造两个概念。二者的含义是不同的，结构系指有机化合物分子中各个原子以一定数目、按一定次序互相结合，以及它们相互间的结合关系等。构造系指分子中原子互相联结的方式和次序。在一些书中，构造和结构未做清楚划分，人们通常把构造也叫做结构。根据国际纯粹与应用化学联合会(IUPAC)的建议，结构应当在更普遍的情况下使用，例如，物质结构、原子结构、电子结构等。分子结构包括分子的构造、构型和构象等。可见结构的含义比构造广泛些，二者有区别又有联系。但人们习惯上还是常常将这两个词混同一起使用。本书也将按习惯混用这两个词。

(二) 共价键

对分子结构的任何考虑都必须从化学键开始讨论，化学键是分子中将原子结合在一起的力。有机化合物分子中原子间多以共价键结合。

当两个原子相接近到一定距离时，两个自旋方向相反的单电子的两个原子轨道相互重叠，单电子配对，使两核之间的电子云密度增加，由于电子云密集于两核之间，降低了两核间的正电荷的相互排斥，同时也增加两核对电子云密度较大区域的吸引，致使体系的能量降低，形成了稳定的共价键。

每个原子所形成的共价键数目取决于该原子的单电子数目，共价键形成时，原子轨道重叠程度越大，形成的共价键就越强。因此共价键的形成必须尽可能沿着原子轨道重叠最大的方向进行重叠。

(三) 杂化轨道理论

在共价键的形成过程中，同一个原子中参与成键的几个能量相近的原子轨道可以重新组合，重新分配能量和空间取向，组成了数目相等的成键能力更强的新的成键轨道，称为杂化轨道。

在基础化学的学习中，杂化轨道理论已讲述过，但由于杂化轨道在共价键的形成中十分重要，我们现在还需复习一下。在有机化学中常见的杂化轨道有三种，即 sp^3、sp^2 和 sp 杂化轨道。

1. sp^3 杂化轨道

碳原子的基态电子排布为 $1s^2 2s^2 2p_x^1 2p_y^1 2p_z^0$，只有 $2p_x$ 和 $2p_y$ 两个轨道有单电子，按理也只有 $2p_x$ 和 $2p_y$ 可以形成共价键，键角应为 90°。但这与事实相违，例如，甲烷分子中，是四个完全等同的化学键，键角为 109°28′。为了解决这个矛盾，杂化轨道理论认为，在形成甲烷分子时，碳原子 2s 轨道上的一个电子由基态激发到 2p 的空轨道上去(这种状态称为激发态)，激发态电子排布为 $1s^2 2s^1 2p_x^1 2p_y^1 2p_z^1$。然后一个 s 轨道和三个 p 轨道重新组合杂化，形成四个完全相同的 sp^3 杂化轨道(杂化过程如图 10-1)。sp^3 杂化轨道是由 s/4 和 3p/4 轨道杂化组成的。sp^3 杂化轨道的构型为正四面体，轨道间的夹角为 109°28′(图 10-2)。

2. sp^2 杂化轨道

碳原子的基态和激发态电子排布同 sp^3 杂化轨道。杂化过程是由一个 s 轨道和两个 p 轨道重新组合杂化。这样就形成了三个相同的 sp^2 杂化轨道，还剩下 1 个 p 轨道未参与杂化。sp^2 杂

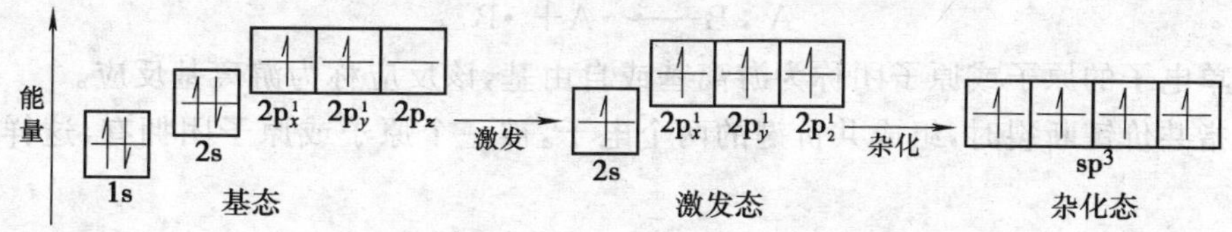

图 10－1　碳原子的 sp^3 杂化过程

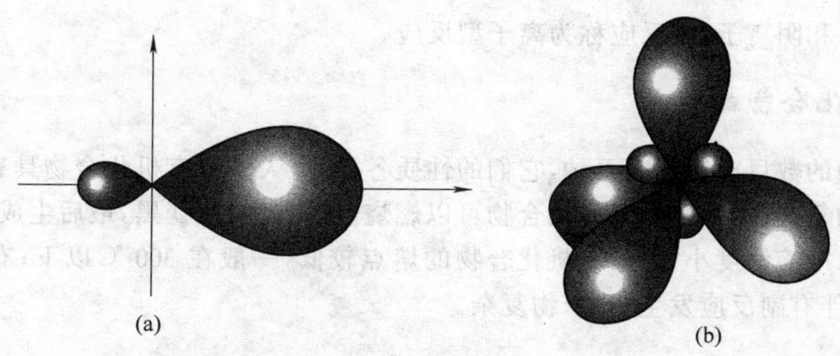

图 10－2　碳原子的 sp^3 杂化轨道

化轨道是由 s/3 和 2p/3 轨道杂化组成的。三个 sp^2 杂化轨道处在同一平面，构型为平面三角形，轨道间的夹角为 120°（图 10－3）。余下未参与杂化的 $2p_z$ 轨道垂直于三个 sp^2 杂化轨道的平面。烯烃分子中的碳碳双键的碳原子均为 sp^2 杂化。

3．sp 杂化轨道

碳原子的基态和激发态电子排布同 sp^2 杂化轨道。杂化过程是由一个 s 轨道和一个 p 轨道重新组合杂化。这样就形成了 2 个相同的 sp 杂化轨道，还剩下 2 个 p 轨道未参与杂化。sp 杂化轨道是由 s/2 和 p/2 轨道杂化组成的。两个 sp 杂化轨道的构型为直线形，轨道间的夹角为 180°（图 10－4）。余下 2 个未参与杂化的 $2p_y$ 和 $2p_z$ 轨道互相垂直，又都与 sp 杂化轨道直线垂直。炔烃分子中的碳碳三键的碳原子均为 sp 杂化。

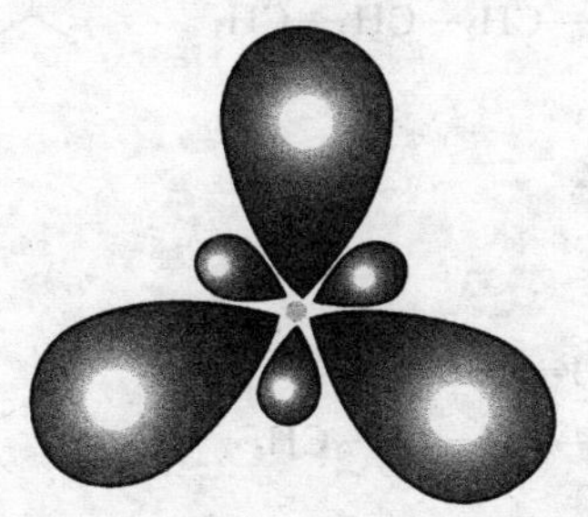

图 10－3　碳原子的 sp^2 杂化轨道

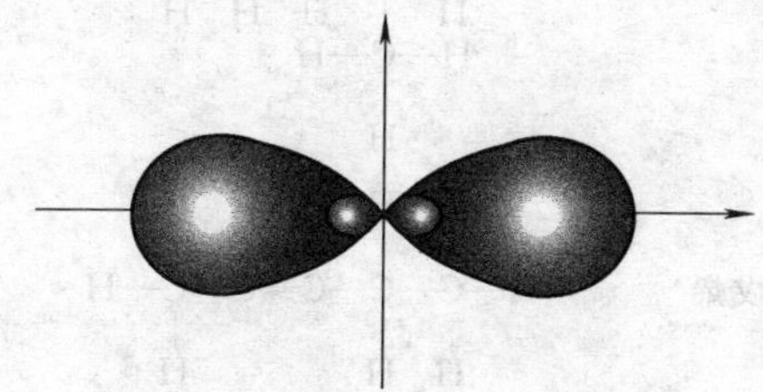

图 10－4　碳原子的 sp 杂化轨道

三、共价键的断裂方式

有机化合物的共价键断裂方式有两种，均裂和异裂。

均裂是指共价键断裂时，组成共价键的两个电子，被两个原子或原子团平均获得，即各获得 1 个电子。这样的断裂方式称为共价键的均裂。

$$A:B \longrightarrow \cdot A + \cdot B$$

均裂产生的单电子的原子或原子团称为游离基或自由基，该反应称为游离基反应。

异裂是指共价键断裂时，组成共价键的两个电子，被一个原子或原子团拥有，这样的断裂方式称为异裂。

$$A:B \longrightarrow A^+ + B^-$$

$$A:B \longrightarrow A^- + B^+$$

异裂产生阳离子和阴离子，该反应称为离子型反应。

四、有机化合物的特点

有机化合物的数目已达几千万种，它们的性质各异，但大多数有机化合物具有共同特点。有机化合物的结构复杂；绝大多数有机化合物可以燃烧，燃烧时炭化变黑，最后生成二氧化碳和水；有机化合物在水中溶解度小；固体有机化合物的熔点较低，一般在 300 ℃以下；有机化合物的反应速率慢，并常伴有副反应发生，且产物复杂。

五、有机化合物结构式的表示法

有机化合物的结构复杂，那么如何表示有机化合物分子的客观存在呢？答案是，用结构式来表示。那么结构式是什么呢？就是表示分子中原子间相互连接的顺序和方式的一种化学式。

表示结构式时，通常用短线表示共价键（或一对电子），这种表示分子的结构式又称作实线式，为了书写方便，常写简化式、键线式等。例如：

实线式　　简化式　　键线式

戊烷

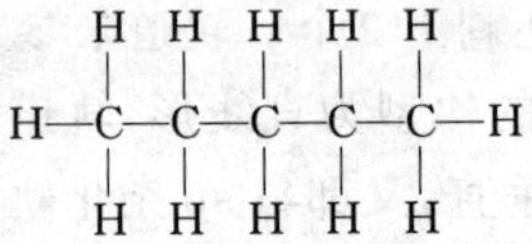

或

$CH_3CH_2CH_2CH_2CH_3$

$CH_3—CH_2—CH_2—CH_2—CH_3$

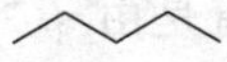

2-甲基戊烷

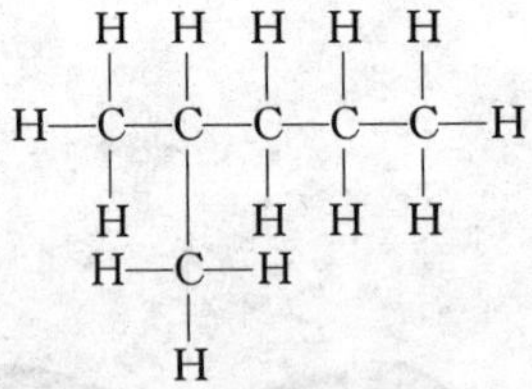

或

$(CH_3)_2CHCH_2CH_2CH_3$

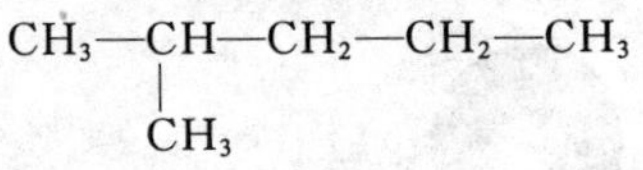

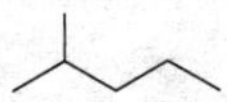

2-戊烯

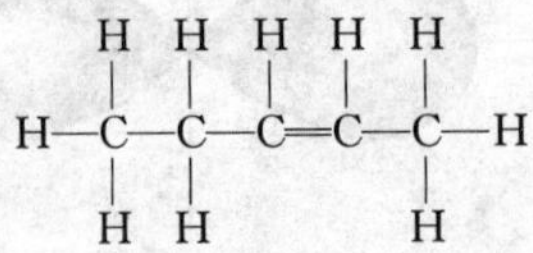

或

$CH_3CH_2CH=CHCH_3$

$CH_3—CH_2—CH=CH—CH_3$

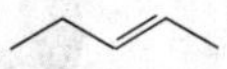

环己烷

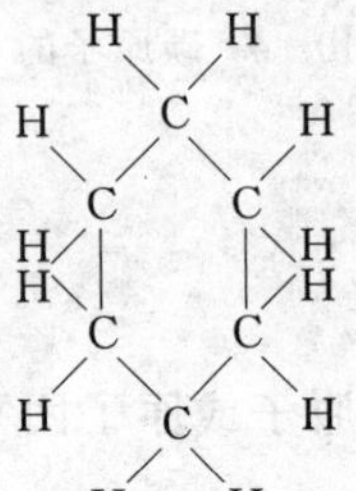

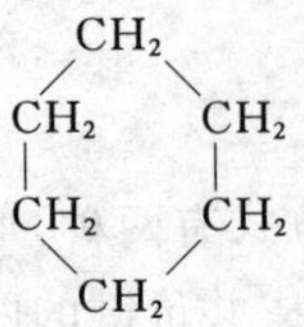

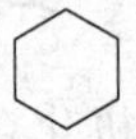

六、有机化合物的分类

有机化合物的分类一般采用以有机化合物分子的碳架和官能团两种分类方法。本节只介绍以官能团分类的方法。

官能团又称功能团，是指有机化合物分子中，主要发生化学反应，且能代表该类化合物主要性质的原子或原子团。

按官能团分类的方法就是：将含有相同官能团的化合物归属为一类，由于含有相同官能团的化合物的化学性质基本相似，所以按官能团分类，对学习掌握有机化合物的结构理论和性质是十分有益的。本书就是以官能团分类来讨论有机化合物的结构和性质的。常见的主要官能团和类别见表 10－1。

表 10－1　常见的一些官能团

官能团	官能团名称	化合物名称	官能团	官能团名称	化合物名称
$>C=C<$	双键	烯烃	$—COOH$	羧基	羧酸
$—C\equiv C—$	三键	炔烃	$—SO_3H$	磺酸基	磺酸
$—OH$	羟基	醇、酚	$—NO_2$	硝基	硝基化合物
$—O—$	醚键	醚	$—NH_2$	氨基	胺
$—CHO$	醛基	醛	$—CN$	氰基	腈
$>C=O$	酮基(羰基)	酮	—X(F,Cl,Br,I)	卤素	卤代物

习　题

1. 有机二字的原意和现代意义是什么？

2. 用共价键理论说明共价键的形成。

3. 指出下列化合物中标有＊的碳原子的杂化状态。

(1) $CH\equiv \overset{*}{C}—CH=\overset{*}{C}H—CH_3$　　(2) $H_2\overset{*}{C}=C=\overset{*}{C}H_2$

4. 指出下列化合物结构式中的主要官能团。

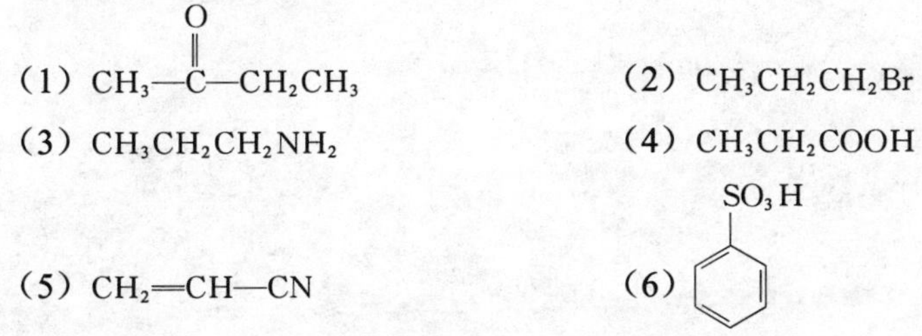

(1) $CH_3—\overset{O}{\overset{\|}{C}}—CH_2CH_3$　　(2) $CH_3CH_2CH_2Br$

(3) $CH_3CH_2CH_2NH_2$　　(4) CH_3CH_2COOH

(5) $CH_2=CH—CN$　　(6) $C_6H_5SO_3H$（苯环上连 SO_3H）

5. 将下列化合物简化结构式改写成键线式。

(1) $CH_3CH_2CH_2CH_2CH_3$　　　　(2) $\underset{\displaystyle CH_3}{CH_3—\underset{|}{CH}}—\underset{\underset{\displaystyle CH_3}{|}}{CH}—COOH$

6. 名词解释

(1) 官能团　　　　(2) 杂化轨道

7. 有机化合物具有哪些特点？

第十一章　烷　　烃

由碳和氢两种元素组成的碳氢化合物，简称为烃。它的氢原子被其他原子或基团取代后，可得到一系列烃的衍生物，因此可把烃看作是有机化合物的母体。

烃可分为链烃和环烃两大类。链烃也叫脂肪烃，又可分为饱和烃和不饱和烃。

一、烷烃的结构

（一）甲烷和乙烷的结构

甲烷是由 1 个碳原子和 4 个氢原子组成的最简单的烷烃，分子式为 CH_4，呈正四面体结构（图 11－1）。

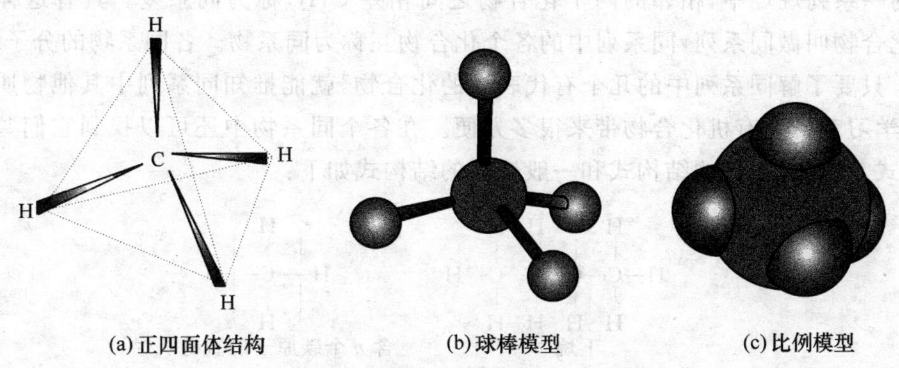

(a) 正四面体结构　　(b) 球棒模型　　(c) 比例模型

图 11－1　甲烷的空间结构及其模型图

杂化轨道理论认为，形成甲烷分子时，碳原子的原子轨道采用 sp^3 杂化（见第十章杂化轨道理论）。4 个 sp^3 杂化轨道以碳原子为中心，伸向正四面体的 4 个顶角，4 个 sp^3 杂化轨道之间夹角为 109°28′，这样排布使 4 个 sp^3 杂化轨道尽可能彼此远离，电子之间相互斥力最小，体系比较稳定。

甲烷分子的 C—H 键是由氢原子的 s 轨道与碳原子的 sp^3 杂化轨道沿着原子轨道键轴方向重叠（“头碰头”重叠）而成。这种共价键的成键电子云围绕成键两原子的键轴对称地分布，称为 σ 键。σ 键是成键轨道间以最大限度的重叠，所以 σ 键是比较稳定的化学键，并且可以自由旋转。

烷烃分子中所有碳原子都是 sp^3 杂化轨道形成 C—Cσ 键和 C—Hσ 键。例如，乙烷分子中有 6 个 C—Hσ 键和 1 个 C—Cσ 键，键角为 109°28′；键长 C—C 键是 154 pm，C—H 键是 110 pm（图 11－2）。

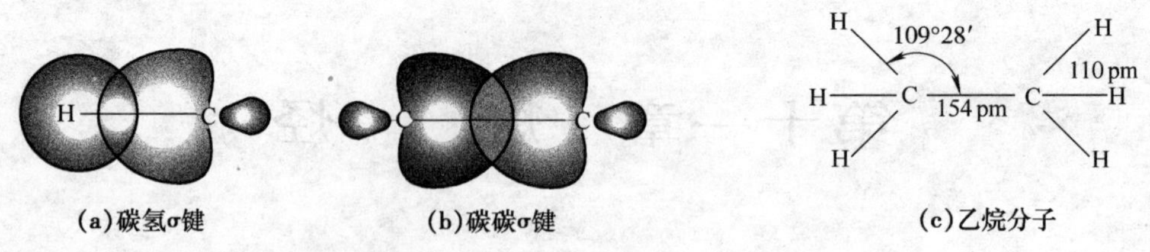

图 11－2　σ键的形成和乙烷分子

（二）烷烃的同系列和通式

烷烃属于饱和烃，因为分子中碳原子的 4 个价键，除碳碳连接外，其余的价键完全与氢原子结合（被氢所饱和），因此叫做烷烃。

烷烃中最简单的是甲烷，分子式是 CH_4。含两个碳原子的是乙烷，分子式 C_2H_6。碳原子数目逐渐递增，可以得到一系列烷烃：

名称：	甲烷	乙烷	丙烷	丁烷	戊烷……
分子式：	CH_4	C_2H_6	C_3H_8	C_4H_{10}	C_5H_{12}……
同系差：	CH_2	CH_2	CH_2	CH_2	

以上的一系列烷烃中，相邻的两个化合物之间相差 CH_2，称为同系差。具有这样相同差值的一系列化合物叫做同系列，同系列中的各个化合物互称为同系物。各同系物的分子结构相似，性质相近。只要了解同系列中的几个有代表性的化合物，就能推知同系列中其他物质的基本性质，这就为学习和研究有机化合物带来很多方便。在各个同系物中还可以找到它们共同的分子式，称为通式。例如，丁烷的结构式和一般烷烃的结构式如下：

```
   H  H  H  H                 ┌ H ┐
   |  |  |  |                 │ | │
H—C—C—C—C—H                H─┼ C ┼─H
   |  |  |  |                 │ | │
   H  H  H  H                 └ H ┘n
      丁烷              含 n 个碳原子的直链烷烃
```

从结构式可以看出氢原子的数目是碳原子数目的两倍，加上结构式两端的两个氢原子，丁烷的分子式为 C_4H_{10}；若设碳原子的数目为 n，则氢原子的数目为 $2n+2$，所以烷烃的通式是 C_nH_{2n+2}。

（三）饱和碳原子的类型

在烷烃异构体的结构式中，碳原子在碳链中所处的环境并非完全相同。为了加以识别，把碳原子分为四类。只与一个碳原子直接相连的碳原子称为伯（一级或 1°）碳原子。与二个碳原子直接相连的碳原子称为仲（二级或 2°）碳原子。与三个碳原子直接相连的碳原子称为叔（三级或 3°）碳原子。与四个碳原子直接相连的碳原子称为季（四级或 4°）碳原子。例如：

```
           1°               1°
          CH3              CH3
     1°    |                |       1°
    H3C — C — CH2 — CH — CH3
          4° |   2°     3°
          CH3
           1°
```

与之相对应的连接在伯、仲、叔碳原子上的氢原子分别称为伯(1°)、仲(2°)、叔(3°)氢原子。四种碳原子和三种氢原子所处的环境不同,反应性能也有差别。

(四) 烷烃的异构现象

有机物的同分异构现象非常普遍,在烷烃中除甲烷、乙烷、丙烷没有同分异构体外,其他的烷烃都存在同分异构现象。例如,丁烷有两种异构体,戊烷有三种异构体。

丁烷 C_4H_{10}

$CH_3CH_2CH_2CH_3$

正丁烷

$$H_3C-\underset{\underset{CH_3}{|}}{CH}-CH_3$$

异丁烷

戊烷 C_5H_{12}

$CH_3CH_2CH_2CH_2CH_3$

正戊烷

$$CH_3-\underset{\underset{CH_3}{|}}{CH}-CH_2-CH_3$$

异戊烷

$$H_3C-\overset{\overset{CH_3}{|}}{\underset{\underset{CH_3}{|}}{C}}-CH_3$$

新戊烷

随着烷烃的碳原子数目增加,异构体的数目迅速增多(表 11-1)。

表 11-1 烷烃异构体数目

碳原子数	分子式	异构体数目	碳原子数	分子式	异构体数目
4	C_4H_{10}	2	10	$C_{10}H_{22}$	75
5	C_5H_{12}	3	15	$C_{15}H_{32}$	4 347
6	C_6H_{14}	5	20	$C_{20}H_{42}$	366 319
7	C_7H_{16}	9	30	$C_{30}H_{62}$	4 111 646 763
8	C_8H_{18}	18	40	$C_{40}H_{82}$	62 491 178 805 831
9	C_9H_{20}	35			

二、烷烃的命名法

烷烃的命名法有两种,即普通命名法和系统命名法。

(一) 普通命名法

普通命名法只适用于结构比较简单的烷烃,其基本原则如下:

按分子中碳原子数目叫做"某烷",碳原子数在十个以下用天干(甲、乙、丙、丁、戊、己、庚、辛、壬、癸)。十个碳原子以上用中文数字表示。例如:

$CH_3CH_2CH_3$ (正)丙烷

$CH_3CH_2CH_2CH_2CH_3$ (正)戊烷

$CH_3(CH_2)_{13}CH_3$ (正)十五烷

碳链一端具有 $-\overset{\overset{CH_3}{|}}{CH}-CH_3$ 结构的称为"异某烷";碳链一端具有 $-\overset{\overset{CH_3}{|}}{\underset{\underset{CH_3}{|}}{C}}-CH_3$ 结构的称为"新某烷"。例如:

戊烷(C_5H_{12})的三个异构体分别为

$$CH_3CH_2CH_2CH_2CH_3 \qquad \underset{\displaystyle CH_3}{CH_3\underset{|}{C}HCH_2CH_3} \qquad H_3C-\overset{\displaystyle CH_3}{\underset{\displaystyle CH_3}{\overset{|}{\underset{|}{C}}}}-CH_3$$

正戊烷　　异戊烷　　新戊烷

(二) 系统命名法

系统命名法是根据国际纯粹与应用化学联合会(IUPAC)制定的命名原则,结合我国文字特点而制定的。

学习系统命名法,首先应了解烷基的概念。烷基是指烷烃分子中去掉一个氢原子所剩下的原子团(基团)。通式为 C_nH_{2n+1},常用 R—表示。常见的烷基有

$$-CH_3 \qquad -CH_2CH_3 \qquad -CH_2CH_2CH_3 \qquad -\overset{\displaystyle CH_3}{\overset{|}{C}}HCH_3$$

甲基　　乙基　　正丙基　　异丙基

$$-CH_2CH_2CH_2CH_3 \qquad -\overset{\displaystyle CH_3}{\overset{|}{C}}HCH_2CH_3 \qquad -CH_2\overset{\displaystyle CH_3}{\overset{|}{C}}HCH_3 \qquad -\overset{\displaystyle CH_3}{\underset{\displaystyle CH_3}{\overset{|}{\underset{|}{C}}}}-CH_3$$

正丁基　　仲丁基　　异丁基　　叔丁基

系统命名法实际上就是对烷烃的主链(母体)和支链(烷基)情况的描述。

系统命名法基本原则:

1. 直链烷烃的命名法与普通命名法相同。

2. 支链烷烃的命名法是把支链当作直链烷烃的取代基,再根据下列规则进行命名。

(1) 首先选择最长的碳链为主链作为母体,称为"某烷"。

(2) 从靠近支链的一端开始把主链依次用阿拉伯数字编号(读作 1 位,2 位,3 位等)。

(3) 把取代基的名称写在母体名称的前面,并标明取代基的位号;取代基的位号与名称之间加一短横线。例如:

$$\underset{1}{C}H_3-\underset{2}{\overset{\displaystyle CH_3}{\overset{|}{C}}}H-\underset{3}{C}H_2-\underset{4}{C}H_3 \qquad \text{2-甲基丁烷}$$

(4) 如果有几个不同的取代基,把取代基中直接与主链连接的原子的原子序数小的放在前面,大的放在后面。如果两个基团与主链直接连接的原子相同,则顺次比较第二个原子,如此类推直到比较出大小为止。例如,甲基、乙基和丙基的大小顺序为

$$CH_3CH_2CH_2— > CH_3CH_2— > CH_3—$$

$$\overset{7}{C}H_3\overset{6}{C}H_2\overset{5}{C}H_2-\underset{\displaystyle CH_3}{\underset{|}{\overset{4}{C}}}H-\underset{\displaystyle CH_2CH_3}{\underset{|}{\overset{3}{C}}}H-\overset{2}{C}H_2\overset{1}{C}H_3 \qquad \text{4-甲基-3-乙基庚烷}$$

(5) 如果有相同的取代基则合并,并在取代基前用二、三、四等注明相同取代基的数目。例如:

$$\overset{1}{C}H_3\overset{2}{C}H(CH_3)\overset{3}{C}H_2\overset{4}{C}H(CH_3)\overset{5}{C}H_2\overset{6}{C}H_3$$

2,4-二甲基己烷

$$H_3\overset{1}{C}-\overset{2}{C}(CH_3)_2-\overset{3}{C}H_2-\overset{4}{C}H(CH_3)-\overset{5}{C}H_3$$

2,2,4-三甲基戊烷

(6) 如果有几条等长的碳链，选择含取代基最多的为主链。例如：

$$\overset{8}{C}H_3\overset{7}{C}H_2\overset{6}{C}H_2-\overset{5}{C}H(\overset{6}{C}H(CH_3)-\overset{7}{C}H_2-\overset{8}{C}H_3)-\overset{4}{C}H_2\overset{3}{C}H_2\overset{2}{C}H(CH_3)\overset{1}{C}H_3$$

2,6-二甲基-5-丙基辛烷

三、烷烃的物理性质

在常温常压下，$C_1 \sim C_4$ 的直链烷烃是气体；$C_5 \sim C_6$ 是液体；C_{17} 以上是固体。它们的沸点和熔点随碳原子数目的增加而升高，同系物之间，每增加一个 CH_2，沸点约升高 20～30 ℃。例如，戊烷 C_5H_{12} 沸点 36.1 ℃，已烷 C_6H_{14} 沸点 68.7 ℃。此外，在同分异构体中沸点随支链的增多而降低。原因是分子中的支链，阻碍分子之间的紧密排列，减弱分子间的引力，从而降低了沸点。例如：

正戊烷 $CH_3CH_2CH_2CH_2CH_3$ 沸点 36.1 ℃

异戊烷 $CH_3CH_2-CH(CH_3)-CH_3$ 沸点 25 ℃

新戊烷 $H_3C-C(CH_3)_2-CH_3$ 沸点 9 ℃

烷烃的密度都小于 1 g/cm³，比水轻，属非极性化合物，不溶于水，溶于有机溶剂。

四、烷烃的化学性质

常温下烷烃的化学性质很不活泼，与强酸、强碱、强氧化剂、强还原剂均不发生反应，烷烃化学性质稳定。但在一定温度、压力和催化剂存在下，也可以发生某些化学反应。现以卤代反应为例进行说明

1. 甲烷的卤代反应

烷烃分子中的氢原子，被其他原子或基团所取代的反应叫取代反应。若被卤素所取代，称为卤代反应。烷烃与卤素在室温和黑暗中难以反应，而在光照下可发生剧烈反应。例如，甲烷与氯气反应：

$$CH_4 + Cl_2 \xrightarrow{光} CH_3Cl + HCl$$

反应很难停留在这一步，因为该反应一旦发生就会连续进行下去：

$$CH_3Cl \xrightarrow[-HCl]{Cl_2} CH_2Cl_2 \xrightarrow[-HCl]{Cl_2} CHCl_3 \xrightarrow[-HCl]{Cl_2} CCl_4$$

一氯甲烷　　二氯甲烷　　三氯甲烷　　四氯甲烷

反应最终得到上述 4 种卤代烃的混合物。控制反应物的量和反应条件可使某个物质的量多于其他物质。

2. 卤代反应机理

反应机理就是一步一步地描述反应过程。反应机理也称为反应历程或反应机制。

上述甲烷的氯代反应，一旦发生就连续进行下去，称为链反应。它的反应实质是共价键均裂引起的游离基反应。其反应历程是氯分子在光照时，氯分子吸收外界能量，发生共价键均裂，产生单电子的氯原子。单电子的原子或基团称为游离基(又叫自由基)。

$$Cl\cdot \mid \cdot Cl \xrightarrow[\text{(均裂)}]{\text{光能或热能}} 2Cl\cdot \text{(氯原子游离基)}$$

这是链反应的第一阶段，称为链引发。

活泼的氯游离基立即夺取甲烷分子中的氢原子，产生甲基游离基，甲基游离基反过来进攻另一氯分子生成一氯甲烷，产生另一个新的氯游离基：

$$Cl\cdot + H:CH_3 \longrightarrow HCl + \cdot CH_3 \text{(甲基游离基)}$$

$$\cdot CH_3 + Cl:Cl \longrightarrow CH_3Cl + \cdot Cl$$

这个新的氯游离基可以重复上述反应，也可以与刚生成的一氯甲烷反应，逐步生成二氯甲烷、三氯甲烷和四氯化碳。这是链反应的第二阶段，称为链增长。

$$\cdot Cl + H:CH_2Cl \longrightarrow HCl + \cdot CH_2Cl$$

$$\cdot CH_2Cl + Cl:Cl \longrightarrow CH_2Cl_2 + \cdot Cl$$

$$\cdot Cl + H:CHCl_2 \longrightarrow HCl + \cdot CHCl_2$$

$$\cdot CHCl_2 + Cl:Cl \longrightarrow CHCl_3 + \cdot Cl$$

$$\cdot Cl + H:CCl_3 \longrightarrow HCl + \cdot CCl_3$$

$$\cdot CCl_3 + Cl:Cl \longrightarrow CCl_4 + \cdot Cl$$

游离基之间也可以互相结合，消耗了游离基，导致链反应的停止，这个阶段称为链终止。

$$\cdot Cl + \cdot Cl \longrightarrow Cl_2$$

$$\cdot CH_3 + \cdot CH_3 \longrightarrow CH_3CH_3$$

$$\cdot CH_3 + \cdot Cl \longrightarrow CH_3Cl$$

链反应经历链引发、链增长和链终止三个阶段，才最终完成。所以烷烃的卤代反应一旦发生，就很难停留于某一步，必须连续进行下去，直至链终止。

五、常用的几种烷烃

烷烃的天然来源主要是天然气和石油。天然气其主要成分是甲烷。石油裂解可得到各种烃类化合物。

1. 石油醚

石油醚是低级烷烃的混合物，透明无色的液体，它有两个品种，含 $C_5 \sim C_6$ 的沸程为 30～60 ℃，含 $C_7 \sim C_8$ 的沸程为 90～120 ℃。主要用作溶剂，它极易燃烧，使用和贮存时要特别注意远离火源。

2. 液体石蜡

液体石蜡是18～24个碳原子的烷烃液体混合物，不溶于水和醇，能溶于醚和氯仿。医药上用作配置滴鼻剂或喷雾剂的基质，也用作缓泻剂。

3. 凡士林

凡士林是18～22个碳原子的烷烃混合物，呈软膏状的半固体，不溶于水，溶于乙醚和石油醚。因为它不被皮肤吸收，并且化学性质稳定，不与软膏中的药物起变化，因此常用作软膏的基质。凡士林一般呈黄色，经漂白或用骨碳脱色，可得白色凡士林。

习　题

1. 命名下列各化合物。

(1) $CH_3—CH_2—\underset{\underset{CH_2CH_3}{|}}{CH}—CH_2—CH_3$

(2) $CH_3—CH_2—\overset{\overset{CH_3}{|}}{\underset{\underset{CH_3}{|}}{C}}—CH_3$

(3) $CH_3—\overset{\overset{CH_3}{|}}{CH}—\underset{\underset{CH_2CH_3}{|}}{CH}—CH_3$

(4) $(CH_3)_2CHCH_2C(CH_3)_3$

2. 写出下列各化合物的结构式。

(1) 3,3-二甲基戊烷

(2) 2,4-二甲基-3-乙基庚烷

(3) 相对分子质量为86，只含有一个甲基侧链的烷烃

(4) 含有一个叔碳原子，一个季碳原子，相对分子质量最小的烷烃

3. 下列化合物中，在各碳原子上，用1°、2°、3°、4°符号标出其类型。

$$CH_3—\underset{\underset{CH_3}{|}}{CH}—\overset{\overset{CH_2CH_3}{|}}{\underset{\underset{CH_3}{|}}{C}}—CH_2—CH_3$$

4. 请写出乙烷与氯气在光照条件下生成一氯乙烷的反应机制。

第十二章　烯烃和炔烃

烯烃和炔烃属于不饱和烃。烯烃和炔烃的官能团为碳碳双键和碳碳三键。它们的化学性质较烷烃活泼。本章主要介绍它们的结构和主要化学性质，以及电子效应和同分异构现象。

第一节　烯　　烃

一、乙烯的结构

在乙烯分子中，两个碳原子各以一个 sp^2 杂化轨道沿着键轴方向以“头碰头”方式重叠形成一个 C—Cσ 键，又各以两个 sp^2 杂化轨道，与氢原子的 s 轨道沿着键轴方向以“头碰头”方式重叠形成4个 C—Hσ 键，这样形成的 5 个 σ 键都在一个平面上。与该平面垂直的两个碳原子上的未杂化 2p 轨道相互“肩并肩”平行重叠成 π 键。构成 π 键的电子称为 π 电子。π 键的 π 电子云分布在成键两个原子的键轴所在平面的上方和下方（图 12－1）。

碳碳双键的键长为 134 pm；是由 1 个 σ 键和 1 个 π 键组成。由于 π 键是 2 个 p 轨道“肩并肩”侧面重叠形成的，所以以双键相连的 2 个原子之间不能自由旋转。因为旋转时，2 个 p 轨道不能重叠，π 键便被破坏。π 键的重叠程度比 σ 键小，不如 σ 键稳定，比较容易断裂。

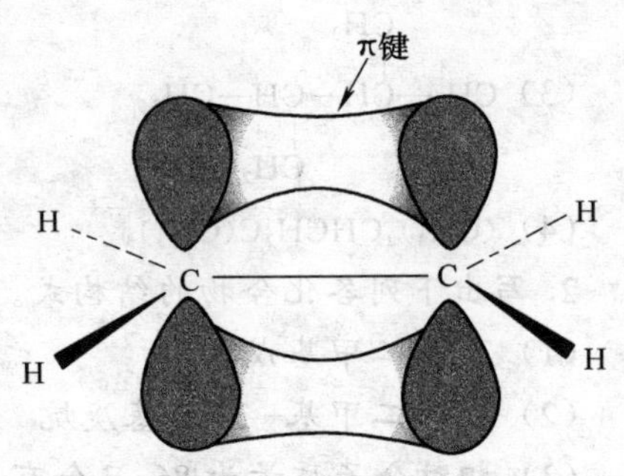

图 12－1　乙烯分子的结构

二、烯烃的异构现象

由于碳碳双键的存在，烯烃的同分异构现象，与同碳原子数的烷烃相比，更为复杂。

1. 构造异构

（1）碳链异构　烯烃碳链异构与烷烃的情况相似。

$$\underset{\displaystyle 2\text{-甲基丙烯}}{\begin{array}{l}CH_2{=}CCH_3\\ \quad\;\;|\\ \quad\;\;CH_3\end{array}} \qquad\qquad \underset{\displaystyle 2\text{-丁烯}}{CH_3CH{=}CHCH_3}$$

（2）位置异构　由于 C═C 双键在碳链中的位置不同所产生的异构现象。例如：

$$\underset{\displaystyle 1\text{-丁烯}}{CH_2{=}CHCH_2CH_3} \qquad\qquad \underset{\displaystyle 2\text{-丁烯}}{CH_3CH{=}CHCH_3}$$

2. 顺反异构

由于碳碳双键不能自由旋转，使 C═C 双键两侧上连接的不同原子或原子团在空间上有两种不同的排列方式，构成同分异构体，从而产生一种新的立体异构现象，称为顺反异构。例如，2-丁烯的两种空间排列不同的异构体，可表示如下：

```
H3C     CH3          H3C     H
   \   /                \   /
    C═C                  C═C
   /   \                /   \
  H     H              H     CH3
```

顺-2-丁烯　　　　反-2-丁烯

两个双键碳原子上各自所连接的相同原子或原子团排列在双键同侧为顺式构型，排在异侧的为反式构型。

产生顺反异构现象的必要条件是：

(1) 分子中存在限制碳碳键自由旋转的因素。

(2) 不能自由旋转的碳原子连接的原子或原子团必须是不相同的。

(3) 不能自由旋转的碳原子之间连接的原子或原子团至少要有一个是相同的。

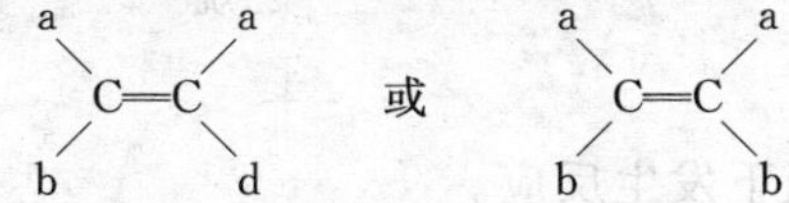

三、烯烃的命名法

烯烃的系统命名原则基本上与烷烃相似，其具体原则如下：

1. 选择含有双键的最长碳链为主链，按主链碳原子数目称为某烯。

2. 主链碳原子的编号必须从靠近双键一端开始，将双键的位次放在“烯”之前、取代基名称之后，并用短线隔开。例如：

```
CH3C═CHCH2CHCH3          CH3—CH—C═CH2
   |         |                |   |
   CH3       CH3              CH3 CH2—CH3
```

2,5-二甲基-2-己烯　　　　3-甲基-2-乙基-1-丁烯

3. 若在 C═C 双键不同碳原子上连有相同原子或原子团，相同原子或原子团在双键同侧的称为顺式异构体；在异侧的称为反式异构体。例如：

```
H3C     C2H5         H3C     H
   \   /                \   /
    C═C                  C═C
   /   \                /   \
  H     H              H     C2H5
```

顺-2-戊烯　　　　反-2-戊烯

烯烃分子中去掉一个氢原子剩下的基团叫烯基。如

$CH_2═CH—$　　$CH_3CH═CH—$　　$CH_2═CHCH_2—$

乙烯基　　丙烯基　　烯丙基

四、烯烃的物理性质

烯烃的物理性质同烷烃基本相似。常温下，C_2～C_4的烯烃为气体，C_5～C_{18}的烯烃为液体并

有汽油的气味，C_{18}以上的为固体。熔点和沸点都随碳原子的增加而上升。相对密度都小于1。不溶于水，易溶于有机溶剂。

五、烯烃的化学性质

烯烃中的碳碳双键是由一个σ键和一个π键组成的。π键很容易发生化学反应，致使烯烃的化学性质较烷烃活泼。

(一) 加成反应

加成反应是指试剂进攻具有不饱和键化合物的π键，使π键断键，试剂中的原子或原子团分别加到与碳碳双键相连的两个碳原子上，形成两个σ键的反应。

1. 加氢

烯烃在催化剂存在下，可以和氢发生加成反应，生成烷烃。常用 Ni、Pt 和 Pd 作催化剂及加压下，乙烯与 H_2发生加成，生成乙烷。

$$CH_2{=}CH_2 + H_2 \xrightarrow{Ni} \underset{\text{乙烷}}{CH_3{-}CH_3}$$

2. 加卤素

烯烃与卤素(氯或溴)在室温下发生反应。

$$CH_2{=}CH_2 + Br_2 \longrightarrow \underset{\text{1,2-二溴乙烷}}{\underset{|\quad\quad|}{CH_2{-}CH_2}\atop{Br\quad\ Br}}$$

由于溴水或溴的四氯化碳溶液显红棕色，反应后生成的卤代烃为无色化合物。因此，常用此法检验烯烃的存在。

3. 加卤化氢

乙烯与溴化氢作用生成溴乙烷。

$$CH_2{=}CH_2 + HBr \longrightarrow CH_3{-}\underset{Br}{\underset{|}{CH_2}}$$

溴乙烷

乙烯与卤化氢加成时只能生成一种产物。但一些不对称烯烃和卤化氢加成时则生成两种不同的化合物。例如：

$$CH_3{-}CH{=}CH_2 + HBr \longrightarrow \begin{cases} CH_3{-}CHBr{-}CH_3\text{(主产物)} \\ \quad\quad\text{2-溴丙烷} \\ CH_3{-}CH_2{-}CH_2Br\text{(副产物)} \\ \quad\quad\text{1-溴丙烷} \end{cases}$$

实验证明，在两种加成产物中，一种是主要产物。俄国化学家马尔科夫尼科夫在总结了大量实验事实的基础上，于1869年提出了一条经验规则：当不对称烯烃与不对称试剂(卤化氢等)加成时，不对称试剂中带正电荷的部分总是加到碳碳双键中含氢较多的碳原子上，带负电荷的部分则是加到碳碳双键中含氢较少的碳原子上，这一规则称为马尔科夫尼科夫规则，简称马氏规则。

但是当烯烃与溴化氢在过氧化物和光照条件下作用时，不按马氏规则加成，而是反马氏加成，称为过氧化物效应。例如：

$$CH_3CH{=}CH_2 + HBr \xrightarrow[光]{ROOR} CH_3CH_2CH_2Br$$

4. 加硫酸

强酸能与烯烃起加成反应。如将乙烯通入浓硫酸中，生成硫酸氢乙酯，经水解得到醇。

$$CH_2{=}CH_2 + H_2SO_4 \longrightarrow \underset{\displaystyle OSO_3H}{CH_3{-}CH_2} \longrightarrow CH_3{-}CH_2{-}OH + H_2SO_4$$

（二）氧化反应

烯烃的双键易被氧化剂氧化。

1. 在碱性或中性介质中，烯烃被稀 $KMnO_4$的冷溶液氧化，生成邻二醇，紫红色的 $KMnO_4$被还原成褐色的 MnO_2，颜色变化显著。可用此反应来检验烯烃的存在。

$$3CH_2{=}CH_2 + 2KMnO_4 + 4H_2O \xrightarrow{OH^-} HOCH_2CH_2OH + 2MnO_2 + 2KOH$$

2. 在酸性条件下，以 $KMnO_4$作氧化剂，烯烃依其结构不同，生成不同的氧化产物。

$$RCH{=}CH_2 \xrightarrow{KMnO_4/H^+} RCOOH + CO_2 + H_2O$$

$$R_2C{=}CHR' \xrightarrow{KMnO_4/H^+} R_2C{=}O + R'COOH$$

（三）聚合反应

在一定的条件下，烯烃分子可以彼此打开双键进行自身加成反应，由多个小分子结合成大分子。这种由许多小分子互相加成生成高分子化合物的反应称为聚合反应。参加聚合的小分子叫单体，聚合后的大分子产物叫聚合物。

$$nH_2C{=}CH_2 \xrightarrow{高温，高压} {+}CH_2{-}CH_2{+}_n$$

六、诱导效应

在有机化合物分子中，由于成键原子的电负性不同，使分子中电子云密度分布发生改变。使分子中成键电子云向某一方向发生偏移的电子效应，称作诱导效应，用符号 I(inductive effect)表示。诱导效应是通过静电诱导，沿着分子链，由近及远传递下去，影响逐渐减弱。

诱导效应常以C—H键的氢原子为标准。如果取代基 X 的电负性大于 H，则 C—X 键的电子云移向 X，就产生吸电子诱导效应，用 $-I$ 表示；如果取代基 Y 的电负性小于 H，则 C—Y 键的电子云移向 Y，就产生斥电子诱导效应，用 $+I$ 表示。一些取代基的电负性大小次序如下：

$$—F > —Cl > —Br > —I > —OCH_3 > —NHCOCH_3 > —C_6H_5 > —CH{=}CH_2 > —H$$

$$—H > —CH_3 > —C_2H_5 > —CH(CH_3)_2 > —C(CH_3)_3$$

烯烃加成中的马氏规则就是诱导效应的结果：

$$R \rightarrow \overset{\delta+}{C}H{=}\overset{\delta-}{C}H_2 + HX \longrightarrow \underset{\displaystyle X}{RCHCH_3}$$

由于烃基的+I效应使碳碳双键上的电子云密度分布发生改变，带正电性的 H^+ 自然要加到带负电性的双键上，遵守马氏加成规则。

烯烃加成的反应机理是加成试剂中带正电荷的部分进攻电子云密度大的带负电荷部分的反应中心的"亲电"过程，这样的加成反应叫做亲电加成反应。

七、重要的烯烃

自然界中很少存在烯烃。乙烯为石油裂解产生的气体，是一种十分重要的化工原料。乙醇、乙醛、环氧乙烷等很多重要有机物都是以乙烯为主要原料制成的。

乙烯是植物体内自己能够产生的一种激素。它有很多生理功能，主要用于未成熟果实的催熟，防止苹果、橄榄等落果，促进棉桃在收获前胀开等。

第二节　二　烯　烃

二烯烃是指分子中含有两个双键(C═C)的烯烃。

一、二烯烃的分类

根据双键的相对位置，二烯烃可分为三类。

1. 聚集二烯烃

两个双键连接在同一个碳原子上，如

$$CH_2{=}C{=}CH_2$$

2. 隔离二烯烃

两个双键被两个或多个单键隔开，如

$$CH_2{=}CH{-}CH_2{-}CH{=}CH_2$$

3. 共轭二烯烃

两个双键之间只被一个单键隔开，如

$$CH_2{=}CH{-}CH{=}CH_2$$

隔离二烯烃的性质和单烯烃相似，聚积二烯烃的数量少且实际应用也不多，而共轭二烯烃具有独特的结构和性质，在理论和实际应用上都很重要。本节重点介绍共轭二烯烃的结构和特殊的化学性质。

二、二烯烃的命名

选择含有两个双键的最长碳链为主链，称为某二烯。主链的编号原则与单烯烃的命名原则相同。如：

$$\underset{\substack{|\\CH_3}}{CH_2{=}CH{-}C{=}CH_2}$$

2-甲基-1,3-丁二烯

$$CH_3{-}CH_2{-}CH{=}CH{-}CH_2{-}CH{=}CH_2$$

1,4-庚二烯

三、共轭二烯烃的结构

(一) 1,3-丁二烯的结构

1,3-丁二烯是二烯烃中最简单、最重要的共轭二烯烃,在1,3-丁二烯分子中,4个碳原子均为 sp^2 杂化状态,每个碳原子各以3个 sp^2 杂化轨道分别与相邻碳原子的 sp^2 杂化轨道和氢原子的s轨道重叠,形成σ键。分子中所有的原子均在同一个平面上,每个碳原子剩下的1个p轨道垂直于σ键骨架所在的平面,这些p轨道以"肩并肩"的方式重叠在 C_1 和 C_2 及 C_3 和 C_4 之间,形成2个π键,见图12-2。

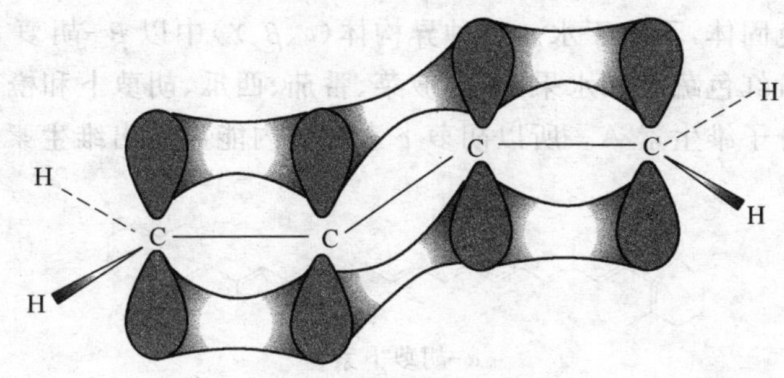

图12-2 1,3-丁二烯的结构

1,3-丁二烯 C_2 和 C_3 之间的p轨道也有一定程度的重叠,具有部分双键性质,即形成由4个碳原子构成的离域π键,使π键电子的运动范围已不局限在两个碳原子周围,而是扩展到4个碳原子的周围,这种现象称为π电子离域。π键电子云密度趋于平均化,即键长趋于平均化,结构中碳碳双键的键长为137 pm,比一般单烯烃中碳碳双键的键长(134 pm)要长;而碳碳单键的键长146 pm,比一般烷烃中碳碳单键的键长(154 pm)要短。电荷分散的结果使体系的内能降低,所以共轭体系比非共轭体系稳定。

(二) 共轭体系和共轭效应

1. 共轭体系

凡能发生电子离域而形成共轭大π键的体系称为共轭体系。如π-π和p-π共轭体系。

形成共轭体系的必要条件是:

(1) 共轭体系的所有原子必须在同一平面上。

(2) 必须有可以实现平行重叠的p轨道。

(3) 有一定数量的供成键用的p电子。

2. 共轭效应

在共轭体系中,由于π电子离域,使电子云密度分布发生改变,当受到外界电场(试剂进攻等)影响时,这种影响通过π电子的运动沿共轭碳链传递下去,其影响不因共轭体系的长度而受影响,这种特殊的发生在共轭体系内的电子效应称做共轭效应。

共轭效应常用符号 C 表示。吸电子和给电子的共轭效应分别用 $-C$ 和 $+C$ 表示。

四、共轭二烯烃的化学性质

1,3-丁二烯与卤素等发生亲电加成反应。例如:

$$CH_2{=}CH{-}CH{=}CH_2 + Br_2 \longrightarrow \begin{cases} CH_2Br{-}CHBr{-}CH{=}CH_2 \\ CH_2Br{-}CH{=}CH{-}CH_2Br \end{cases}$$

1,3-丁二烯与溴加成时,生成两种产物,一种是1,2-加成产物,另一种是1,4-加成产物。这两种加成是同时发生的,反应产物的比例决定于反应条件。低温和非极性溶剂有利于1,2-加成,高温、极性溶剂有利于1,4-加成。

五、重要的二烯烃

1. 胡萝卜素

胡萝卜素是金黄色固体,不溶于水。三种异构体(α、β、γ)中以β-胡萝卜素含量最高。它广泛存在于许多绿色和黄红色蔬菜和水果中,如菠菜、番茄、西瓜、胡萝卜和橙子。在人体肝内受酶作用裂解并氧化成两分子维生素A。所以胡萝卜素在体内能显示出维生素A的活性,并称它为维生素A原。

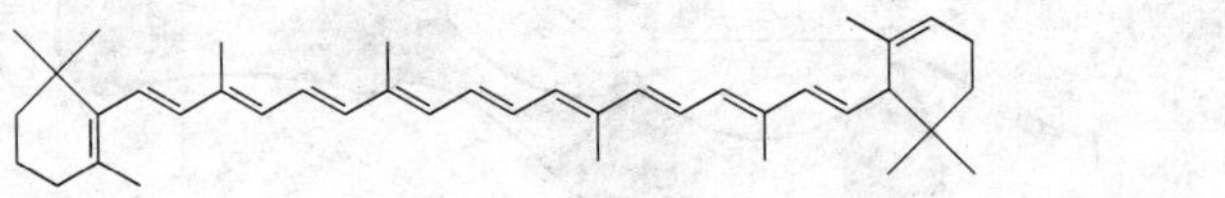

α-胡萝卜素

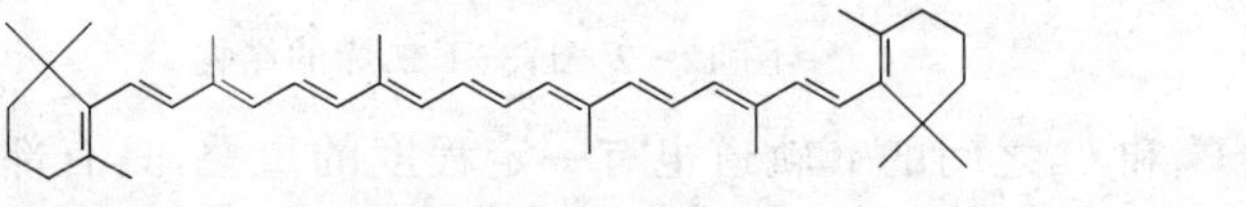

β-胡萝卜素

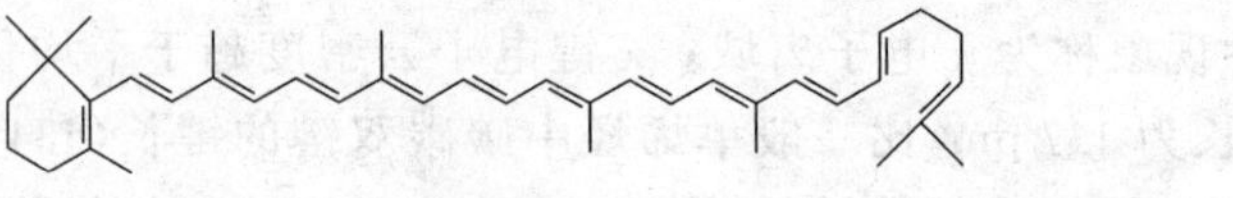

γ-胡萝卜素

2. 维生素A

维生素A,分为维生素A_1和维生素A_2,存在于鱼肝油、蛋黄、牛奶及动物肝中。若缺乏维生素A就会患干眼症、夜盲症等。在临床上常将维生素A或维生素棕榈酸酯溶于植物油中应用。

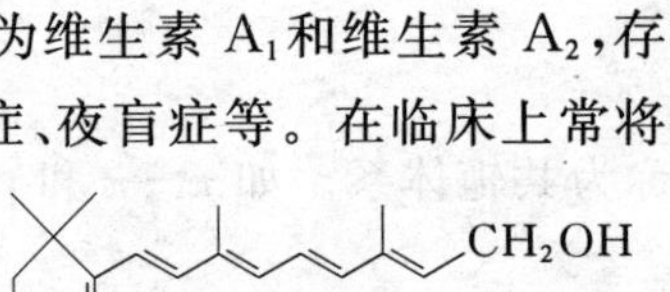

CH_2OH　　CH_2OH

维生素A_1 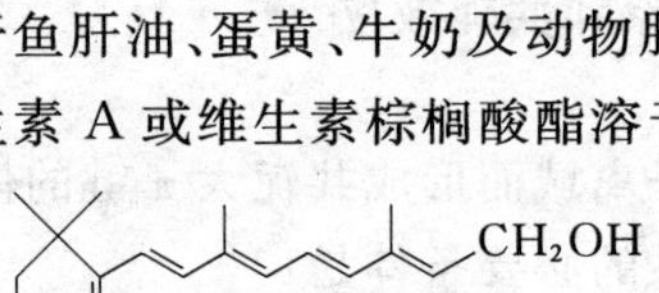　　维生素A_2

第三节　炔　　烃

一、炔烃的结构

炔烃是指分子中含有碳碳三键的烃。碳碳三键是炔烃的官能团。最简单的炔烃为乙炔,其结构式为$H{-}C \equiv C{-}H$。实验测得乙炔分子的键角是180°,键长为120 pm,是直线形分子。

在乙炔分子中,2个碳原子各以1个sp杂化轨道相互重叠形成C—Cσ键,又各以1个sp杂化轨道与氢原子的s轨道重叠,形成2个C—Hσ键。每个碳原子上的2个未杂化的p轨道,分别平行侧面重叠，形成2个π键。2个π键的电子云围绕着σ键形成一个圆筒状。

二、炔烃的命名

炔烃的命名与烯烃相似，只是将“烯”字改为“炔”。同分异构现象有碳链异构和位置异构，但无顺反异构。例如：

$$\underset{\text{4-甲基-2-戊炔}}{H_3C\underset{\underset{CH_3}{|}}{C}HC\equiv CCH_3} \qquad \underset{\text{3,4-二甲基-1-戊炔}}{H_3C—\underset{\underset{CH_3}{|}}{CH}—\underset{\underset{CH_3}{|}}{CH}—C\equiv CH}$$

三、炔烃的物理性质

炔烃的物理性质与烯烃相似，同样是随着相对分子质量增加而有规律地变化。它的熔点、沸点与对应的烷烃、烯烃相比，要稍高一些；密度稍大一些。常温下 C_2～C_4 的炔烃为气体，四个碳以上的炔烃为液体，高级炔烃为固体。

四、炔烃的化学性质

炔烃的化学性质与烯烃相似，也可发生加成、氧化等反应。在发生加成反应时，炔烃不如烯烃活泼。

（一）加成反应

1. 加氢反应

$$CH\equiv CH+H_2\xrightarrow{Pt}CH_2=CH_2\xrightarrow[H_2]{Pt}CH_3—CH_3$$

2. 加卤素反应

$$CH\equiv CH+Br_2\longrightarrow \underset{\underset{Br}{|}}{CH}=\underset{\underset{Br}{|}}{CH}+Br_2\longrightarrow CHBr_2—CHBr_2$$

3. 加卤化氢反应

$$CH\equiv CH+HBr\longrightarrow CH_2=CHBr+HBr\longrightarrow CH_3—CHBr_2$$

4. 加水

$$CH\equiv CH+H_2O\xrightarrow{H_2SO_4}\underset{\text{乙烯醇}}{CH_2=\underset{\underset{OH}{|}}{CH}}\longrightarrow \underset{\text{乙醛}}{CH_3—CHO}$$

（二）氧化反应

同烯烃一样，炔烃也易于被酸性的高锰酸钾溶液氧化，使高锰酸钾溶液的紫红色褪去。这一反应也用于检验碳碳三键的存在。

$$R—C\equiv C—R'+KMnO_4\xrightarrow{H^+}RCOOH+R'COOH$$

五、重要的炔烃

在临床上具有孕激素活性的乙炔基睾丸素，其结构中就含有炔基，其结构为

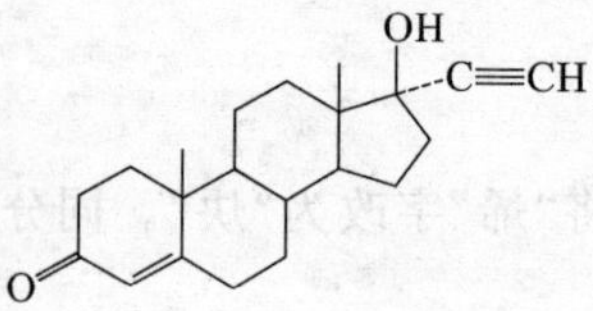

习　题

1. 用系统命名法命名下列化合物，若是顺反异构体应在名称中标明构型。

（1）$H_3C\underset{\underset{C_2H_5}{|}}{C}{=}CH{-}\underset{\underset{CH_3}{|}}{C}HC_2H_5$

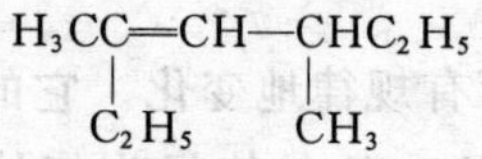

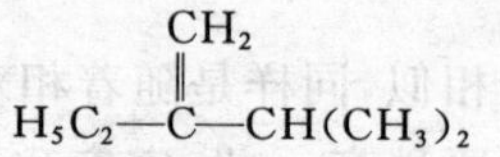

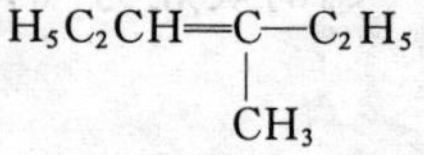

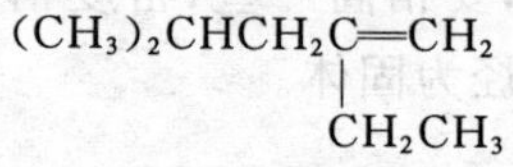

（2）$H_5C_2{-}\overset{\overset{CH_2}{\|}}{C}{-}CH(CH_3)_2$

（3）$H_5C_2CH{=}\underset{\underset{CH_3}{|}}{C}{-}C_2H_5$

（4）$(CH_3)_2CHCH_2\underset{\underset{CH_2CH_3}{|}}{C}{=}CH_2$

（5）$\begin{matrix} H & & CH_2CH_2CH_3 \\ & C{=}C & \\ H_3C & & CH_3 \end{matrix}$

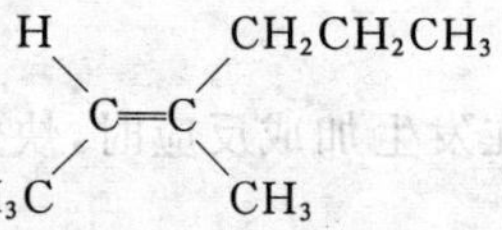

（6）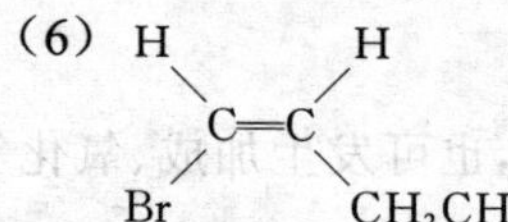

2. 写出下列化合物的结构式。

（1）4-甲基-3-辛烯　　（2）2-甲基-3-乙基-3-辛烯

（3）反-2-己烯　　（4）顺-3-甲基-2-戊烯

（5）2,7-二甲基-3,5-辛二炔　　（6）顺-3,4-二甲基-3-己烯

3. 用化学方法鉴别下列各组化合物。

（1）丁烷，1-丁烯　　（2）2-甲基丁烷，3-甲基-1-丁烯

4. 写出下列反应的主要产物

（1）$CH_3CH{=}CH_2 \xrightarrow{HBr}$

（2）环己烯 $\xrightarrow{Br_2}$

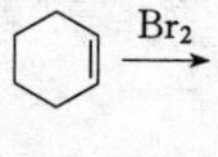

（3）$CH_3CH_2C{\equiv}CH + KMnO_4 \xrightarrow[H^+]{\triangle}$

5. 有三种化合物 A、B、C，它们都能使溴的四氯化碳溶液褪色。当用酸性高锰酸钾氧化时，A 得到丁酸和二氧化碳；B 得到乙酸和丙酸；C 得到乙酸、草酸（HOOC—COOH）、二氧化碳。试推断 A、B、C 的结构式，并写出它们的名称。

第十三章 环 烃

环烃是由碳原子构成环状结构的一类碳氢化合物,根据其结构不同可分为脂环烃和芳香烃两大类。

第一节 环 烷 烃

脂环烃是指由碳原子相互连接成环,而在性质上与开链脂肪烃有许多相似之处的环状碳氢化合物。根据有无不饱和键可分为:环烷烃、环烯烃和环炔烃;还可按环数多少将脂环烃分为单环脂环烃和多环脂环烃。脂环烃最小的环为三元环;最大的有三十元环,其中以五元或六元环最为普遍。

一、环烷烃的分类

分子中具有碳环结构的烷烃称为环烷烃。根据分子中碳环的数目,可分为单环烷烃(分子中只有一个碳环)和多环烷烃(分子中有两个以上碳环)。本节只介绍单环烷烃。

单环烷烃又可按成环碳原子的数目分为小环(3~4个碳原子)、普通环(5~7个碳原子)、中环(8~11个碳原子)、大环(12个以上碳原子)。例如:

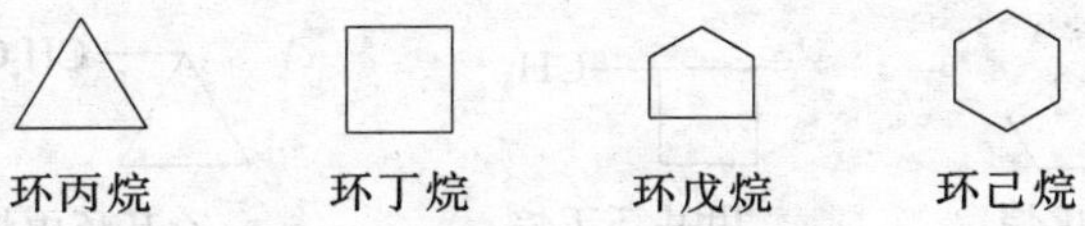

二、环烷烃的结构

环丙烷分子中的3个碳原子之间呈正三角形,C—C—C 键之间的夹角应是60°。但是,根据杂化轨道理论可知,环丙烷分子中的碳原子都是 sp^3 杂化,而 sp^3 杂化轨道之间的夹角是109°28′,要形成三元环的 C—Cσ 键,sp^3 杂化轨道间的夹角需要缩小到60°,这样环丙烷分子就存在一定的角张力。同时,根据量子力学计算,杂化轨道间的夹角不得小于104°,实际测得环丙烷分子中 C—Cσ 键的键角为109.5°,这表明环丙烷分子中碳原子的 sp^3 杂化轨道并不是沿其对称轴的方向实现最大限度的重叠,而是偏向侧面重叠,形成弯曲键,或叫香蕉键(图 13-1)。这种键重叠程度小,不如烷烃分子 C—Cσ 键牢固。由于上述原因,环丙烷稳定性差,容易进行开环加成反应。环丁烷与环丙烷的情况相似。但是,

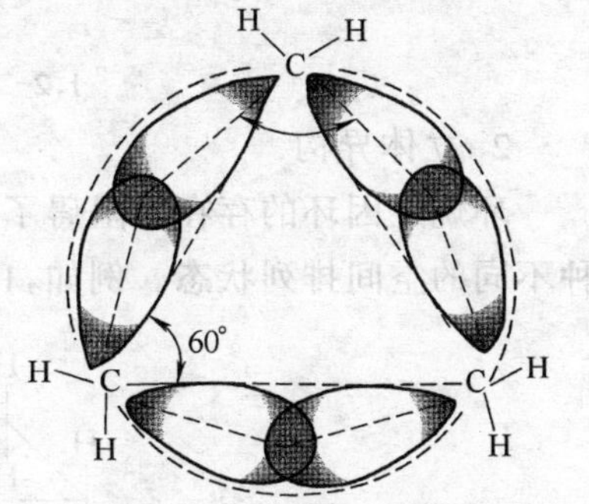

图 13-1 环丙烷中 sp^3 杂化轨道重叠

环丁烷的碳原子不在一个平面上，角张力和香蕉键的弯曲程度比环丙烷小，所以环丁烷比环丙烷稳定。环戊烷、环己烷等环烷烃，碳原子也不在一个平面上，C—Cσ 键的夹角接近或保持正常键角，sp^3杂化轨道实现了最大限度的重叠，不存在角张力，所以比较稳定。

三、环烷烃的命名

脂环烃的命名与烷烃相似，在相应链烃名称之前加上“环”字，称做“环某烷”；当环上有取代基时，将取代基的名称放在母体名称之前；若环上连有多个取代基时，按照取代基位次的数字尽可能小的原则，将环编号。环烯烃和环炔烃命名时，要使不饱和键碳原子编号为 1,2 位。例如：

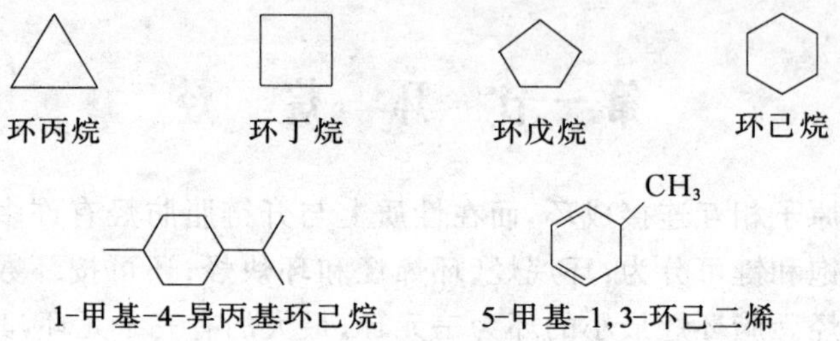

环丙烷　环丁烷　环戊烷　环己烷

1-甲基-4-异丙基环己烷　5-甲基-1,3-环己二烯

四、环烷烃的异构现象

1. 构造异构

单环烷烃的通式为 C_nH_{2n}，与烯烃通式相同。

环烷烃的异构现象比烷烃复杂，这是因为成环的碳原子数可以不同以及取代基的构造不同而引起的碳环异构；此外取代基在环上的位置不同还会产生位置异构。例如，分子式为 C_5H_{10} 的环烷烃有五个异构体：

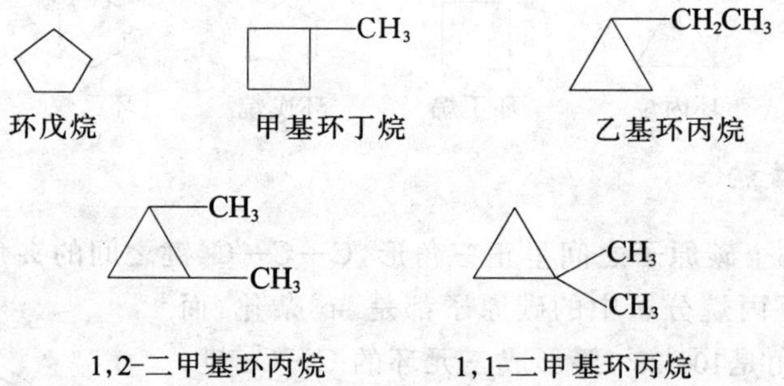

环戊烷　甲基环丁烷　乙基环丙烷

1,2-二甲基环丙烷　1,1-二甲基环丙烷

2. 立体异构

环烷烃因环的存在而阻碍了 C—C 键的自由转动，因而使连接在环上的原子或原子团，有两种不同的空间排列状态。例如，1,2-二甲基环丙烷有两个异构体：

顺-1,2-二甲基环丙烷　反-1,2-二甲基环丙烷

五、环烷烃的物理性质

环烷烃的熔点、沸点和相对密度都比同碳数的烷烃略高，不溶于水，易溶于有机溶剂。环丙烷和环丁烷在常温下为气体，环戊烷为液体，高级环烷烃为固体。

六、环烷烃的化学性质

环烷烃的化学性质与烷烃相似，但由于小环烷烃如三元环或四元环环内张力大而不稳定，表现出与烯烃相似的化学性质，即开环的加成反应。但五元环或六元环则较稳定，不易发生开环加成。

(一) 加成反应

$$\triangle + H_2 \xrightarrow[80\ ℃]{Ni} CH_3CH_2CH_3$$

$$\square + H_2 \xrightarrow[120\ ℃]{Ni} CH_3CH_2CH_2CH_3$$

$$⬠ + H_2 \xrightarrow[300\ ℃]{Pi} CH_3CH_2CH_2CH_2CH_3$$

从反应条件可以看出，越小的环越易发生开环加成反应。环戊烷以上的环很难开环，它们是比较稳定的。

(二) 卤代反应

$$⬠ + Cl_2 \xrightarrow{光} ⬠\text{—}Cl + HCl$$

$$⬡ + Cl_2 \xrightarrow{光} ⬡\text{—}Cl + HCl$$

环烷烃的化学性质与烷烃相似，也不易发生氧化反应。

第二节 芳　香　烃

芳香烃是指分子中含有苯环及与苯有类似结构特点和化学性质的一类烃。芳香烃是芳香族化合物的母体。芳香烃的分子结构和性质都不同于链烃和脂环烃，而具独特的属性。一般情况下，芳香环上不易发生加成、氧化，而容易发生取代反应，这种特殊性称为“芳香性”。

一、芳香烃的分类

芳香烃按其分子内有无苯环结构以及苯环的连接方式可分为三类。

1. 单环芳香烃

分子中含有一个苯环的芳香烃，如：

C_2H_5

乙苯

2. 多环芳香烃

分子内含有两个或两个以上苯环的芳香烃。根据各苯环的连接方式，又可分为三种。

(1) 联苯　苯环之间通过单键相连接，如：

1,4-联三苯　　联苯　　1,3-联三苯

(2) 多苯代脂肪烃　苯环之间通过烷基间接相连，也可看成脂肪烃分子中的氢原子被多个苯取代而成，如：

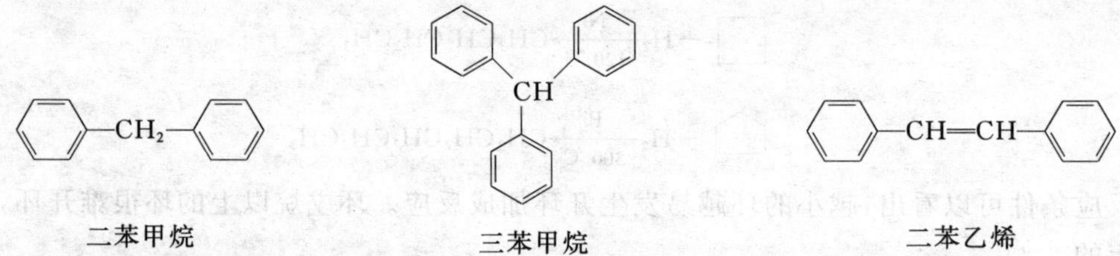

二苯甲烷　　三苯甲烷　　二苯乙烯

(3) 稠环芳烃　由两个或两个以上苯环共用相邻的两个碳原子稠合而成，如：

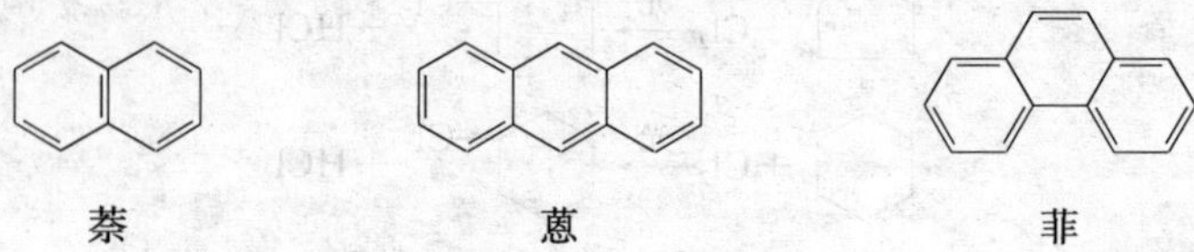

萘　　蒽　　菲

3. 非苯芳烃

分子中不含苯环，但与芳香烃性质相似的环烃。

二、芳香烃的命名

这里主要介绍单环芳香烃的命名。简单的一元烷基苯的命名是以苯环为母体，把烷基当作取代基，称为“某苯”。苯环上有多个取代基时，命名时应标出其位置。例如：

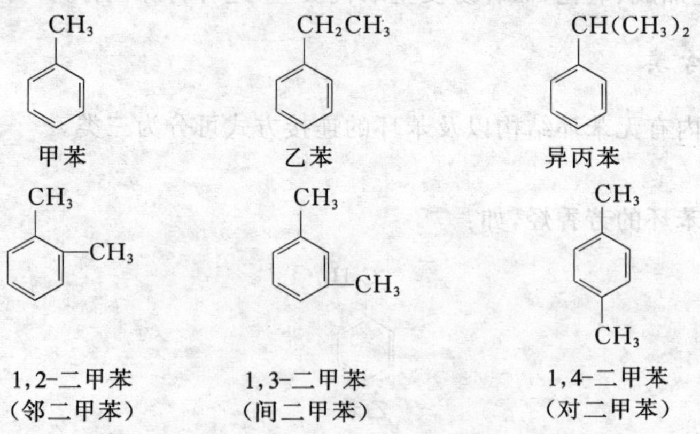

1,2-二甲苯（邻二甲苯）　　1,3-二甲苯（间二甲苯）　　1,4-二甲苯（对二甲苯）

CH_3 CH_3 CH_3 CH_3 CH_3 CH_3 H_3C CH_3 CH_3

1,2,3-三甲苯（连三甲苯）　　1,2,4-三甲苯（偏三甲苯）　　1,3,5-三甲苯（均三甲苯）

当苯环上连有不饱和烃基或较复杂的烷基时，则将苯环作为取代基来命名。例如：

$CH_3CHCH_2CHCH_3$（2 位连苯环，4 位连 CH_3）　　C_6H_5—CH_2—$CH{=}CH_2$

2-甲基-4-苯基戊烷　　3-苯基丙烯

在芳香族化合物中，从芳香环碳上去掉一个氢原子叫芳基，芳基常用“Ar—”表示，最常见的芳基有 C_6H_5—，称为苯基，可用“Ph—”表示；$C_6H_5CH_2$—称为苯甲基或苄基。

三、苯的结构

苯的分子式为 C_6H_6，分子中每个碳原子均以 sp^2 杂化，6 个碳原子共平面构成平面六角形结构。每个碳原子上还剩有一个与分子平面相垂直的未杂化的 p 轨道，彼此间以“肩并肩”的方式重叠，构成一个闭合环状共轭体系，形成一个 6 个碳原子的环状闭合大 π 键，它们的电子云分布在苯环平面的上下方，如图 13－2。由于生成了共轭大 π 键，电子云密度分配平均化，使碳碳键长完全平均化（139 pm），体系更加稳定。

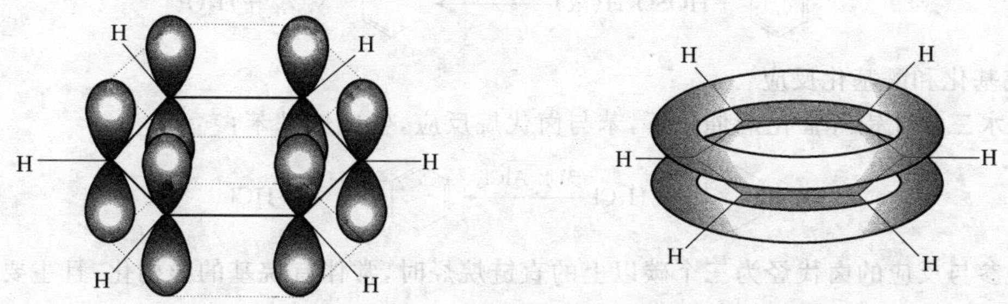

图 13－2　苯的结构

四、芳香烃的物理性质

单环芳烃一般为无色液体，比水轻，不溶于水，溶于有机溶剂。它们的蒸气具有毒性，易造成肝和造血功能的损伤。苯、甲苯、二甲苯等也常作有机溶剂。

五、芳香烃的化学性质

芳烃分子中碳环为闭合的共轭体系，体系的内能低，化学性质稳定。所以在一般反应中，表现出“芳香性”。

(一) 取代反应

1. 卤代反应

在铁粉或三卤化铁的催化下，苯和氯或溴作用，苯环上的氢原子被氯或溴原子取代生成氯苯或溴苯的反应，称为氯代或溴代反应。例如：

$$C_6H_6 + Cl_2 \xrightarrow[55\sim65\ ℃]{Fe 或 FeCl_3} C_6H_5Cl + HCl$$

2. 硝化反应

苯和浓硝酸在浓硫酸存在下反应生成硝基苯：

$$C_6H_6 + HONO_2 \xrightarrow[50\sim60\ ℃]{浓\ H_2SO_4} C_6H_5NO_2 + H_2O$$

若用发烟硝酸和发烟硫酸以及在更高的温度下反应，硝基苯可得到间二硝基苯。

烷基苯比苯容易硝化，主要生成邻硝基苯和对硝基苯：

$$C_6H_5CH_3 + HONO_2 \xrightarrow[30\ ℃]{H_2SO_4} o\text{-}CH_3C_6H_4NO_2 + p\text{-}CH_3C_6H_4NO_2$$

3. 磺化反应

苯和浓硫酸作用，环上的氢原子被磺酸基（$-SO_3H$）取代生成苯磺酸：

$$C_6H_6 + HOSO_3H(浓) \xrightarrow{75\sim80\ ℃} C_6H_5SO_3H + H_2O$$

4. 烷基化和酰基化反应

在无水三氯化铝等催化剂催化下，苯与卤代烷反应，生成烷基苯：

$$C_6H_6 + CH_3Cl \xrightarrow{无水\ AlCl_3} C_6H_5-CH_3 + HCl$$

如果参与反应的卤代烃为三个碳以上的直链烷烃时，常伴有烷基的异构化，且主要生成异构化产物。

$$C_6H_6 + CH_3CH_2CH_2Cl \xrightarrow{无水\ AlCl_3} \underset{丙苯(副产物)}{C_6H_5-CH_2CH_2CH_3} + \underset{异丙苯(主产物)}{C_6H_5-CH(CH_3)_2}$$

在无水氯化铝催化下，芳香烃还可以与酰卤或酸酐反应，在芳香环上引入一个酰基生成酮类。

$$C_6H_6 + \underset{乙酰氯}{Cl-\overset{O}{\overset{\|}{C}}-CH_3} \xrightarrow{无水\ AlCl_3} \underset{苯乙酮}{C_6H_5-\overset{O}{\overset{\|}{C}}-CH_3} + HCl$$

$$C_6H_6 + (CH_3CO)_2O \xrightarrow{\text{无水 } AlCl_3} C_6H_5COCH_3 + CH_3COOH$$

乙酸酐　　　　苯乙酮

5. 亲电取代反应机制

芳环在取代反应中，总是作为电子的供给者与亲电试剂发生取代反应。具体步骤如下：

（1）亲电试剂中亲电部分的形成　试剂首先与催化剂作用生成强有力的亲电部分，如

$$Cl_2 + FeCl_3 \longrightarrow [FeCl_4]^- + Cl^+$$

（2）亲电试剂中亲电部分与芳香烃反应　得到中间体 σ-配合物，如

$$C_6H_6 + Cl^+ \longrightarrow [C_6H_6Cl]^+$$

中间体 σ 配合物，因为它的形成是由芳环提供一对电子与亲电试剂形成了一个新的 σ 键，芳香环上所余的 5 个碳原子仍为 sp^2 杂化，但 5 个碳原子的 5 个 p 轨道构成的共轭体系只有 4 个 π 电子，所以带一个单位正电荷，属于不稳定的碳正离子。σ-配合物很不稳定，形成后马上进行下一步反应。

（3）σ-配合物脱去一个质子，形成芳烃的取代产物。

$$[C_6H_6Cl]^+ + [FeCl_4]^- \longrightarrow C_6H_5Cl + FeCl_3 + HCl$$

不稳定的 σ-配合物在亲电试剂亲核部分的作用下，从 sp^3 杂化碳原子上失去一个质子，将共用电子对留给碳原子，碳原子又从 sp^3 杂化变回 sp^2 杂化，与其余 5 个碳原子恢复闭合共轭体系的稳定结构，离去的质子与亲电试剂的亲核部分结合，催化剂复原。

（二）氧化反应

在通常情况下，苯环比较稳定，难于氧化。但与苯直接相连的碳原子上连有氢原子时，可以发生侧链氧化反应，不论侧链的长短，都生成苯甲酸和复杂物质，如果与苯环直接相连的碳原子上没有氢，则不发生氧化反应。例如：

$$C_6H_5CH_2CH_3 \xrightarrow{KMnO_4/H^+} C_6H_5COOH$$

$$C_6H_5C(CH_3)_3 \xrightarrow{KMnO_4/H^+} \text{不反应}$$

六、重要的芳香烃

1. 苯

苯是一种无色有芳香气味的液体，不溶于水，密度为876.5 kg·m^{-3}，熔点为5.5 ℃，沸点为

80.1 ℃。常用作有机溶剂,但具有毒性,使用时应注意防护。

2. 萘

萘的分子式为 $C_{10}H_8$,存在于煤焦油中。由两个苯环稠合而成,白色片状晶体,熔点为 80.5 ℃,沸点为 218 ℃,易挥发,在室温下可以升华,具有特殊气味。

3. 蒽和菲

蒽和菲分子式均为 $C_{14}H_{10}$,二者互为同分异构体,存在于煤焦油中。蒽和菲均为无色晶体,熔点分别为 217 ℃和 101 ℃。沸点分别为 342 ℃和 340 ℃。主要用于染料和制药工业等。

生物体内许多重要化合物分子结构中都含有菲的骨架。例如,由一个完全氢化的菲与环戊烷稠合在一起的结构,称为环戊烷并多氢菲。它以衍生物的形式存在于动植物体内,具有重要的生理功能。例如,胆固醇、胆酸和性激素等。

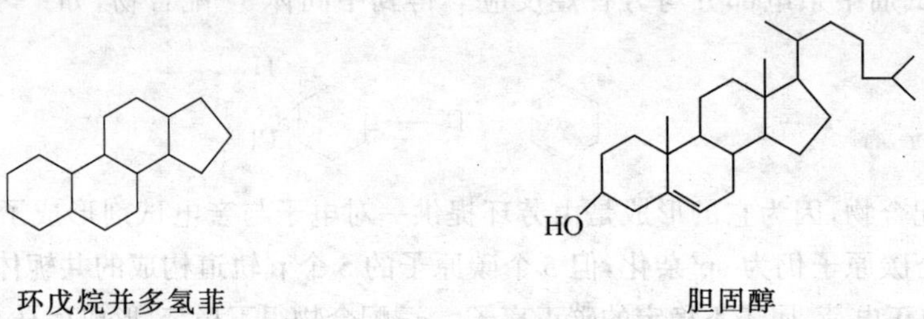

环戊烷并多氢菲　　胆固醇

4. 致癌烃

已知的许多致癌烃是稠环芳香烃。它们多存在于煤焦油、沥青和烟草的焦油中,其中下列三种化合物是最强的致癌烃。

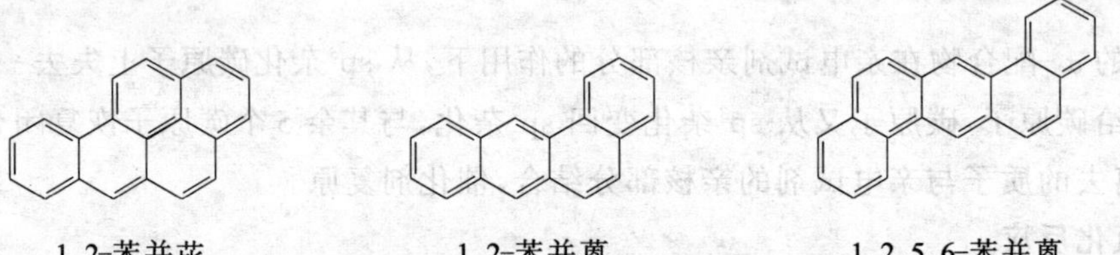

1,2-苯并芘　　1,2-苯并蒽　　1,2,5,6-苯并蒽

糖、油脂和蛋白质等食品加热时,若"烧焦"则会产生3,4-苯并芘;汽车尾气和烟等的烟气中都含有3,4-苯并芘。3,4-苯并芘容易诱发肺癌和唇癌。

习　题

1. 命名下列化合物。

(1) O_2N—⟨苯环⟩—SO_3H

(2) CH_3

(3) $CH(CH_3)_2$

(4) CH_3 CH_3

(5) $CH_2—CH═CH_2$

(6) Cl H_3C— —Cl

2. 写出下列化合物的结构式。

(1) 1-甲基-4-异丙苯　　(2) 1,2-二氯环戊烷

(3) 3-硝基苯甲酸　　(4) 邻甲基苯磺酸

(5) 对甲基苯乙烯　　(6) 邻溴甲苯

3. 完成下列反应式。

(1) 邻二甲苯（$-CH_3$，$-CH_3$）$\xrightarrow{KMnO_4}$

(2) 甲苯（$-CH_3$）$+Cl_2\xrightarrow{光}$

(3) 乙苯（$-CH_2CH_3$）$+Cl_2\xrightarrow{FeCl_3}$

(4) 苯 $\xrightarrow{?}$ 乙苯（$-CH_2CH_3$）$\xrightarrow{?}$ 对硝基乙苯（CH_2CH_3，NO_2）

4. 如何用化学方法鉴别下列各组化合物。

(1) 环己烯和环己烷　　(2) 苯和甲苯　　(3) 苯和环己烯

5. 某烃 A 分子式为 $C_{10}H_{12}$，能使 Br_2/CCl_4 溶液褪色，与 $KMnO_4/H^+$ 溶液反应得到苯甲酸和丙酮[$(CH_3)_2CO$]，请写出 A 可能的结构式。

第十四章　卤　代　烃

卤代烃可看作是烃分子中的氢原子被卤素原子(F、Cl、Br、I)取代的产物,故又称为烃的卤代物。

一、卤代烃的分类

卤代烃根据烃基种类的不同可分为饱和卤代烃、不饱和卤代烃和芳香卤代烃;按卤代烃分子中卤原子数目可分为一卤代烃、二卤代烃和多卤代烃。卤代烃中以一卤代烷最为重要,一卤代烷可根据卤原子所连接的碳原子的类型分为伯卤代烷、仲卤代烷和叔卤代烷。例如:

$CH_3CH_2CH_2CH_2Cl$　伯卤代烷

$CH_3CH_2CH(Cl)CH_3$　仲卤代烷

$(CH_3)_3C-Cl$（$H_3C-C(CH_3)_2-Cl$）　叔卤代烷

本章重点介绍一卤代烷,其他卤代烃不予介绍。

二、卤代烃的命名

简单的卤代烃按卤原子所连接的烃基来命名。例如:

CH_3I	$(CH_3)_3C-Br$	C_6H_5-Br	$C_6H_5-CH_2Cl$
碘甲烷	叔丁基溴	溴苯	氯化苄

结构复杂的卤代烃采用系统命名法命名。原则上把卤代烃看作母体化合物烷烃或烯烃的衍生物,按照烷烃或烯烃命名。例如:

$CH_3CH_2-CH(Br)-CH(Cl)-CH_2CH_3$　3-氯-4-溴己烷

$CH_3CH_2-CH(CH_3)-CH_2-CH(Cl)-CH_2CH_3$　3-甲基-5-氯庚烷

$CH_2=CH-CH_2-Br$　3-溴-1-丙烯

$H_2C=C(CH_2CH_3)-CH_2-CH_2Cl$　2-乙基-4-氯-1-丁烯

卤代芳香烃,以芳香烃为母体,卤素作取代基,按芳香烃的命名原则命名。例如:

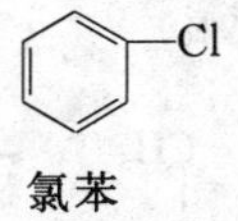

氯苯 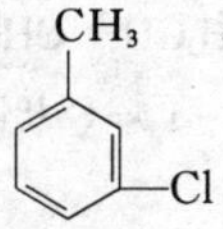　　间氯甲苯 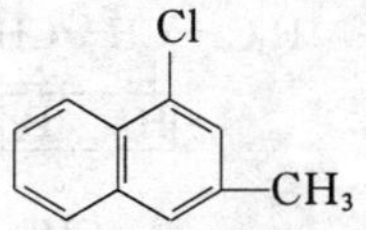　　3-甲基-1-氯萘

三、卤代烃的物理性质

在常温常压下，氯甲烷、氯乙烷等低级卤代烃为气体，其余均为液体，高级卤代烃为固体。

卤代烃不溶于水，易溶于醇、醚等有机溶剂。卤代烃随卤素含量的增加，可燃性降低，例如，四氯化碳不能燃烧，可用作灭火剂。

四、卤代烃的化学性质

卤代烃的官能团是卤原子，卤原子的电负性都比碳原子大，当形成碳卤键时，它们的共用电子对偏向卤素，碳卤键出现极性，键易断裂发生化学反应。现以卤代烷为例，讨论其主要化学反应。

（一）取代反应

1. 被羟基取代

卤代烃与氢氧化钠或氢氧化钾溶液共热，卤原子被羟基（—OH）取代生成醇。

$$CH_3CH_2Br + NaOH \xrightarrow[\triangle]{H_2O} \underset{\text{乙醇}}{CH_3CH_2OH} + NaBr$$

2. 被氨基取代

卤代烷与氨作用，卤原子被氨基（$—NH_2$）取代生成胺。

$$CH_3Br + NH_3 \longrightarrow \underset{\text{甲胺}}{CH_3NH_2} + HBr$$

此反应要用过量的氨，否则卤代烷与生成的胺将继续反应下去：

$$CH_3NH_2 \xrightarrow{CH_3Br} \underset{\text{二甲胺}}{(H_3C)_2NH} \xrightarrow{CH_3Br} \underset{\text{三甲胺}}{(CH_3)_3N} \xrightarrow{CH_3Br} \underset{\text{溴化四甲铵}}{(CH_3)_4N^+Br^-}$$

（二）消除反应

卤代烷和醇溶液共热，脱去一分子卤化氢形成烯烃。从有机物分子中脱去一个小分子（如 HX 或 H_2O 等），同时形成碳碳不饱和键的反应称为消除反应。例如：

$$CH_3—\overset{\beta}{\underset{H}{CH}}—\overset{\alpha}{\underset{Br}{CH_2}} + NaOH \xrightarrow[\triangle]{\text{乙醇}} CH_3CH=CH_2 + NaBr + H_2O$$

该反应消除的是β-碳上的氢原子和溴原子，因此也称β-消除反应。换句话说，卤代烷的β-碳原子上必须有氢原子才能发生消除反应。不同类型卤代烷反应活性的顺序为叔卤代烷＞仲卤代烷＞伯卤代烷。

仲卤代烷和叔卤代烷在脱卤化氢时，可能得到2～3种不同的烯烃。例如：

$$H_3C-\underset{|}{CH}-\underset{|}{CH}-\underset{|}{CH_2} \xrightarrow[\triangle]{KOH} CH_3CH=CHCH_3 + CH_3CH_2CH=CH_2$$

H　Br　H　　2-丁烯(81%)　　1-丁烯(19%)

$$H_3CCH-\overset{CH_3}{\underset{|}{C}}-CH_2 \xrightarrow[\triangle]{KOH} CH_3CH=C\begin{matrix}CH_3\\CH_3\end{matrix} + H_3CH_2C-\overset{CH_3}{C}=CH_2$$

H　Br　H　　2-甲基-2-丁烯(71%)　　2-甲基-1-丁烯(29%)

实验证明，卤代烷脱卤化氢时，氢原子是从含氢较少的β碳原子上脱去的，主要产物是碳碳双键上连有烃基最多的烯烃。这个经验规律称为扎依采夫(Saytzeff)规则。

卤代烷与碱作用的消除反应和取代反应，往往同时发生互相竞争，究竟哪一种反应占优势呢？这取决于卤代烷的分子结构和反应条件。卤代烷结构相同时，主要取决于反应条件，在强极性溶剂(如水)中反应，能加速卤代烷 C—X 键的解离，有利于取代。在弱极性溶剂(如醇)中反应，则易发生消除反应，因为弱极性溶剂不利于 C—X 键解离。取代反应只断裂碳卤键，而消除反应除碳卤键断裂外，还要断裂卤代烷β位的碳氢键，需要较多能量，因此，高温有利于消除反应的进行。

$$CH_3-\underset{\underset{H}{|}}{CH}-CH_2-Br + NaOH - \begin{cases} \xrightarrow{H_2O} CH_3CH_2CH_2OH \\ \xrightarrow[\triangle]{C_2H_5OH} CH_3CH=CH_2 \end{cases}$$

卤代烷结构对反应的影响比较复杂，一般是叔卤代烷易发生消除反应，至于其他影响因素就不再讨论了。

五、与医学有关的卤代烃

1. 氯乙烷

氯乙烷 CH_3CH_2Cl 在常温下为气体，沸点为 12 ℃。低温或加压下成为透明液体，易挥发，略带甜味，通常装于压缩钢瓶中使用。

氯乙烷可作为小型手术的局部麻醉剂，当喷洒在皮肤上时，由于迅速气化吸热，引起皮肤骤冷暂时失去感觉。

2. 氟烷

氟烷($F_3C-CHClBr$)又叫三氟氯溴乙烷，无色流动性液体，沸点49～51 ℃，无刺激性，性质稳定，用于全身麻醉和诱导麻醉。它的蒸气对黏膜无刺激，麻醉的诱导时间短，苏醒快，麻醉作用强。氟烷在长期光照下能分解生成卤化氢(溴化氢、氯化氢、氟化氢)，应置于棕色瓶中，密闭置阴凉处(30 ℃以下)保存。

3. 四氟乙烯

四氟乙烯($CF_2=CF_2$)在常温下是无色气体，沸点－76.3 ℃，不溶于水，可溶于有机溶剂。在过硫酸铵引发下，可聚合成聚四氟乙烯。

$$nCF_2=CF_2 \xrightarrow{(NH_4)_2S_2O_8} \left[CF_2-CF_2 \right]_n$$

聚四氟乙烯的相对分子质量高达 50 万～200 万，有优越的化学稳定性，与浓酸、浓碱和“王水”等都不发生反应，耐高温可达 250 ℃，耐低温可达－269 ℃，耐腐蚀，机械强度高。聚四氟乙烯塑料号称“塑料王”，商品名为“特氟隆”(Teflon)。

习　　题

1. 写出下列化合物的名称或结构式。

(1) $CH_3—\underset{\large CH_3}{\underset{|}{CH}}—CH_2Br$

(2) $CH_3CH_2—\underset{\large CH_3}{\underset{|}{CH}}—CH_2—\underset{\large Cl}{\underset{|}{CH}}—CH_2CH_3$

(3) $CH_2═CH—CH_2—Cl$

(4) 苯环上邻位连有 CH_3 和 Cl（2-氯甲苯结构式）

(5) 氯仿(三氯甲烷)

(6) 溴化苄(苄基溴)

2. 完成下列反应式。

(1) $CH_3—\underset{\large CH_3}{\underset{|}{CH}}—\underset{\large Cl}{\underset{|}{CH}}—CH_3+KOH\xrightarrow[\triangle]{乙醇}$

(2) $CH_3Br+(CH_3CH_2)_2NH\longrightarrow$

(3) $CH_3CH_2\underset{\large Br}{\underset{|}{C}}HCH_3\xrightarrow[水]{NaOH}$

3. 化合物 A($C_5H_{11}Cl$)与氢氧化钾的乙醇溶液作用得到 B(C_5H_{10})，B 与高锰酸钾的酸性溶液作用得到丙酮($CH_3—\underset{\large O}{\underset{\|}{C}}—CH_3$)和乙酸($CH_3COOH$)，试推导出 A 和 B 可能的结构式。

第十五章　旋 光 异 构

同分异构现象在有机化合物中十分普遍，同分异构分为构造异构和立体异构两大类。

立体异构是指分子的构造相同，分子中各原子或原子团在空间的排布不同而引起的同分异构现象。旋光异构也称为对映异构，属于立体异构。本章只介绍含手性碳原子化合物的旋光异构。

旋光异构是指不对称分子的立体构型不同，旋光性也不同，这种异构现象，称为旋光异构。这种异构是以其异构体对平面偏振光的旋光作用表现出来的。

一、平面偏振光和旋光性

1. 平面偏振光

光是一种电磁波，其振动的方向与其前进的方向垂直。普通光的光波可以在与传播方向垂直的所有平面内振动[图15-1(a)]。如果把一定波长的光线通过尼科尔棱镜(Nicol)，由于尼科尔棱镜只能使与其晶轴相平行的平面内振动的光线通过，因而通过尼科尔棱镜的光线，就只在一个平面上振动，这种仅在一个平面上振动的光叫做平面偏振光[图15-1(b)]，简称偏振光。

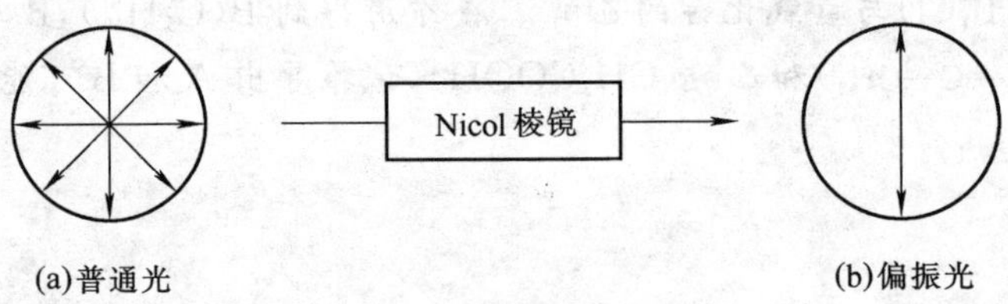

图 15-1　普通光和偏振光

2. 旋光性、旋光度和比旋光度

物质能使偏振光的振动面旋转的性质叫做旋光性。有旋光性的物质叫做旋光性物质，如乳酸、葡萄糖等。使平面偏振光向右旋转(顺时针)的物质叫做右旋体，以(d)或(+)表示；使平面偏振光向左旋转(逆时针)的叫做左旋体，以(l)或(−)表示。

旋光性物质使偏振光振动面旋转的角度叫做该物质的旋光度(角)，以α表示。同一种旋光性物质在不同条件下测得的旋光度α值是不一样的。如果把影响因素加以固定，则测得的旋光度(角)值即为常数，它能反映该旋光性物质的本性，叫做比旋光度(角)，以$[\alpha]^t_D$表示。旋光度α与比旋光度之间有如下关系：

$$[\alpha]^t_D=\frac{\alpha}{l \cdot e}$$

式中，α 为溶液的旋光度；l 为盛液管的长度(dm)；D 为旋光仪所用单色光的波长，通常是钠光 D 线(589 nm)；e 为溶液的质量浓度；t 为测定时的温度，通常为20 ℃。

当 e 和 l 都等于1时，则$[\alpha]^{t}_{D}=\alpha$。因此，物质的比旋光度就是组成浓度为1 g·mL^{-1}的溶液，放在1 dm 长的管中测得的旋光度。在一定温度、一定波长下测得的比旋光度，是旋光性物质的一个物理常数。因此，测定比旋光度，亦可用来鉴别旋光性物质。

二、手性分子的旋光性与其结构的关系

1. 分子的手性和手性分子

我们把手放在平面镜前，使之成像，左手和右手互为实物与镜像关系又不能完全重合，如图15-2。有些分子与我们的手一样，互为实物与镜像关系又不能完全重合。我们将实物与镜像不能重合的分子称为手性分子，能与其镜像重合的分子则是非手性分子。

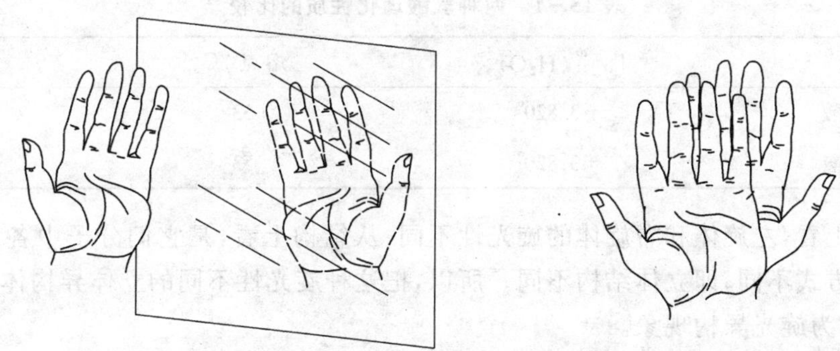

图 15-2　人的左手与其镜像(右手)不能完全重合

凡是手性分子都有旋光性，实物与镜像互为旋光异构体。它们的旋光性大小相等，方向相反。如果一个分子与其镜像能重合，说明它们是同一分子，也是非手性分子，非手性分子没有旋光性。

一种物质的分子是否具有手性是由它的分子结构决定的。分子的不对称性(手性)是产生旋光异构的本质。最常见的手性分子是含手性碳原子的分子。所谓手性碳原子是指连有 4 个不同的原子或原子团的碳原子，这种碳原子常以星号"*"表示，例如，乳酸分子中有 3 个碳，但只有 C_2是手性碳原子，它连接的是—H，—OH，—CH_3及—COOH 这 4 个原子或原子团。手性碳原子也叫做不对称碳原子。

$$H_3C-\overset{\displaystyle H}{\underset{\displaystyle OH}{\overset{|}{\underset{|}{C^*}}}}-COOH$$

一个手性分子必然存在着一个与其镜像相应的异构体，它们的关系就像左手和右手，相互对映，这种立体异构体称为对映异构体，简称对映体。一对对映体包括一个左旋体和一个右旋体，它们的比旋光度的绝对值及理化性质相同，但旋光方向相反。左、右旋乳酸即是一对对映体，其分子结构的球棒模型如图 15-3。

从模型可以看出，左旋乳酸和右旋乳酸的关系是实物与镜像的关系，二者不能完全重合。它

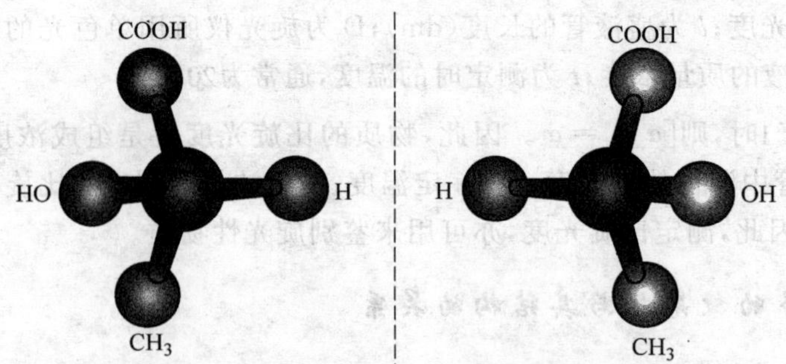

图 15-3 (+)-乳酸和(-)-乳酸的球棒模型

们除旋光性不同(旋光方向相反,绝对值相同)外,其他理化性质大都相同(表 15-1)。但是,在大多数情况下,它们的生物活性是不同的,有时甚至差异很大。

表 15-1 两种乳酸理化性质的比较

乳酸	$[\alpha]_D^{20}(H_2O)$	熔点/℃	pK_a
(+)-乳酸	+3.820°	53	3.79
(-)-乳酸	-3.820°	53	3.79

从旋光性上看,左旋体和右旋体的旋光性不同;从结构上看,是它们分子中各原子或原子团在空间的排布方式不同,即立体结构不同。所以,把这种旋光性不同的立体异构体称为旋光异构体,这种现象称为旋光异构现象。

2. 外消旋体

除了上述(+)-乳酸和(-)-乳酸外,还可从酸奶中或用合成方法制备乳酸,但它们都没有旋光性,即$[\alpha]_D^{20}=0$。这是因为这样制得的乳酸是等量的右旋乳酸和左旋乳酸的混合物,它们对偏振光的作用相互抵消,所以没有旋光性。这种乳酸被称为外消旋(体)乳酸,用(±)-或(d,l)-乳酸表示。

三、旋光异构体的构型

1. 费歇尔(Fischer)投影式

旋光异构体的构造式相同,原子或原子团在空间的排布即构型不同,故需用构型式表示。例如,一对乳酸对映体具有如图 15-4 的四面体构型。为了便于书写,对映体的构型可以用费歇尔

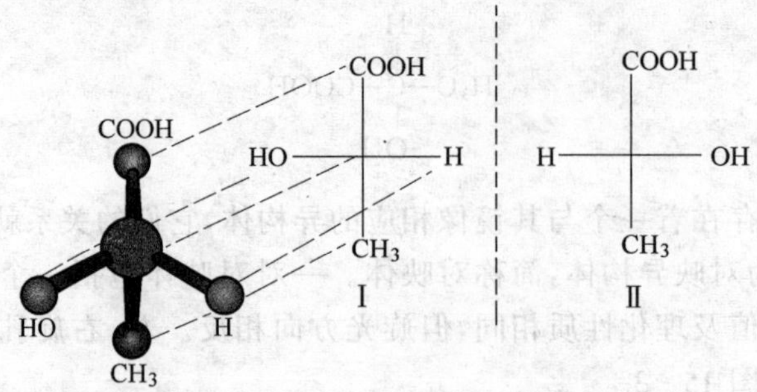

图 15-4 乳酸对映体的投影式

投影式表示，也就是把上述四面体构型按规定的投影方向投影在纸面上。

费歇尔投影式的基本原则：

(1) 把与手性碳原子结合的两个横键摆向自己，两个竖键向后，将这样的分子模型中各原子或基团投影到纸面上，即横前竖后。两条直线的垂直相交点表示手性碳原子。

(2) 通常把碳链放在竖键上，并把命名时编号最小的碳原子放在上端。

(3) 投影式不能离开纸面翻转过来，因为这会改变手性碳原子周围各原子或基团的前后关系。

(4) 投影式只有在纸平面内旋转 180°，构型才能保持不变。

如果将图 15-5(Ⅰ)在纸面上转动 90°就得到图 15-5 中的(Ⅱ)式。而(Ⅱ)式的构型不同于(Ⅰ)式的构型。

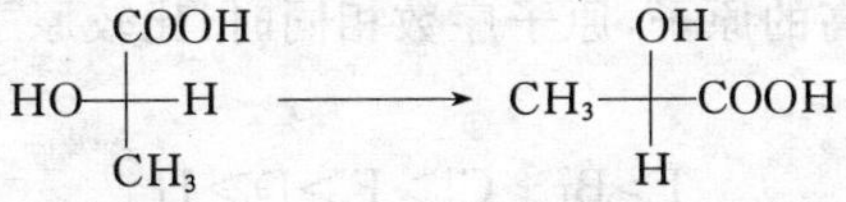

$$\begin{array}{c}COOH\\ HO-\!\!\!+\!\!\!-H\\ CH_3\\ (\text{Ⅰ})\end{array}\longrightarrow\begin{array}{c}OH\\ CH_3-\!\!\!+\!\!\!-COOH\\ H\\ (\text{Ⅱ})\end{array}$$

图 15-5 费歇尔投影式的转动

2. 构型的表示方法

分子中各原子或基团在空间的实际排布叫作这种分子的绝对构型。1951 年以前，人们无法确定旋光性物质对映体的绝对构型。为了研究方便，曾以甘油醛为标准作了人为的规定。甘油醛具有如下两种构型：

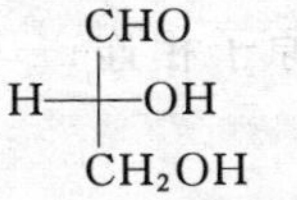

$$\begin{array}{c}CHO\\ H-\!\!\!+\!\!\!-OH\\ CH_2OH\end{array}\qquad\qquad\begin{array}{c}CHO\\ HO-\!\!\!+\!\!\!-H\\ CH_2OH\end{array}$$

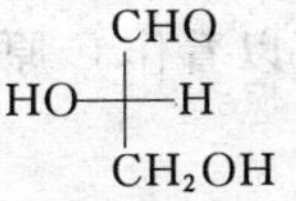

D-(+)-甘油醛　　　　L-(-)-甘油醛

(Ⅰ)　　　　(Ⅱ)

人为规定费歇尔投影式中，手性碳原子上—OH 在右边的为右旋甘油醛的构型(Ⅰ式)，称为 D 构型；手性碳原子上—OH 在左边的为左旋甘油醛的构型(Ⅱ式)，称为 L 构型。

标准物质的构型规定以后，其他旋光性物质的构型就可以通过化学转变的方法与标准物质镜像关联来确定。例如，将右旋甘油醛经一系列氧化还原过程就可得到乳酸，由于上述过程中不对称碳原子相连的 4 个键都没有发生断裂，与不对称碳原子相连的原子或原子团的排布方式不会改变，这种乳酸的构型应该和右旋甘油醛相同，是 D 构型。这种构型是人为规定的，而并非实际测出的，所以称为相对构型。

1951 年，魏欧德(Bijovet, J. M.)通过 X 射线分析法，测得了右旋酒石酸的绝对构型，发现人为规定的甘油醛的构型恰巧与实际构型完全符合。这样，与标准甘油醛关联而得到的旋光性物质的相对构型也就是绝对构型了。

根据 D/L 构型规定，乳酸的构型为

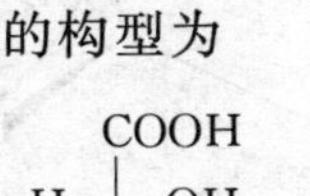

$$\begin{array}{c}COOH\\ H-\!\!\!+\!\!\!-OH\\ CH_3\end{array}\qquad\qquad\begin{array}{c}COOH\\ HO-\!\!\!+\!\!\!-H\\ CH_3\end{array}$$

D-(+)-乳酸 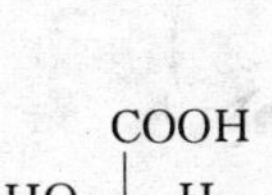　　　　L-(-)-乳酸

应该注意，D/L 只表示化合物的构型，与其旋光方向(+)或(−)无关。目前，还不能确定旋光方向与构型之间是否有固定的关系，旋光方向只能通过旋光仪来测定。

目前在糖类和氨基酸类化合物中，仍较多使用 D/L 表示构型。然而，对一些较复杂的有机化合物使用该方法，有时显得不明确，甚至引起混乱。因此，逐渐采用了另一种 *R*/*S* 构型表示法。

3. *R*/*S* 构型系统命名法

1970年，国际上根据 IUPAC 的建议采用了 *R*/*S* 构型系统命名法。这种命名法是根据化合物的实际构型即绝对构型命名的，所以它不需要与其他化合物联系比较。这种构型的确定，首先要按着次序规则确定与手性碳原子相连的原子和原子团的优先次序的高低。次序规则的主要内容如下：

(1) 若与手性碳直接相连的是原子，则将与手性碳直接相连的原子按原子序数的大小排列，原子序数大的为优先次序高的原子，原子序数相同时，比较原子质量，相对原子质量大者为优先次序高的原子。例如：

$$I>Br>Cl>F>D>H$$

符号“>”表示优先，即碘的优先次序高于溴高于氯。

(2) 若与手性碳直接相连的是原子团，则比较直接与手性碳相连的原子的原子序数的大小，如果相同，则比较下一个原子的原子序数，如果还相同，再比较下一个原子的原子序数，直到比较出原子团的优先次序的高低。例如：

$$—C(CH_3)_3>—CH(CH_3)_2>—CH_2CH_2CH_3>—CH_3>—H$$

(3) 若与手性碳直接相连的原子团具有重键，可以把双键或三键看作是连接两个或三个相同的原子。例如，—C≡N 可以看作 C 原子与三个 N 原子相连；—CHO 可以看作 C 原子与两个 O 原子和一个 H 原子相连。

四、含一个手性碳原子的分子 *R*/*S* 构型

含一个手性碳原子的分子命名时，首行把手性碳所连的四个原子或基团(a、b、c、d)按照次序规则排列其优先次序，如 a>b>c>d。其次，将此排列次序中排在最后的原子或基团(即 d)放在距观察者最远的地方(图 15-6)。这个形象与汽车驾驶员面向方向盘的情况相似，d 在“方向盘”的连杆上。然后再面对“方向盘”观察“手柄”一周，从优先次序高的 a 开始到 b 再到 c 的次序，如果是顺时针方向排列的[图 15-6(a)]，这个分子的构型即用 *R* 表示(*R* 取自拉丁文 rectu，“右”的意思)；如果是逆时针方向排列的[图 15-6(b)]，则此分子的构型用 *S* 表示(*S* 取自拉丁文 sinister，“左”的意思)。

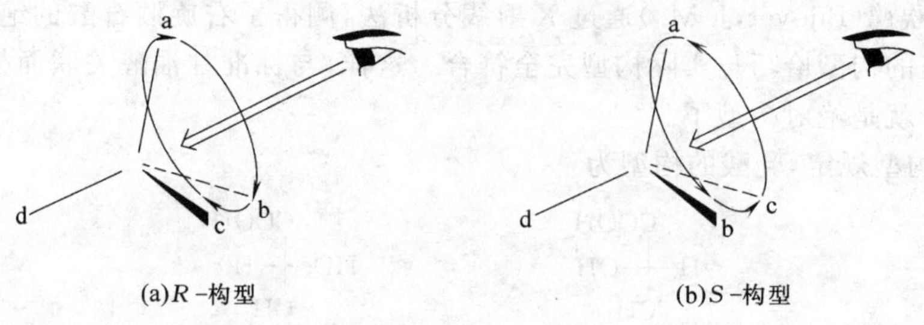

图 15-6 *R* 及 *S* 构型

甘油醛分子中基团的顺序是 $OH \to CHO \to CH_2OH \to H$，其构型命名如图 15-7 所示。

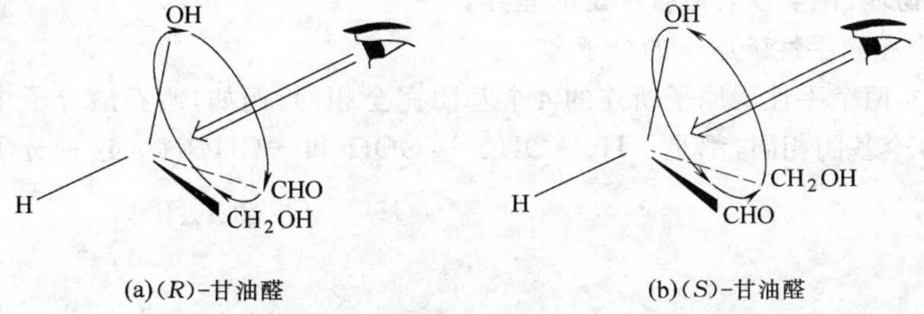

(a)(*R*)-甘油醛　　(b)(*S*)-甘油醛

图 15-7　甘油醛的 *R* 及 *S* 构型

若用费歇尔投影式表示分子构型，也同样可以确定其 *R* 或 *S* 构型。例如：

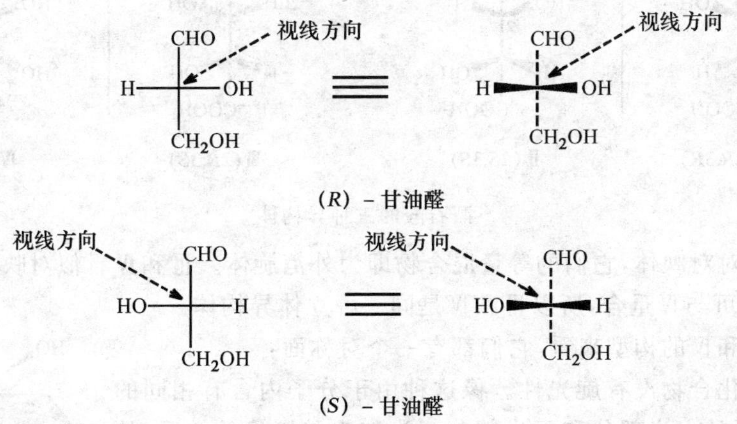

五、含两个手性碳原子的分子 *R*/*S* 构型

1. 含两个不同的手性碳原子的分子

前面讲到含一个手性碳原子的化合物（如乳酸）有两个立体异构体（一对对映体），当分子中含两个不相同的手性碳原子时，就有四个立体异构体。例如，2,3,4-三羟基丁醛分子中，C-2 和 C-3 是两个不相同的手性碳原子，所以该化合物有如下 4 个立体异构体：

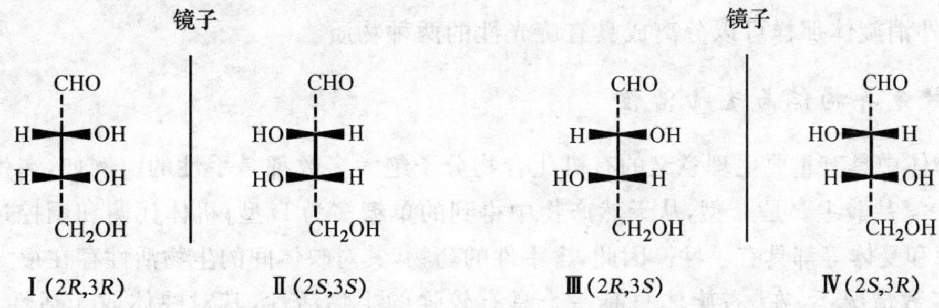

可以看到含两个不相同手性碳原子的分子存在两对对映体，其中Ⅰ与Ⅱ是一对对映体，Ⅲ与Ⅳ是另一对对映体，但Ⅰ与Ⅲ、Ⅰ与Ⅳ或Ⅱ与Ⅲ、Ⅱ与Ⅳ虽然是立体异构体，但不是对映体。这种不呈镜像对映关系的立体异构体称为非对映异构体，简称非对映体。

当分子中含两个或两个以上手性碳原子时，就有非对映体异构现象存在。非对映体之间不仅旋光性不同，物理、化学性质也有一定的差异。

2. 含有两个相同手性碳原子的分子

这类分子中，两个手性碳原子所连的 4 个基团完全相同，例如，酒石酸分子中两个手性碳原子上所连接的 4 个基团相同，都是—H、—OH、—COOH 和 $—\underset{\text{COOH}}{\underset{|}{\text{CHOH}}}$。这种分子只有三种立体异构体，如下：

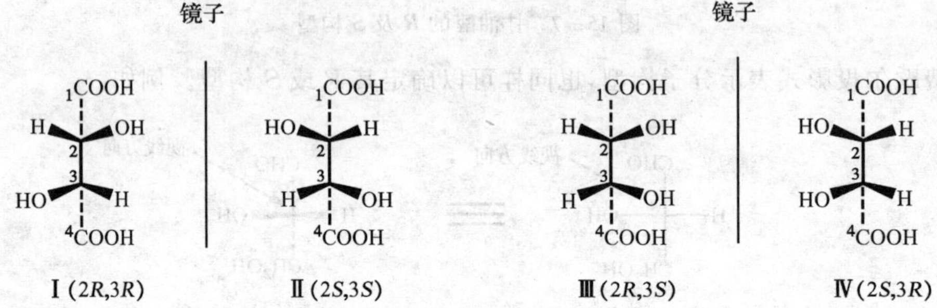

Ⅰ(2*R*,3*R*)　Ⅱ(2*S*,3*S*)　Ⅲ(2*R*,3*S*)　Ⅳ(2*S*,3*R*)

酒石酸的三种异构体

Ⅰ和Ⅱ是一对对映体，它们的等量混合物即为外消旋体。Ⅲ和Ⅳ看似对映体，但如将Ⅲ在纸面上旋转180°，即可与Ⅳ重合，所以Ⅲ和Ⅳ是同一种立体异构体。

从投影式Ⅲ和Ⅳ的构型来看，它们都有一个对称面：

实验测得此化合物没有旋光性。像这种由于分子内含有相同的手性碳原子，分子的上半部分和下半部分互为实物与镜像的关系，从而使分子内部的旋光性相互抵消的化合物称为内消旋体。因此，酒石酸以及其他含两个相同手性碳原子的分子都只有三种立体异构体，即左旋体、右旋体和内消旋体。

对称面

内消旋酒石酸

由此可见，物质产生旋光性的根本原因在于分子的不对称性，即分子具有手性，而不在于有无手性碳原子。

内消旋体和外消旋体虽然都不具有旋光性，但它们有着本质的不同：内消旋体是一种纯物质，它不像外消旋体那样可以分离成具有旋光性的两种物质。

六、旋光异构体与生物活性

在生物体中具有重要生理意义的有机化合物分子绝大多数都是手性的。例如，在生物体中普遍存在的α-氨基酸主要是 L 型，从天然产物中得到的单糖多为 D 型；机体代谢和调控过程所涉及的物质如酶和受体等都具有手性。因此，含手性的药物，其对映体间的生物活性存在很大差异。

在大多数情况下，左、右旋体只有一个具有较强的生物活性，其对映体或无活性，或活性很低，有些甚至产生相反的生理作用。例如，作为血浆代用品的葡萄糖酐一定要用右旋糖酐，其左旋体对人体有较大的危害；右旋维生素 C 具有抗坏血病的作用，而其对映体无效；左旋肾上腺素升高血压作用是右旋体的 20 多倍；右旋苯丙胺是中枢兴奋药，其左旋体则具有抑制食欲的作用。

综上所述，旋光异构体的生物活性存在很大差异。因此，手性化合物作为新药上市时，必须对其左旋体和右旋体分别进行生物活性实验。

习　题

1. 判断下列化合物分子中有无手性碳原子(用＊表示手性碳)。

(1) $CH_2{=}CH{-}CH(CH_3){-}CH{=}CHCH_3$　　(2) $CH_3CHClCH(OH)CH_3$

(3) 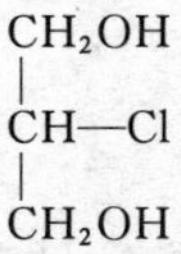 $CH_2OH{-}CH(Cl){-}CH_2OH$（竖排：CH_2OH / CH—Cl / CH_2OH）

(4) 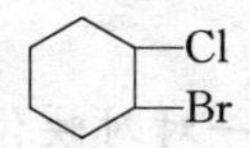 环己烷，相邻两个碳上分别连有 —Cl 和 —Br

(5) 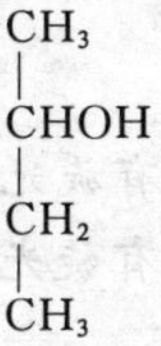 $CH_3{-}CHOH{-}CH_2{-}CH_3$（竖排：$CH_3$ / CHOH / CH_2 / CH_3）

2. 写出下列化合物的费歇尔投影式。

(1) 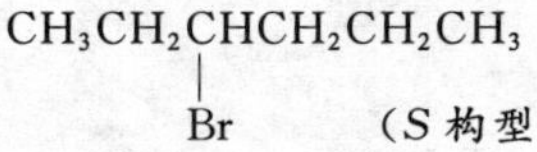 $CH_3CH_2CHCH_2CH_2CH_3$，CH 上连有 Br　(S 构型，R 构型)

(2) 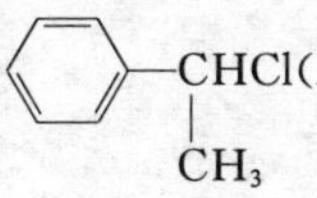 $C_6H_5{-}CHCl$，CH 上连有 CH_3 (R 构型)

(3) CHClBrF

(4) 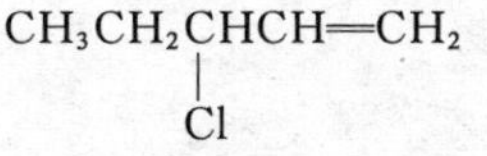 $CH_3CH_2CHCH{=}CH_2$，CH 上连有 Cl　(S 构型)

(5) 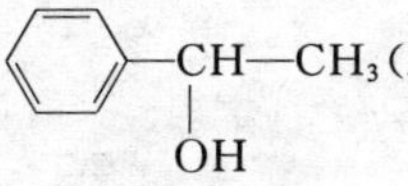 $C_6H_5{-}CH{-}CH_3$，CH 上连有 OH (R 构型)

3. 下列各物质中哪些是手性分子？写出它们的费歇尔投影式，并用 R/S 法标示其构型。

(1) 3-溴己烷　　(2) 3-甲基-3-氯戊烷

(3) 3-甲基-2-丁醇　　(4) 3-氯-2-丁醇

4. 指出下列结构式是 R 构型还是 S 构型。

(1) 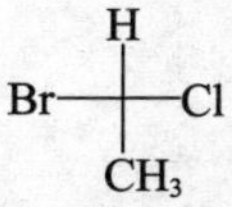 费歇尔投影式：上 H，下 CH_3，左 Br，右 Cl

(2) 费歇尔投影式：上 CH_3，下 C_6H_5，左 Cl，右 H

(3) 中心 C：上 COOH，右 Cl，H_3C 为虚线键，H 为楔形键

(4) 中心 C：上 $CH_2CH(CH_3)_2$，右 CH_2CH_3，H 为虚线键，Cl 为楔形键

(5) 费歇尔投影式：上 CH_3，下 C_2H_5，左 HO，右 H

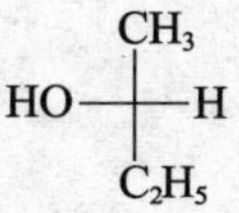

5. 下列哪一对是相同的化合物？

(1) 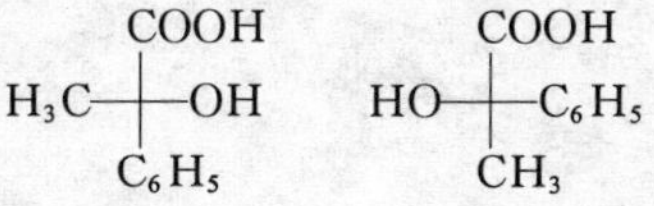 费歇尔投影式：上 COOH，下 C_6H_5，左 H_3C，右 OH；与 上 COOH，下 CH_3，左 HO，右 C_6H_5

(2) 费歇尔投影式：上 CHO，下 CH_2OH，左 H，右 OH；与 上 CHO，下 H，左 HO，右 CH_2OH

(3) 费歇尔投影式：上 Cl，下 C_2H_5，左 H，右 OH；与 上 H，下 OH，左 C_2H_5，右 Cl

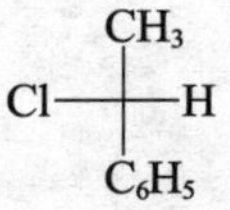

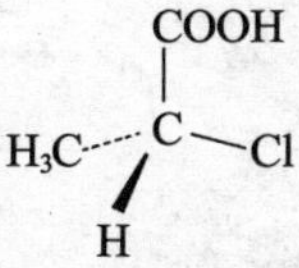

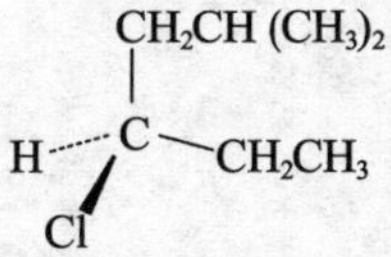

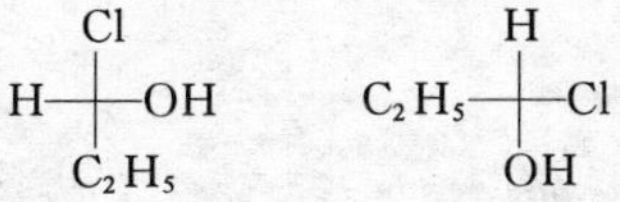

(4) 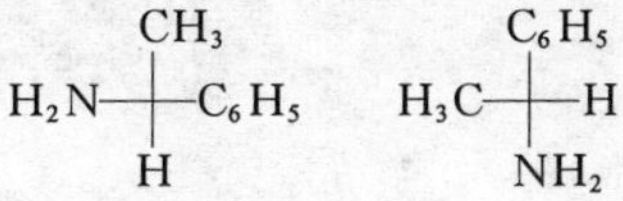 费歇尔投影式：上 CH_3，下 H，左 H_2N，右 C_6H_5；与 上 C_6H_5，下 NH_2，左 H_3C，右 H

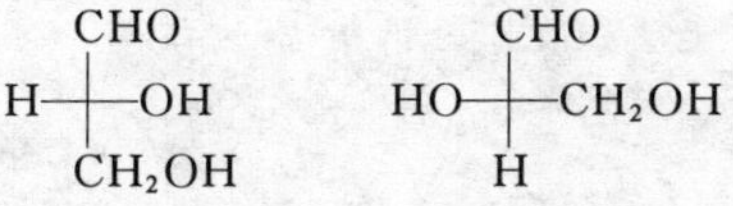

6. 指出化合物(1)与其他各式的关系(相同化合物、对映体、非对映体)。

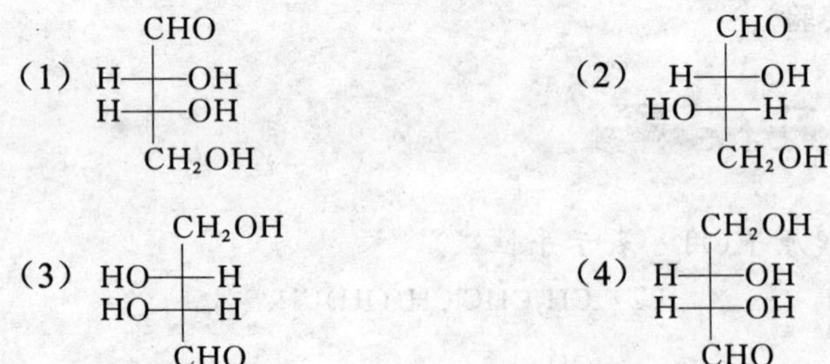

7. 推导结构式。

(1) 某羧酸分子式 $C_5H_{10}O_2$,有旋光性,写出它的一对对映体的投影式。

(2) 某醇 A 分子式 $C_6H_{12}O$,有旋光活性,催化加氢1 mol 生成 B 醇(分子式 $C_6H_{14}O$),B 无旋光性。写出 A 和 B 的结构式。

第十六章　醇、酚和醚

醇、酚和醚均是烃的含氧衍生物。醇和酚的结构中都含有羟基(—OH)，羟基与脂肪族烃基相连接的化合物称为醇，该羟基称为醇羟基；羟基与芳香族烃基相连的化合物称为酚，该羟基称为酚羟基。醚是醇、酚分子中羟基中的氢被烃基取代而生成的化合物，醚的官能团为醚键(C—O—C)。醇、酚和醚与医学的关系非常密切。

醇的通式：R—OH　　$ArCH_2$—OH

酚的通式：Ar—OH

醚的通式：R—O—R′　　R—O—Ar

第一节　醇

一、醇的分类

醇的分类方法如下：根据与羟基相连的烃基结构不同，分为脂肪醇、脂环醇、芳香醇。例如：

CH_3CH_2—OH　　环己基—OH　　苯基—CH_2—OH

乙　醇（脂肪醇）　　环已醇（脂环醇）　　苯甲醇（芳香醇）

根据与羟相连的碳原子类型不同，分为伯醇、仲醇和叔醇。例如：

CH_3—OH　　CH_3—CH(OH)—CH_3　　CH_3—C(CH_3)(OH)—CH_3

甲醇（伯醇）　　2-丙醇（仲醇）　　2-甲基-2-丙醇（叔醇）

根据醇分子中羟基数目不同，分为一元醇、二元醇、三元醇……二元以上的醇称为多元醇。例如：

CH_2(OH)—CH_2(OH)　　CH_2(OH)—CH(OH)—CH_2(OH)

乙二醇（二元醇）　　丙三醇（三元醇）

二、醇的结构

醇的结构与水的结构非常相似，醇可看为水分子中一个氢原子被烃基取代生成的化合物，醇分子中氧原子为 sp^3 杂化。甲醇结构如图 16－1 所示。

醇与水分子结构上非常相似，故醇和水的物理、化学性质有很多相似之处。

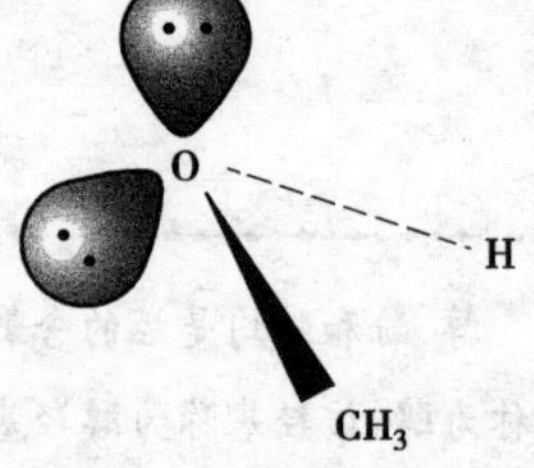

图 16－1 甲醇分子结构

三、醇的命名

对于简单的醇常采用普通命名法命名，即在烃基名称后加“醇”字，如甲醇、乙醇等。例如：

CH_3OH 甲醇 CH_3CH_2OH 乙醇

对于结构复杂的醇采用系统命名法，命名原则是：选择含有羟基的最长碳链为主链，根据主链碳原子数目称为“某醇”；从靠近羟基一端碳原子开始对主链依次编号。羟基的位次用阿拉伯数字表示，放在某醇前面，称“某醇”；再把取代基的位次、数目、名称写在母体名称前面。例如：

$CH_3—CH(CH_3)—CH(OH)—CH_3$ 3－甲基－2－丁醇

$CH_3—CH_2—CH(CH_3)—CH_2—OH$ 2－甲基－1－丁醇

不饱和醇的命名，应选择含羟基同时又含有重键的最长碳链为主链，编号从靠近羟基一端开始，根据主链碳原子数目，称为某烯醇或某炔醇，并分别在烯（炔）字前面指明重键位次。例如：

$CH_3—CH_2—CH═CH—CH_2—OH$

2－戊烯－1－醇

脂环醇命名，在脂环烃基名称后加“醇”字来命名。如有取代基，则对母环进行编号，编号应从羟基碳原子开始，应尽可能使环上取代基编号最小。例如：

环戊基—OH 环戊醇 3－甲基环己醇（环己烷环上 1 位 OH，3 位 CH_3）

芳香醇命名，常把芳基当作取代基，按脂肪醇命名。例如：

$C_6H_5—CH_2—CH(OH)—CH_3$ 1－苯基－2－丙醇

$C_6H_5—CH_2—OH$ 苯甲醇（又名苄醇）

四、醇的物理性质

C_1～C_5低级醇是无色透明易挥发的液体，C_6～C_{11}的醇为黏稠的液体，12 个碳以上的高级醇为无臭无味的蜡状固体。

饱和一元醇随着碳原子数目增多，沸点逐渐增高。碳原子数目相同的醇，支链越多，沸点越低。

低级醇($C_1 \sim C_3$)可与水以任意比混溶，随着碳原子增多，醇在水中溶解度逐渐变小。多元醇在水中溶解度比一元醇大。

五、醇的化学性质

羟基是醇的官能团，羟基决定了醇的主要化学性质。醇的化学反应主要发生在羟基的氧和氢之间(O—H)及羟基与烃基相连的碳和氧之间(C—OH)。

(一) 与金属钠反应

醇具有弱酸性，醇羟基中的氢能被 Na、K 等活泼金属置换，生成醇金属化合物和氢气。例如，把金属钠置于无水乙醇中，很快发生反应，生成乙醇钠和氢气。

$$CH_3CH_2—OH + Na \longrightarrow \underset{\text{乙醇钠}}{CH_3CH_2ONa} + H_2\uparrow$$

不同类型的醇与金属钠反应活性顺序为：伯醇＞仲醇＞叔醇。

因为醇的酸性比水小，所以醇钠的碱性比氢氧化钠强，醇钠遇水很快反应生成氢氧化钠和相应的醇。

$$RONa + H_2O \longrightarrow ROH + NaOH$$

(二) 脱水反应

在脱水剂作用下，醇发生脱水反应。醇的脱水有两种方式：即分子间脱水和分子内脱水。

1. 分子间脱水

两分子醇脱去一分子水，生成醚。这是制备醚的方法之一。例如：

$$CH_3CH_2O\boxed{H + HO}CH_2CH_3 \xrightarrow[140℃]{\text{浓 } H_2SO_4} \underset{\text{(乙醚)}}{CH_3CH_2—O—CH_2CH_3} + H_2O$$

分子间脱水

2. 分子内脱水

β-C 上的氢，有较强的活性，能与—OH共同脱去一分子水生成烯。

$$\underset{\boxed{H \quad OH}}{CH_3—CH—CH_2} \xrightarrow[170℃]{\text{浓 } H_2SO_4} CH_3—CH═CH_2 + H_2O$$

分子内脱水

一个较大的分子，脱去一个小分子(如 H_2O、HX 等)的反应称为消去反应。

当分子中有多个不同的 β-H 时，脱水可能生成多种不同的烯。实验结果，主产物是双键碳上连有较多取代基的烯烃。例如：

$$\underset{H \quad\; OH \quad\; H}{CH_3—CH—CH—CH_2} \xrightarrow{-H_2O} \begin{cases} \underset{\text{2-丁烯}}{CH_3—CH═CH—CH_3} \text{(主要产物)} \\ \underset{\text{1-丁烯}}{CH_3—CH_2—CH═CH_2} \text{(次要产物)} \end{cases}$$

在 H^+ 催化下不同的醇脱水难易是不同的。其活性顺序为：叔醇＞仲醇＞伯醇。

(三) 与氢卤酸作用

醇与氢卤酸作用生成卤代烃和水。这个反应是卤代烃水解反应的逆反应。

$$R—OH + HX \rightleftharpoons R—X + H_2O$$

不同醇与氢卤酸反应速率不同。不同结构的醇与氢卤酸反应速率顺序为：叔醇＞仲醇＞伯醇。同一种醇与不同氢卤酸反应速率顺序为：HI＞HBr＞HCl。

无水氯化锌的浓盐酸溶液叫卢卡斯(Lucas)试剂。可用来鉴别含有6个以下碳原子的醇。醇与卢卡斯试剂反应生成氯代烃，氯代烃不溶于盐酸溶液，使溶液变为浊液。可以根据溶液浑浊生成速率来鉴别醇的类型。一般叔醇与卢卡斯试剂一混合马上变浑浊；仲醇需几分钟时间才变浑浊；伯醇在室温需几个小时后才开始浑浊。

六、与医学相关的醇

1. 乙醇(CH_3CH_2OH)

乙醇为无色透明的液体，沸点为78.5 ℃。乙醇是酒的主要成分，故俗名酒精。乙醇能与水混溶，也能溶解许多有机化合物，是良好的有机溶剂。目前工业生产乙醇有两种方法，一种是利用谷物淀粉发酵制得，另一种利用乙烯与水加成制得。工业乙醇不能作饮料，因为里面往往混有毒性很强的甲醇，甲醇进入体内能使人失明。

乙醇能使细菌蛋白质发生变性，故临床上常用 75%乙醇溶液消毒、杀菌。利用乙醇溶解有机物的特性，常将乙醇浸泡中草药，提取有效成分。临床上用于杀菌的碘酒(称为碘酊)就是将碘和碘化钾溶于乙醇而制得。

2. 甘油 $\left(\begin{array}{l} CH_2—OH \\ | \\ CH—OH \\ | \\ CH_2—OH \end{array}\right)$

丙三醇俗称甘油，为无色黏稠的液体，略有甜味，沸点 290 ℃，能与水任意比例混溶。甘油有吸水性，故常用甘油润泽皮肤。稀甘油也是良好溶剂，用以制备酚甘油、碘甘油等。

3. 苯甲醇($C_6H_5—CH_2—OH$)

苯甲醇又名苄醇，无色的液体，沸点 205.2 ℃。能溶于水及甲醇、乙醇等有机溶剂。苯甲醇有微弱的麻醉作用，还能镇痛和防腐。临床上常用 2%苯甲醇溶液作为青霉素的溶剂，可减少注射该药时的疼痛。

第二节　酚

一、酚的分类

根据芳香环上羟基的数目，可分为一元酚、二元酚和多元酚等，二元以上的酚属于多元酚；根据芳香环不同，可分为苯酚、萘酚和蒽酚等。本节只介绍苯酚。

二、苯酚的结构

酚羟基与苯环直接相连。羟基中氧原子呈 sp^2 杂化状态，氧原子上的两对孤对电子分别处于杂化的 sp^2 轨道和未杂化的 p 轨道中，未杂化的 p 轨道与苯环大 π 键平行重叠，形成 p－π 共轭体系，如图 16－2。

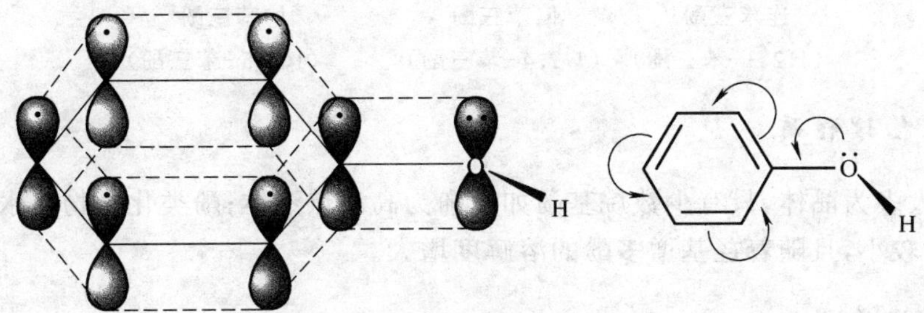

图 16－2　苯酚的结构

在此共轭体系中，苯环每个碳原子和氧原子都提供 1 个未杂化的 p 轨道，苯环每 1 个碳原子的 p 轨道都有 1 个 p 电子，而氧有 2 个 p 电子。共轭效应使整个分子中电子云密度分布发生改变，电子云密度分布平均化，即氧原子有部分 p 电子云向苯环转移，其结果使氧原子的电子云密度有所降低，而苯环上电子云密度有所增加。由于氧原子电子云密度有所降低，导致氧氢键(O—H)成键电子云向氧更靠近，使氧氢键的极性增大，氢原子能以 H^+ 形式游离出来，即酚具有弱酸性；由于苯环碳原子的电子云密度有所增加，特别是邻、对位碳原子上电子云增加的幅度较大，有利于亲电取代反应的进行。

三、酚的命名

通常以酚为母体，命名时将取代基的位次、数目、名称写在母体名称前面。只有一个羟基和一个取代基的酚，还可以用邻、间、对表示基团的相对位置，对于结构复杂的酚，也可把羟基看为取代基加以命名。例如：

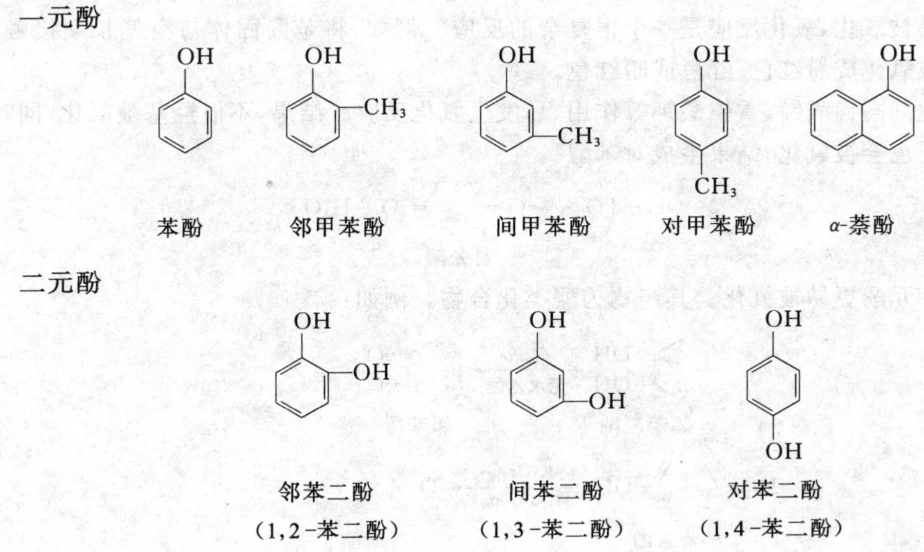

三元酚

连苯三酚（1,2,3-苯三酚）　偏苯三酚（1,2,4-苯三酚）　均苯三酚（1,3,5-苯三酚）

四、酚的物理性质

室温下酚大多为晶体，只有少数烷基酚如甲酚为高沸点液体；酚类化合物在水中有一定的溶解度，但溶解度较小，且随着羟基增多酚的溶解度增大。

五、酚的化学性质

(一) 弱酸性

酚类化合物有弱酸性，能与氢氧化钠反应生成酚钠。例如：

$$C_6H_5-OH + NaOH \rightleftharpoons C_6H_5-O^- Na^+ + H_2O$$

生成的苯氧负离子，因 p-π 共轭，氧原子上负电荷可分散到整个共轭体系上，所以比较稳定，上述反应较易向右进行。

但是苯酚的酸性（$pK_a=9.89$），比碳酸（$pK_a=6.35$）弱，故在酚钠溶液中通入二氧化碳，可以使苯酚游离出来。

$$C_6H_5-O^- Na^+ + CO_2 + H_2O \longrightarrow C_6H_5-OH + NaHCO_3$$

利用酚的弱酸性，可以提取酚类物质或将酚类物质与其他物质分离。

(二) 氧化反应

酚类很容易被氧化，氧化反应是一个很复杂的反应。例如，将苯酚固体与空气长期接触，无色针状晶体会被氧化成粉红色、红色或暗红色。

酚与强氧化剂高锰酸钾、重铬酸钾等作用，易发生氧化反应。结果，不但羟基被氧化，同时羟基对位的氢原子也会被氧化，结果生成对苯醌。

$$C_6H_5-OH + [O] \longrightarrow O{=}C_6H_4{=}O + H_2O$$

对苯醌

多元酚比一元酚更易被氧化。其产物为醌类化合物。例如：

$$C_6H_4(OH)_2 \xrightarrow[\text{无水乙醚}]{Ag_2O} C_6H_4O_2$$

邻苯二酚　邻苯醌

$$HO-C_6H_4-OH \xrightarrow[H_2SO_4,94\%]{K_2Cr_2O_7} O{=}C_6H_4{=}O$$

对苯二酚　对苯醌

(三) 与三氯化铁的显色反应

酚可与三氯化铁显色。此反应，常用来鉴别酚类。不同的酚与三氯化铁反应所显颜色不同，例如，苯酚、间苯二酚与三氯化铁作用显蓝紫色；邻苯二酚、对苯二酚显绿色；而 1,2,3 -苯三酚显红色。分子中具有烯醇结构（C═C—OH）的化合物也能与三氯化铁溶液发生显色反应。

六、与医学相关的酚

1. 苯酚

苯酚俗称石炭酸，为无色晶体，微溶于水。苯酚却易溶于乙醇、乙醚。

苯酚能使蛋白质凝固，具有灭菌作用，常被用作清毒剂和防腐剂。

2. 甲酚

甲酚有三种异构体，邻甲苯酚、间甲苯酚、对甲苯酚。因为物理性质很相近，不易分离，故常使用它们的混合物。

甲酚的抗菌能力比苯酚强，但比苯酚难溶于水，故常配成 47%～53%肥皂水溶液，称为“来苏儿”，使用时加水稀释，用于医疗器械、皮肤、患者排泄物等的消毒。

第三节 醚

一、醚的分类

醚通式为 R—O—R′。R＝R′时为单醚；R≠R′时为混醚；R、R′均为脂肪烃基，称为脂肪醚；R、R′中有一个或两个为芳香烃基，称为芳香醚。

单醚：$CH_3—O—CH_3$

混醚：$CH_3—O—CH_2CH_3$

芳香醚：$C_6H_5—O—CH_3$

二、醚的结构

醚可看为醇或酚分子中羟基上的氢原子被另一烃基取代的化合物，故醚结构与醇或酚很相近。脂肪醚分子中氧原子与醇分子中氧原子相同，为 sp^3 杂化；而芳香醚中氧原子与酚中氧原子相同，为 sp^2 杂化。

三、醚的命名

结构比较简单的醚，一般按烃基的名称加“醚”命名，单醚称为“某醚”，混醚称为“某某醚”，例如：

$CH_3—O—CH_3$	$CH_3CH_2—O—CH_2CH_3$	$CH_3—O—CH_2CH_3$
甲醚	乙醚	甲乙醚

芳香醚命名，通常芳香烃基的名称放在脂肪烃基前面，最后加上“醚”字。例如：

C_6H_5—O—CH_3　　　　H_3C—C_6H_4—O—CH_2CH_3

苯甲醚　　　　对甲苯乙醚

结构复杂的醚，可把烃氧基（RO—）当作取代基，按其他化合物命名。例如：

$$\begin{array}{l} CH_3—CH_2—CH—CH—CH_3 \\ \qquad\qquad\quad | \qquad\ \ | \\ \qquad\qquad\ CH_3 \ \ OCH_3 \end{array}$$

3-甲基-2-甲氧基戊烷

四、醚的物理性质

醚的沸点较低。例如，甲醚（相对分子质量 46）沸点 −24.9 ℃，远远小于相对分子质量相同的乙醇（沸点为 78.5 ℃）。醚在水中有一定的溶解度，但溶解度较小，环醚的水溶性较大。

五、醚的化学性质

（一）锌盐的生成

醚分子中氧原子有孤对电子，可与浓硫酸、浓盐酸等作用形成溶于水的盐。例如：

$$CH_3CH_2OCH_2CH_3 \underset{浓\ H_2O}{\overset{H_2SO_4}{\rightleftharpoons}} \begin{array}{c} CH_3CH_2—\overset{+}{O}—CH_2CH_3 \\ | \\ H \end{array} + HSO_4^-$$

锌盐不稳定，加水稀释后分解为原来的醚。可利用此性质鉴别和分离醚。

（二）过氧化物的生成

低级醚如乙醚长期与空气接触，就会缓慢被空气中的氧气氧化生成过氧化物，例如：

$$CH_3CH_2OCH_2CH_3 + O_2 \longrightarrow \begin{array}{l} CH_3CHOCH_2CH_3 \\ \quad | \\ \quad O—O—H \end{array}$$

过氧乙醚

乙醚的过氧化物有毒，分子中含过氧键（—O—O—），是不稳定的化合物，当受热或受冲击时，易发生爆炸。在蒸馏乙醚时，应先检查有无过氧乙醚存在。检查方法是取少量被检物，加入碘化钾酸性淀粉溶液。如有过氧化物存在，则将碘化钾中的碘离子氧化为碘分子，碘遇淀粉变蓝色。有过氧乙醚存在，需加入还原剂如硫酸亚铁，亚硫酸钠等处理后再蒸馏。

六、与医学相关的醚

乙醚：$CH_3CH_2OCH_2CH_3$

乙醚为无色透明的液体，易挥发，乙醚的麻醉性能较强，安全范围广，使用设备简单，目前基层医疗单位仍使用乙醚作全身麻醉剂。但麻醉苏醒后有恶心、呕吐等不良反应，限制了它的广泛使用。乙醚易燃、易爆，使用时应远离火源。此外，乙醚还是良好的有机溶剂。

习　题

1. 命名下列化合物。

(1) $HOH_2C—CH_2OH$

(2) H_3C—⟨苯环⟩—CH_2OH

(3) 邻甲基苯酚（苯环上 —OH、—CH_3）

(4) 苯环上 1-OH，2,6-NO_2（O_2N、NO_2），4-NO_2

(5) ⟨苯环⟩—O—CH_2CH_3

(6) $H_3C—\underset{OH}{CH}—\underset{CH_3}{CH}—O—CH_3$

2. 写出下列化合物的结构式。

(1) 丙三醇　　(2) 乙烯基醚　　(3) 邻二甲氧基苯

(4) 环己六醇　　(5) 1,3,5-苯三酚

3. 完成下列反应。

(1) $H_3COH + Na \longrightarrow$

(2) $H_3C—\underset{OH}{CH}—CH_2—CH_3 \xrightarrow{分子内脱水}$

(3) H_3C—⟨苯环⟩—$OH + NaOH \longrightarrow$

(4) $H_3C—O—CH_2CH_3 + HCl(浓) \longrightarrow$

4. 用化学方法鉴别下列各组化合物。

(1) H_3COH；　$H_3C—O—CH_3$；　$H_2C=CH—O—CH_3$

(2) ⟨苯环⟩—OH；　⟨苯环⟩—CH_2OH；　$H_3CCH_2—O—CH_2CH_3$

(3) H_3CCH_2OH；　⟨苯环⟩—O—CH_2CH_3

5. 写出分子式为 $C_4H_{10}O$ 的醇所有可能结构式，并用系统命名法命名。

6. 写出分子式为 $C_4H_{10}O$ 的醚所有可能结构式，并用系统命名法命名。

7. 预测下列醇在脱水剂作用下分子内脱水后的主要产物。

(1) 2-甲基-2-丁醇　　(2) 3-甲基-2-丁醇　　(3) 2,3-二甲基-2-丁醇

8. 化合物 A(C_3H_8O)，能与 Na 作用产生氢气。在脱水剂作用下生成化合物 B。B 与 HBr 用生成化合物 C(C_3H_7Br)，C 与氢氧化钠水溶液作用又生成 A。试写出 A、B、C 的结构式。

第十七章　醛、酮和醌

醛、酮和醌的分子结构中都含有相同的官能团——羰基，因而统称为羰基化合物。它们在性质上有很多相似的地方。许多醛和酮是重要的工业原料，有些是香料或重要药物。

第一节　醛　和　酮

一、醛和酮的分类

醛和酮是由烃基和羰基两部分组成，根据分子中烃基的不同，醛、酮可分为脂肪醛、酮和芳香醛、酮；按照羰基的数目的不同，醛、酮可以分为一元醛、酮和多元醛、酮。

二、醛和酮的结构

羰基是醛和酮的官能团，羰基与一个氢原子和一个烃基相连的化合物叫做醛（甲醛例外，它的羰基与两个氢原子相连），羰基与两个烃基相连的化合物叫做酮，醛和酮的通式如下：

$$\underset{\text{醛}}{\text{(Ar)R—}\overset{\overset{\text{O}}{\|}}{\text{C}}\text{—H}} \qquad \underset{\text{酮}}{\text{(Ar)R—}\overset{\overset{\text{O}}{\|}}{\text{C}}\text{—R}'\text{(Ar}'\text{)}}$$

醛的官能团是醛基，可简写为—CHO，它位于碳链的一端；而酮分子中的羰基也称酮基，处于碳链之中。醛和酮分子中的烃基可以是脂肪族烃基和芳香族烃基等。

醛和酮羰基中的碳原子为 sp^2 杂化，碳原子的 3 个 sp^2 杂化轨道分别与氧及其他两个原子形成 3 个 σ 键，夹角为 120°，并处于同一平面。碳原子未参与杂化的 p 轨道与氧原子的一个 p 轨道平行重叠形成 π 键，且垂直于 σ 键所在的平面。羰基碳氧双键是由一个 σ 键和一个 π 键组成的（图 17－1）。

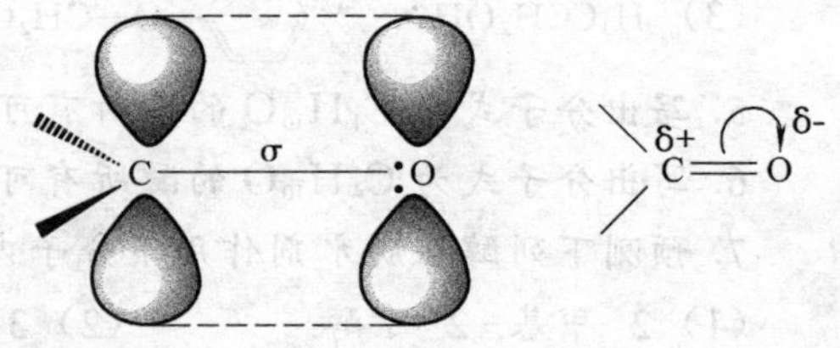

图 17－1　羰基的结构

由于氧原子的电负性比碳原子大，因此羰基中 π 电子云偏向于氧原子一边，使羰基碳原子带有部分正电荷，而氧原子则带有部分负电荷。羰基的极化情况如图 17－1 所示。

三、醛和酮的命名

醛和酮的系统命名法是选择包括羰基碳原子在内的最长碳链作主链，称为某醛或某酮。从醛基一端或从靠近酮基一端开始把主链中碳原子编号。由于醛基一定在碳链的链端，故不必用数字标明其位置，但酮基的位置必须标明，写在酮名称的前面。主链上如有支链或取代基，应标明位次，把它的位次、数目、名称写在某醛、某酮的前面。例如：

$$\underset{\displaystyle CH_3}{CH_3-\overset{}{CH}-CH_2-CHO}$$

3-甲基丁醛

$$CH_3-\underset{CH_3}{CH}-CH_2-\underset{\displaystyle O}{\overset{}{\underset{\|}{C}}}-CH_3$$

4-甲基-2-戊酮

$$CH_3-CH_2-\underset{CH_3}{CH}-\underset{CH_2CH_3}{CH}-CHO$$

3-甲基-2-乙基戊醛

命名不饱和醛、酮则需标出不饱和键的位置。例如：

$$CH_3CH=CHCHO$$

2-丁烯醛

$$CH_3CH=CH-\overset{\displaystyle O}{\overset{\|}{C}}-CH_3$$

3-戊烯-2-酮

环酮是将羰基碳原子作为碳环的组成原子，根据构成环的碳原子总数称为某酮。例如：

环己酮　　3-甲基环己酮

芳香醛、酮的命名，是以脂肪醛、酮为母体，芳香烃基作为取代基。例如：

$$C_6H_5-CHO$$

苯甲醛

$$C_6H_5-\underset{\displaystyle O}{\underset{\|}{C}}-CH_3$$

苯乙酮

$$C_6H_5-\underset{\displaystyle O}{\underset{\|}{C}}-CH_2-CH_3$$

1-苯基-1-丙酮

四、醛和酮的物理性质

室温下，甲醛是气体，其余低级醛都为液体，高级醛为固体。低级醛具有刺鼻气味，中级醛具有果香味。低级酮为液体，具有特殊芳香气味，高级酮为固体。

甲醛、乙醛易溶于水，但随着分子中烃基增大，醛和酮的水溶性迅速降低，含六个碳以上的醛和酮几乎不溶于水，但可溶于乙醚、苯等有机溶剂中。

五、醛和酮的化学性质

醛和酮都含有羰基，所以它们具有许多相似的化学性质。但由于醛和酮的结构并不完全相同，在化学性质上也表现出差异。一般情况下，醛比酮具有更大的反应活性。某些反应为醛所特有，而酮则无。

（一）加成反应

同碳碳双键一样，羰基中的碳氧双键也易发生加成反应。但和烯烃的亲电加成不同，羰基的加成属于亲核加成。由于氧原子的电负性大于碳原子，使 π 电子云向氧原子偏移，致使氧原子带有部分负电荷，碳原子带有部分正电荷。当发生加成反应时，首先是试剂中带负电荷的部分加到羰基的碳原子上，然后试剂中带正电荷部分加到带负电荷的氧原子上，发生亲核加成反应。

1. 与氢氰酸的加成反应

醛和部分酮与氢氰酸发生反应时，氢氰酸分子中的氰基（—CN）加在羰基的碳上，氢则加在羰基的氧上，生成α-羟腈。

$$R-\overset{\overset{\displaystyle O}{\|}}{C}-H(CH_3)+HCN \rightleftharpoons R-\underset{\underset{\displaystyle CN}{|}}{\overset{\overset{\displaystyle OH}{|}}{C}}-H(CH_3)$$

如果在醛、酮与氢氰酸反应中加入少量碱，则反应速率明显加快；但如果加入酸，则抑制反应的进行。因为氢氰酸是一个弱酸，其解离过程为

$$HCN \underset{H^+}{\overset{CN^-}{\rightleftharpoons}} H^+ + CN^-$$

在平衡体系中加入酸，能抑制 HCN 的解离，使 CN^- 的浓度减小，加入碱则促进 HCN 的解离，使 CN^- 浓度增大。在加成反应过程中 CN^- 起着决定性的作用，CN^- 离子作为亲核试剂首先向羰基进攻，然后 H^+ 加到羰基氧上，生成α-羟腈。

对于同一种亲核试剂，亲核加成的难易取决于羰基碳原子所带正电荷的多少及空间位阻效应的大小。羰基碳原子所带正电荷越多，反应越容易进行；羰基上连接的烃基越小则位阻效应越小，亲核试剂就越容易靠近，反应也就越容易进行。基于以上原因，只有醛、脂肪族甲基酮和少于8个碳原子的环酮可以与氢氰酸加成，而芳香酮很难与氢氰酸发生加成反应。

氢氰酸与醛酮的加成反应，在有机合成中常被用来增长碳链。

2. 与醇加成反应

醛与醇在干燥氯化氢的催化下，发生加成反应，生成半缩醛。半缩醛不稳定，能继续与另一分子醇作用，失去一分子水生成缩醛。反应过程如下：

$$R-\overset{\overset{\displaystyle O}{\|}}{C}-H+HO-R' \xrightleftharpoons{\text{干燥 HCl}} \underset{\text{半缩醛}}{R-\underset{\underset{\displaystyle OR'}{|}}{\overset{\overset{\displaystyle OH}{|}}{C}}-H} \underset{HO-R'}{\xrightleftharpoons{\text{干燥 HCl}}} \underset{\text{缩醛}}{R-\underset{\underset{\displaystyle OR'}{|}}{\overset{\overset{\displaystyle OR'}{|}}{C}}-H}$$

缩醛在碱性溶液中很稳定，在酸性溶液中则可以水解生成原来的醛和醇。因此，在有机合成中常利用缩醛的生成来保护醛基。

在同样情况下，酮与醇的加成反应速度很慢。

若在同一分子中既含有羰基又含有羟基，则有可能在分子内生成环状半缩醛（酮）。半缩醛（酮）、缩醛（酮）在糖类化学中颇为重要。

3. 与氨的衍生物的加成反应

氨分子中的氢原子被其他原子或原子团取代后的产物叫做氨的衍生物，通常也称做羰基试剂，常见的氨的衍生物有：

H_2N-OH	H_2N-NH_2
羟氨	肼

$$H_2N—NH—C_6H_5$$

苯肼

$$H_2N—NH—C_6H_3(NO_2)_2$$

2,4二硝基苯肼

氨的衍生物易与醛和酮分子中的羰基进行亲核加成反应，但加成产物不稳定，立即失去一分子的水，生成含有碳氮双键结构的化合物。氨的衍生物用一般式 $H_2N—B$ 表示，它们与醛和酮的反应过程表示如下：

$$\begin{matrix}R \\ H(R')\end{matrix}\!\!>C=O + H—\ddot{N}(H)—B \longrightarrow \left[\begin{matrix}R \\ H(R')\end{matrix}\!\!>C(OH)—\ddot{N}(H)—B\right] \xrightarrow{-H_2O} \begin{matrix}R \\ H(R')\end{matrix}\!\!>C=N—B$$

氨的衍生物与醛或酮的反应方程式如下：

$$\begin{matrix}R \\ H(R')\end{matrix}\!\!>C=O + NH_2—OH \xrightarrow{-H_2O} \begin{matrix}R \\ H(R')\end{matrix}\!\!>C=N—OH \quad 肟$$

$$\begin{matrix}R \\ H(R')\end{matrix}\!\!>C=O + NH_2—NH_2 \xrightarrow{-H_2O} \begin{matrix}R \\ H(R')\end{matrix}\!\!>C=N—NH_2 \quad 腙$$

$$\begin{matrix}R \\ H(R')\end{matrix}\!\!>C=O + NH_2—NH—C_6H_3(NO_2)_2 \xrightarrow{-H_2O} \begin{matrix}R \\ H(R')\end{matrix}\!\!>C=N—NH—C_6H_3(NO_2)_2$$

2,4-二硝基苯腙（黄色）

醛、酮与羰基试剂作用生成的肟和腙是结晶，具有一定的熔点，常被用来鉴别醛、酮。肟、腙等在稀酸作用下，可水解为原来的醛、酮，故可利用这些反应来分离和提纯醛或酮。

（二）α-碳原子上氢的反应

醛、酮分子中的α-氢比较活泼，容易发生化学反应。这是由于羰基的极性使α-氢原子有成为质子离去的趋向所致。

$$H_3C—C=O$$

1. 卤仿反应

醛或酮的α-氢原子在碱性条件下，易被卤素取代，反应产物为α-氢全部被卤素取代的羰基化合物。

在乙醛和甲基酮分子中，α-碳上有3个氢原子，它们与卤素的氢氧化钠溶液作用时，3个α-氢全部被取代，生成三卤代物，三卤代物在碱性溶液中不稳定，易发生碳碳键的断裂，分解生成三卤甲烷（卤仿）和羧酸盐，其反应过程表示如下：

$$X_2 + 2NaOH \longrightarrow NaOX + NaX + H_2O$$

$$CH_3—\overset{O}{\overset{\|}{C}}—H(R) + 3NaOX \longrightarrow CX_3—\overset{O}{\overset{\|}{C}}—H(R) + 3NaOH$$

$$CX_3—\overset{O}{\overset{\|}{C}}—H(R) + NaOH \longrightarrow CHX_3 + NaO—\overset{O}{\overset{\|}{C}}—H(R)$$

总反应式为

$$CH_3-\overset{O}{\overset{\|}{C}}-H(R)+3X_2+4NaOH \longrightarrow CHX_3+NaO-\overset{O}{\overset{\|}{C}}H-R(H)+3NaX+3H_2O$$

上述反应称为卤仿反应。如果使用的卤素是碘，称为碘仿反应。

次碘酸钠不仅是碘化剂，而且还是氧化剂，它可以把具有 $H_3C-\overset{OH}{\overset{|}{C}}H-R(H)$ 结构的醇氧化为乙醛或甲基酮，所以具有这类结构的醇也能发生碘仿反应。例如：

$$CH_3-\overset{OH}{\overset{|}{C}}H-R(H)+NaOI \longrightarrow CHI_3\downarrow+(R)H-COONa+NaI+H_2O$$

碘仿是一种难溶于水的黄色固体，利用碘仿反应可以鉴别乙醛和甲基酮，还可以鉴别具有 $CH_3-\overset{OH}{\overset{|}{C}}H-R(H)$ 结构的醇。

2. 醇醛缩合反应

在稀碱的作用下，一个醛分子的α-碳加到另一醛分子的羰基的碳原子上，α-氢加到羰基的氧原子上，生成β-羟基醛，此反应称为醇醛缩合反应。醇醛缩合并非是醇与醛的缩合，而是指生成物中既含醇羟基又含醛基的化合物，所以此反应也叫羟醛缩合反应。

$$CH_3-\overset{O}{\overset{\|}{C}}-H+\overset{H}{\overset{|}{C}}H_2-\overset{O}{\overset{\|}{C}}-H \xrightarrow[\text{稀碱}]{5\sim6\ ^\circ C} CH_3-\overset{OH}{\overset{|}{C}}H-CH_2-\overset{O}{\overset{\|}{C}}-H$$

β-羟基醛不稳定，稍加热即脱去一分子水，生成α,β-不饱和醛。

对于含有α-氢的酮不易发生类似反应，生成β-羟基酮，但反应较慢。

羟醛缩合反应能增长碳链，对有机合成反应很有意义。

(三) 氧化还原反应

1. 氧化反应

醛容易被氧化，不仅能被强氧化剂氧化，还能被弱氧化剂氧化。而酮不能被弱氧化剂氧化，但若采用强氧化剂，则可使碳链断裂，生成含碳原子数较少的羧酸混合物。因此，根据弱氧化剂只能氧化醛不能氧化酮这一性质可鉴别醛和酮。常用的弱氧化剂有托伦试剂和斐林试剂。

(1) 与托伦试剂反应　硝酸银的氨溶液称为托伦试剂(Tollens)。当托伦试剂与醛反应时，醛被氧化成羧酸，试剂中的银离子被还原成金属银析出形成银镜，因此这个反应叫做银镜反应。

$$R-CHO+2[Ag(NH_3)_2]OH \xrightarrow{\text{加热}} R-COONH_4+2Ag\downarrow+3NH_3+H_2O$$

醛都能发生银镜反应，此反应可用于鉴别醛和酮。

(2) 与斐林试剂反应　斐林(Fehling)试剂包括甲、乙两种溶液；甲溶液是硫酸铜溶液，乙溶液是酒石酸钾钠的氢氧化钠溶液。使用时，取等体积的甲、乙两溶液混合。反应时醛被氧化成羧酸，Cu^{2+}被还原成红色的氧化亚铜沉淀析出。

$$R—CHO + Cu^{2+} \xrightarrow[\triangle]{\text{碱性溶液}} R—COONa + Cu_2O\downarrow$$

斐林试剂能氧化脂肪醛，但不能氧化芳香醛，所以可用斐林试剂鉴别脂肪醛和芳香醛。

2. 还原反应

醛和酮分子在金属催化剂的作用下，加氢还原，分别生成伯醇和仲醇，此反应称为催化氢化。常用的催化剂为铂(Pt)、钯(Pd)、镍(Ni)等。

$$\underset{\text{醛}}{R—\overset{H}{\overset{|}{C}}=O} + H_2 \xrightarrow{\text{催化剂}} \underset{\text{伯醇}}{R—\underset{H}{\underset{|}{\overset{H}{\overset{|}{C}}}}—OH}$$

$$\underset{\text{酮}}{R—\overset{R'}{\overset{|}{C}}=O} + H_2 \xrightarrow{\text{催化剂}} \underset{\text{仲醇}}{R—\underset{H}{\underset{|}{\overset{R'}{\overset{|}{C}}}}—OH}$$

六、与医学相关的醛和酮

1. 甲醛(HCHO)

甲醛又叫蚁醛，是具有强烈刺激臭味的无色气体，沸点为－21 ℃。易溶于水，其 40%的水溶液叫“福尔马林”，用作消毒剂和防腐剂。甲醛溶液能够消毒防腐的原因是甲醛具有使蛋白质凝固的性能。

2. 苯甲醛(C_6H_5—CHO)

苯甲醛是最简单的芳香醛，以结合状态存在于桃、杏等水果的核仁中。苯甲醛是无色液体，有浓厚的苦杏仁气味，沸点为 179 ℃，微溶于水，易溶于乙醇和乙醚中。工业上用作制造染料及香料的原料。

3. 丙酮(H_3C—CO—CH_3)

丙酮是无色液体，沸点为 56.5 ℃，丙酮极易溶于水，几乎能与所有有机溶剂混溶，也能溶解油脂、蜡、树脂和塑料等，故广泛用作溶剂。

正常情况下，人的血液中丙酮的浓度很低。但患病时，如患糖尿病的人，由于代谢紊乱，体内常有过量丙酮产生，从尿中排出。尿中是否含有丙酮可用碘仿反应检验。在临床上，用亚硝酰铁氰化钠[$Na_2Fe(CN)_5NO$]溶液的显色反应来检验；在尿液中滴加亚硝酰铁氰化钠的碱性溶液，如果有丙酮存在，溶液就呈现鲜红色。

4. 樟脑（结构式）

樟脑是一种脂环族酮类化合物，学名为 2-莰酮。它存在于樟树中的一种芳香成分。樟脑是无色半透明固体，具有特殊的芳香气味，熔点为 176 ℃，在常温下就能挥发，不溶于水，溶于有机溶剂。樟脑在医药上应用很广，有兴奋血管运动中枢、呼吸中枢和心肌的功效。清凉油、十滴水、消炎镇痛膏等均含有樟脑。樟脑还可做驱虫防蛀剂。

第二节　醌

一、醌的结构和分类

醌是不饱和的环二酮，分子中含有 O═⟨ ⟩═O 或（邻醌结构）结构的环状二元酮称为醌。醌可分为苯醌、萘醌和蒽醌等。具有醌型构造的化合物通常具有颜色。对位的醌多呈现黄色，邻位的醌多呈现红色或橙色，所以它是许多染料和指示剂的母体。

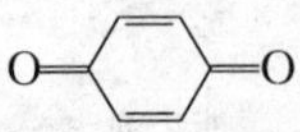

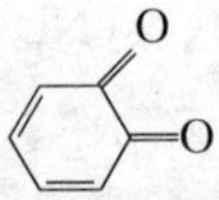

二、醌的命名

醌类化合物是以苯醌、萘醌和蒽醌等作为母体来命名的。两个羰基的位置可用阿拉伯数字标明写在醌名字前。有时也用对、邻等表明两个羰基的相对位置。母体上如有取代基，可将取代基的位次、数目、名称写在前面。例如：

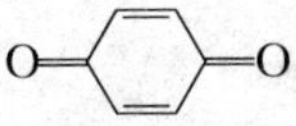

1,4苯醌（对苯醌） 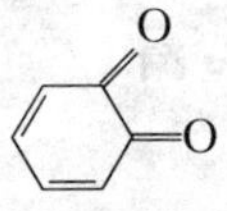　　1,2-苯醌（邻苯醌）

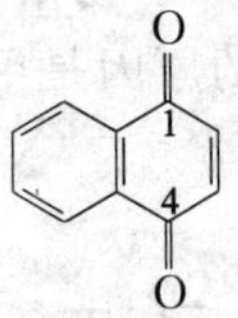

1,4-萘醌 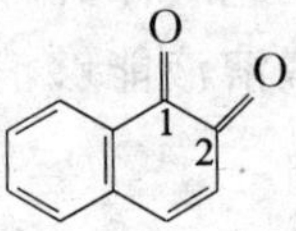　　1,2-萘醌 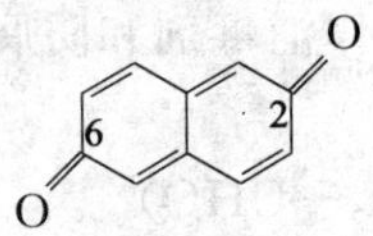　　2,6-萘醌

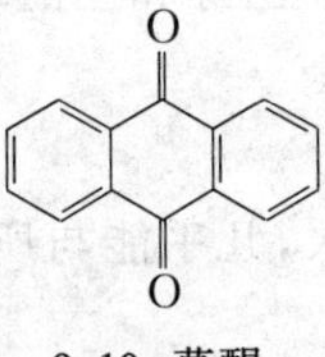

9,10-蒽醌 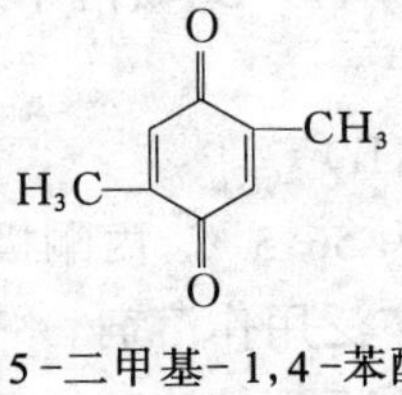　　2,5-二甲基-1,4-苯醌

三、维生素 K

维生素 K_1 和 K_2 的差别在于侧链有所不同，维生素 K_1 为黄色油状液体，维生素 K_2 为黄色晶体。维生素 K_1 和 K_2 广泛存在于自然界中，绿色植物（如苜蓿、菠菜等）、蛋黄、肝等含量丰富。维生素 K_1 和 K_2 的主要作用是能促进血液的凝固，所以可用作止血剂。维生素 K_1 和 K_2 结构式如下：

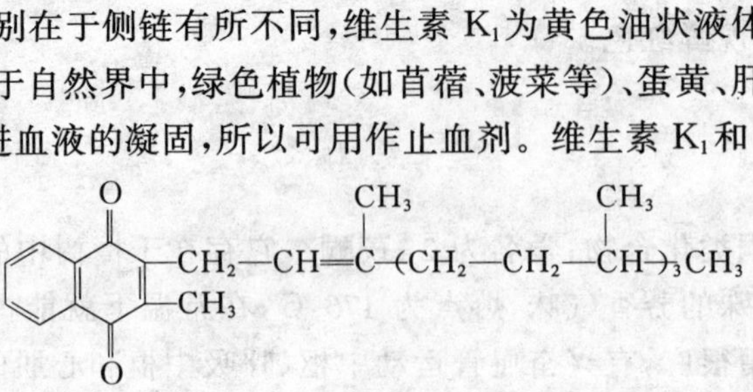

$$-CH_2-CH=C(CH_3)-(CH_2-CH_2-CH(CH_3))_3CH_3 \quad (2\text{-}CH_3)$$

维生素 K_1

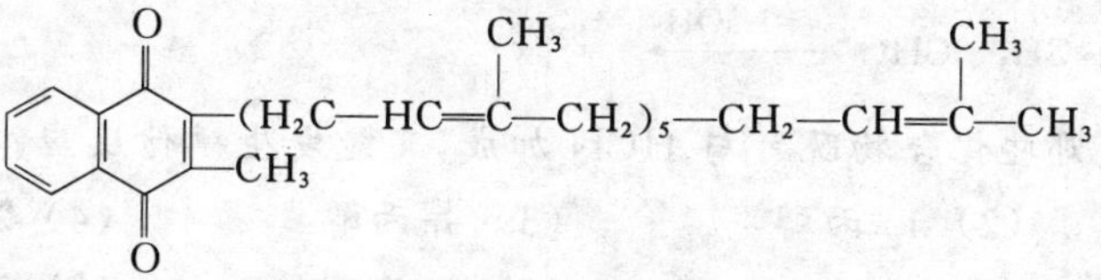

$$\text{(1,4-萘醌环, 2-位取代基: }(H_2C{-}HC{=}\underset{|}{\overset{CH_3}{C}}{-}CH_2)_5{-}CH_2{-}CH{=}\overset{CH_3}{C}{-}CH_3\text{, 3-位 }CH_3\text{)}$$

维生素 K_2

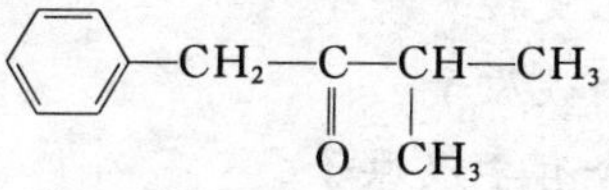

习　题

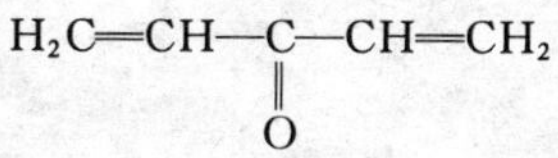

1. 用系统命名法命名下列各化合物。

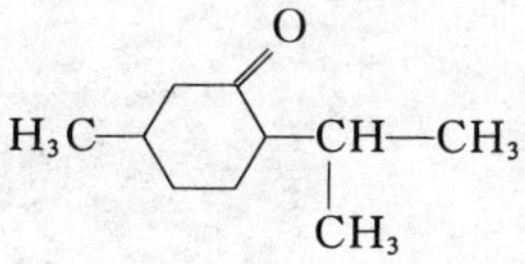

(1) 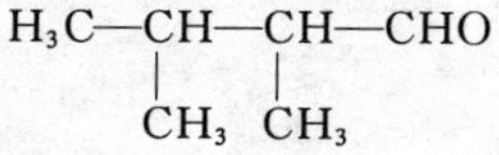 $H_3C{-}\underset{CH_3}{CH}{-}\underset{CH_3}{CH}{-}CHO$

(2) $C_6H_5{-}CH_2{-}\underset{O}{\underset{\|}{C}}{-}\underset{CH_3}{CH}{-}CH_3$

(3) $H_2C{=}CH{-}\underset{O}{\underset{\|}{C}}{-}CH{=}CH_2$

(4) 环己酮，5-位 $H_3C{-}$，2-位 $\underset{CH_3}{CH}{-}CH_3$

(5) $H_3C{-}\underset{CH_3}{C}{=}CH{-}CH_2{-}\overset{O}{\overset{\|}{C}}{-}H$

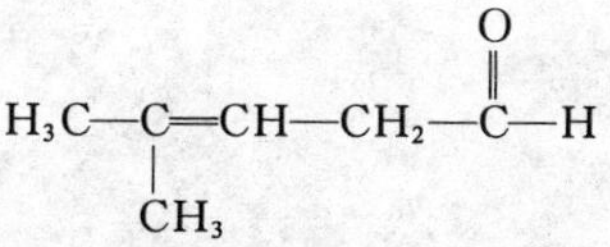

(6) 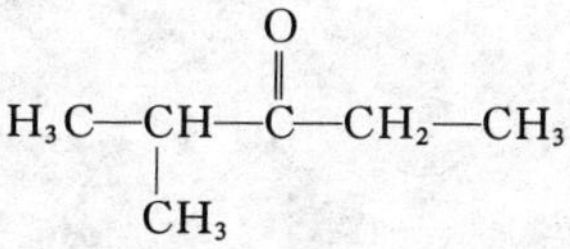 $H_3C{-}\underset{CH_3}{CH}{-}\overset{O}{\overset{\|}{C}}{-}CH_2{-}CH_3$

2. 写出下列各化合物的结构式。

(1) 对甲基苯乙酮　　(2) 邻羟基苯甲醛

(3) 4-甲基-2-戊酮　　(4) 4-甲基-3-戊烯-2-酮

(5) 3-甲基环己酮　　(6) 1,4-苯醌

3. 试用简便的化学方法鉴别：甲醛、乙醛、苯甲醛、丙酮和 3-戊酮。

4. 下列化合物中哪些可以发生碘仿反应？

(1) HCHO　　(2) CH_3CHO　　(3) CH_3CH_2CHO

(4) $CH_3COCH_2CH_3$　　(5) $C_6H_5COCH_3$　　(6) $C_6H_5COCH_2CH_3$

(7) CH_3CH_2OH　　(8) $C_6H_5CH_2OH$　　(9) $CH_3CH(OH)CH_2CH_3$

5. 完成下列反应写出主要产物。

(1) 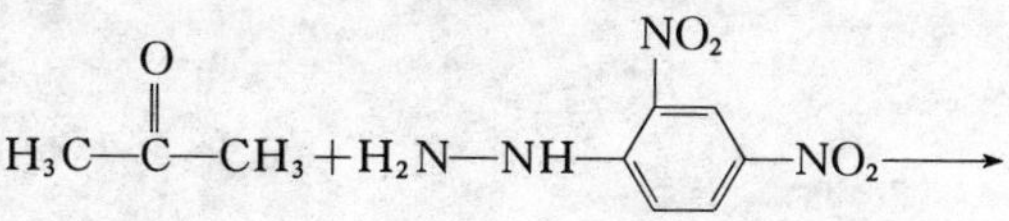 $H_3C{-}\overset{O}{\overset{\|}{C}}{-}CH_3+H_2N{-}NH{-}C_6H_3(NO_2)_2\text{(2,4-二硝基苯基)}\longrightarrow$

(2) $H_3C{-}CH_2{-}OH+H_3C{-}\overset{O}{\overset{\|}{C}}{-}H \xrightleftharpoons{\text{干燥 HCl}}$

(3) $H_3C{-}\overset{OH}{\overset{|}{CH}}{-}CH_2{-}CH_3 \xrightarrow{NaOH/I_2}$

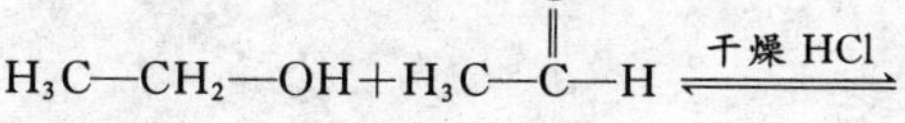

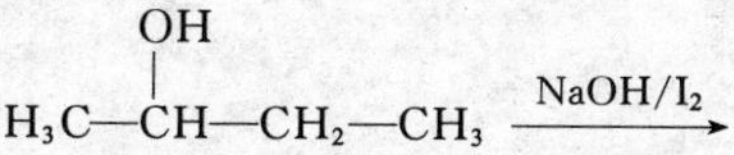

(4) 环己酮$+H_2 \xrightarrow{Pt}$

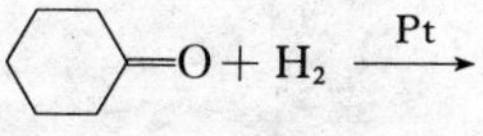

(5) $C_6H_5{-}CHO+[Ag(NH_3)_2]OH \xrightarrow[\triangle]{}$

(6) C_6H_5—CHO＋CH_3—CHO $\xrightarrow{\text{稀 NaOH}}$

6. 下列化合物中，哪些化合物既可与 HCN 加成，又能发生碘仿反应？

(1) 乙醇　　(2) 1-丙醇　　(3) 异丙醇　　(4) 2-戊酮

(5) 苯乙酮　　(6) 丙醛　　(7) 环己酮　　(8) 3-戊酮

7. 某化合物 $C_8H_8O_2$，与碘的碱性溶液作用生成黄色沉淀，与 2,4-二硝基苯肼作用出现亮黄色沉淀，与 $FeCl_3$溶液作用呈浅紫色。试写出该化合物可能的结构。

8. 某烃的衍生物的分子式为 $C_5H_{10}O$，能与斐林试剂作用生成沉淀。按下列要求，分别写出其结构简式和名称。

(1) 分子结构中无支链

(2) 主链上有 4 个碳原子

(3) 分子结构中含有季碳原子

第十八章 羧酸和取代羧酸

羧酸是一类具有酸性的化合物,它们的官能团是羧基(—COOH),凡烃基和羧基相连接的化合物统称为羧酸。

羧酸分子中烃基上的氢原子被其他原子或原子团取代后的化合物称为取代羧酸。根据取代基的不同,取代羧酸可分为卤代酸、羟基酸、羰基酸、氨基酸等。本章重点讨论羧酸、羟基酸和酮酸。

第一节 羧 酸

羧基是羧酸的官能团,除甲酸(HCOOH)外,羧酸可看成是烃分子中的氢原子被羧基取代后的化合物,羧酸广泛存在于自然界。

一、羧酸的分类

羧酸的结构通式是(Ar)RCOOH,羧酸按羧基所连接的烃基不同,可分为脂肪羧酸、脂环羧酸和芳香羧酸;按烃基是否饱和可分为饱和羧酸和不饱和羧酸;按羧基数目又可分为一元羧酸、二元羧酸和多元羧酸。

二、羧酸的结构

羧酸分子中羧基的碳原子为 sp^2 杂化,碳原子的 3 个 sp^2 杂化轨道分别与 2 个氧原子、1 个烃基的碳原子或 1 个氢原子形成 3 个 σ 键,成键的 4 个原子处于同一平面,羧基碳原子余下的一个未杂化的 p 轨道与羰基氧原子的 p 轨道平行重叠形成 π 键。该 π 键又与羟基氧原子上含未共用电子对的 p 轨道平行并相互重叠,形成 p－π 共轭体系,使羟基氧原子的电子云密度降低,羰基碳的正电性减弱,不易与亲核试剂发生加成反应(图 18－1)。

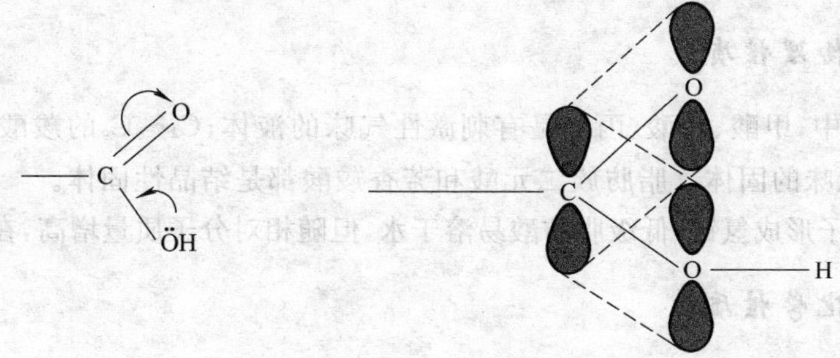

图 18－1 羧酸的结构

三、羧酸的命名

羧酸的系统命名原则与醛相似，命名时只需将醛字改为酸字即可。

饱和脂肪酸的命名：可用阿拉伯数字或希腊字母，标明取代基的位次。例如：

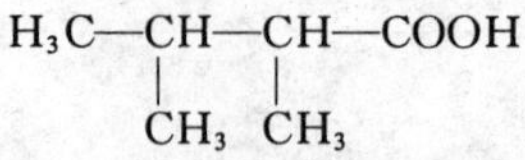

$$\underset{2,3\text{-二甲基丁酸}}{H_3C-\underset{\displaystyle CH_3}{\underset{|}{CH}}-\underset{\displaystyle CH_3}{\underset{|}{CH}}-COOH} \qquad \underset{\text{十六酸（软脂酸）}}{H_3C\text{-}(CH_2)_{14}COOH}$$

不饱和脂肪酸的命名：选择包含羧基和不饱和键在内的最长碳链作主链，称“某烯酸”或“某炔酸”。例如：

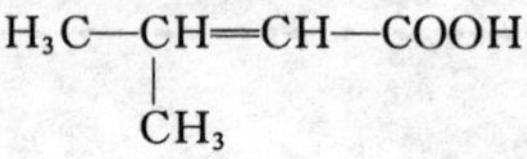

$$H_3C-\underset{\displaystyle CH_3}{\underset{|}{C}}H{=}CH-COOH$$

3-甲基-2-丁烯酸

$$H_3C\text{-}(CH_2)_4CH{=}CH-CH_2-CH{=}CH\text{-}(CH_2)_7COOH$$

9,12-十八碳二烯酸

脂肪族二元羧酸的命名：选择分子中含两个羧基的最长碳链作为主链，称为某二酸。例如：

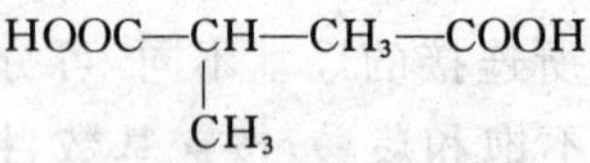

$$HOOC-\underset{\displaystyle CH_3}{\underset{|}{CH}}-CH_2-COOH \qquad H_3CH_2C-CH\begin{matrix}\diagup COOH\\ \diagdown COOH\end{matrix}$$

2-甲基丁二酸 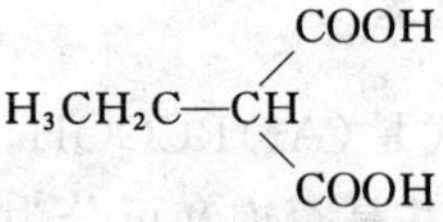　　　　乙基丙二酸

芳香族羧酸和脂环羧酸的命名：把脂肪羧酸作为母体，将芳香烃基或脂环烃基视为取代基。例如：

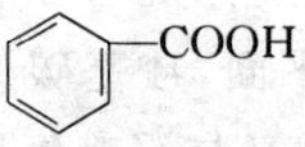

C_6H_5-COOH　　$C_6H_5-CH{=}CH-COOH$　　$C_5H_9-CH_2COOH$

苯甲酸 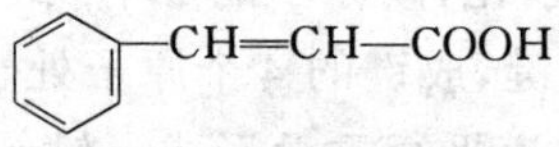　　3-苯基丙烯酸 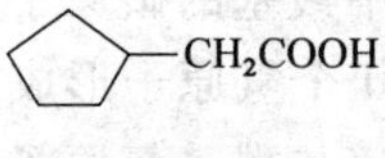　　环戊基乙酸

羧酸常根据其来源而取俗名。如甲酸最早从蚂蚁中得到，故称蚁酸；乙酸是食醋的主要成分，称为醋酸。

四、羧酸的物理性质

饱和一元羧酸中，甲酸、乙酸、丙酸是有刺激性气味的液体；C_4～C_9的羧酸是有恶臭的液体；C_{10}以上的羧酸是无味的固体。脂肪族二元酸和芳香羧酸都是结晶性固体。

羧酸能与水分子形成氢键，低级脂肪酸易溶于水，但随相对分子质量增高，在水中溶解度降低。

五、羧酸的化学性质

羧酸由烃基和羧基两部分组成，羧基在形式上由羰基和羟基组成。羧酸失去羟基后剩余的部分称为酰基。某酸失去羟基后称做某酰基。

$$\underset{\text{羧基}}{-\overset{\overset{\displaystyle O}{\|}}{C}-OH} \qquad \underset{\text{酰基}}{R-\overset{\overset{\displaystyle O}{\|}}{C}-}$$

(一) 酸性

由于羧基中羰基的 π 键与羟基氧原子上未共用电子对形成 p－π 共轭体系，羟基氧原子上的电子云密度有所降低，使氢氧键极性增强，能解离出氢离子，表现出酸性。

$$R-\overset{\overset{\displaystyle O^{\delta-}}{\|}}{C}-\ddot{O}\leftarrow H^{\delta+}$$

一般的羧酸都属弱酸，它们在水中只是部分解离。

$$H_3C-\overset{\overset{\displaystyle O}{\|}}{C}-OH \rightleftharpoons H_3C-\overset{\overset{\displaystyle O}{\|}}{C}-O^- + H^+$$

羧酸的酸性强度常用 pK_a 表示，pK_a 愈小，酸性愈强。

饱和一元羧酸中，甲酸的酸性比同系列中其他羧酸的酸性强，这是由于烷基的斥电子诱导效应，减少了氢氧键的极性，较难电离出 H^+，使酸性减弱。

芳香酸比甲酸的酸性弱，但比其他的饱和一元羧酸酸性强。这是由于环的大 π 键与羧基形成了 π－π 共轭体系，羧基产生的吸电子共轭效应，使环的电子云向羧基偏移，减弱了氢氧键的极性，较难解离生成 H^+，所以酸性较甲酸弱。

综上所述，一元羧酸的酸性强弱顺序如下：

甲酸＞苯甲酸＞其他饱和一元羧酸

由于羧酸具有酸性，所以能与 NaOH 作用生成羧酸盐。

$$RCOOH + NaOH \longrightarrow RCOONa + H_2O$$

羧酸的酸性比碳酸强，所以能分解碳酸盐和碳酸氢盐。

$$2RCOOH + Na_2CO_3 \longrightarrow 2RCOONa + H_2O + CO_2\uparrow$$
$$RCOOH + NaHCO_3 \longrightarrow RCOONa + H_2O + CO_2\uparrow$$

多元羧酸的酸性比一元羧酸的酸性强，但随着分子中碳原子数目的增加及羧基与羧基间的距离增大，多元羧酸的酸性逐渐减弱。

(二) 羧酸衍生物的生成

羧酸分子中羧基中的羟基被其他原子或基团取代后的产物，称为羧酸衍生物。常见的羧酸衍生物有酯、酸酐和酰卤等。

1. 酯的生成

在强酸(如浓硫酸)的催化下，羧酸可以与醇脱水形成酯，此反应称为酯化反应。在同样条件下，酯也可水解为羧酸和醇，即酯的水解反应。酯化反应是可逆反应。酯化反应必须在酸的催化及加热下进行，否则反应速率极慢。

$$R-\overset{\overset{\displaystyle O}{\|}}{C}-OH + R'-OH \xrightleftharpoons[\triangle]{\text{浓 } H_2SO_4} R-\overset{\overset{\displaystyle O}{\|}}{C}-OR' + H_2O$$

由于酯化反应是可逆的，所以要提高酯的产率，可以增加反应物的浓度或及时分离生成的酯和水，使平衡向生成物方向移动。

2. 酸酐的生成

羧酸在脱水剂（如五氧化二磷）的存在下加热，两分子羧酸间能失去一分子水而形成酸酐。

$$R-\overset{\overset{\displaystyle O}{\|}}{C}-OH+HO-\overset{\overset{\displaystyle O}{\|}}{C}-R\xrightarrow[\text{或强热}]{P_2O_5}R-\overset{\overset{\displaystyle O}{\|}}{C}-O-\overset{\overset{\displaystyle O}{\|}}{C}-R+H_2O$$

3. 酰卤的生成

羧酸和磷的卤化物（如五氯化磷、三氯化磷）发生反应生成酰卤。

$$R-\overset{\overset{\displaystyle O}{\|}}{C}-OH+PCl_3\longrightarrow R-\overset{\overset{\displaystyle O}{\|}}{C}-Cl+H_3PO_3$$

$$R-\overset{\overset{\displaystyle O}{\|}}{C}-OH+PCl_5\longrightarrow R-\overset{\overset{\displaystyle O}{\|}}{C}-Cl+POCl_3+HCl\uparrow$$

（三）脱羧反应

羧酸的碱金属盐与碱石灰（NaOH－CaO）共热，脱去二氧化碳生成比原羧酸少一个碳原子的烃，这种从羧酸中脱去二氧化碳的反应称为脱羧反应。

$$R-COONa+NaOH(CaO)\xrightarrow{\text{强热}}R-H+CO_2\uparrow$$

脱羧反应也可在脱羧酶的作用下进行，是生物化学中的重要反应。

六、重要的羧酸

1. 甲酸（HCOOH）

甲酸俗名蚁酸，为无色有刺激臭的液体，易溶于水，沸点为 100.7 ℃，有很强的腐蚀性，蜂蜇或荨麻刺伤皮肤引起肿痛，就是甲酸造成的。

甲酸的结构不同于其他羧酸，甲酸的羧基与氢原子直接相连，有醛基的结构，所以甲酸具有还原性。

甲酸的酸性比其他饱和一元羧酸强。甲酸有杀菌力，可作消毒剂或防腐剂。

2. 乙酸（CH_3COOH）

乙酸是食醋的主要成分，故俗名醋酸。纯乙酸是无色有刺激性的液体，易溶于水及其他许多有机溶剂。沸点为 118 ℃，熔点为 16.6 ℃，在低于熔点温度时，能结成冰状的固体，所以常把无水乙酸叫做冰醋酸。乙酸是染料、香料、制药工业的原料和实验室常用试剂。

3. 乙二酸（HOOC—COOH）

乙二酸俗名草酸，是无色结晶。草酸易溶于水，而不溶于乙醚等有机溶剂。草酸的熔点为 189 ℃。

草酸分子中的两个羧基直接相连，由于一个羧基对另一个羧基有较强的吸电子作用，使草酸的酸性比一元羧酸和其他的二元羧酸强。草酸除具一般羧酸的性质外，还有还原性，易被氧化。在分析化学中，常用草酸来标定氧化剂溶液的浓度。

4. 丁二酸（$HOOC—CH_2—CH_2—COOH$）

丁二酸俗名琥珀酸，最初是由蒸馏琥珀而得到的，故俗称琥珀酸。

丁二酸为无色晶体，熔点为 185 ℃，溶于水，微溶于乙醇、乙醚、丙酮等有机溶剂。丁二酸是人体内糖代谢过程中的中间产物，在医药上有抗痉挛、祛痰及利尿作用。

5. 苯甲酸（C_6H_5COOH）

苯甲酸最早从安息香树脂制得，俗称安息香酸。苯甲酸是无色晶体，熔点为 121.7 ℃，微溶于冷水，易溶于热水、乙醇、乙醚和氯仿中，受热易升华。苯甲酸具有防腐杀菌作用，其毒性较低，故苯甲酸及其钠盐可作药物和食品的防腐剂。

第二节 取代羧酸

羧酸分子中烃基上的氢原子被其他原子或原子团取代后的化合物称为取代羧酸。根据取代原子或原子团不同，取代羧酸可分为卤代羧酸、氨基酸、羟基酸和酮酸等。卤代羧酸不作介绍，氨基酸在第二十三章介绍，本节主要介绍羟基酸和酮酸。

一、羟基酸

羧酸分子中烃基上的氢原子被羟基取代所生成的化合物叫羟基酸。羟基酸广泛存在于动植物体内，并在生命活动中起重要的作用，有的可作为药物合成的原料及食品的调味剂。

（一）羟基酸的分类

羟基酸可根据羟基所连烃基的不同分为醇酸和酚酸两类。例如：

$CH_3—CH_2—CH(OH)—COOH$

醇酸

（邻羟基苯甲酸结构式：苯环上连 COOH 和 OH）

酚酸

（二）羟基酸的命名

根据羟基和羧基的相对位置不同，醇酸可分为α-羟基酸、β-羟基酸、γ-羟基酸等。

醇酸的命名是以羧酸作为母体，羟基作为取代基，从羧基碳原子开始编号，羟基的位置可用阿拉伯数字或希腊字母α、β、γ 等表示。也常根据其来源取俗名，如：

$CH_3—CH(OH)—COOH$

α-羟基丙酸（乳酸）

$HOOC—CH(OH)—CH(OH)—COOH$

α,β-二羟基丁二酸（酒石酸）

酚酸也是以羧酸作为母体，根据羟基在芳环上的位置来命名。例如：

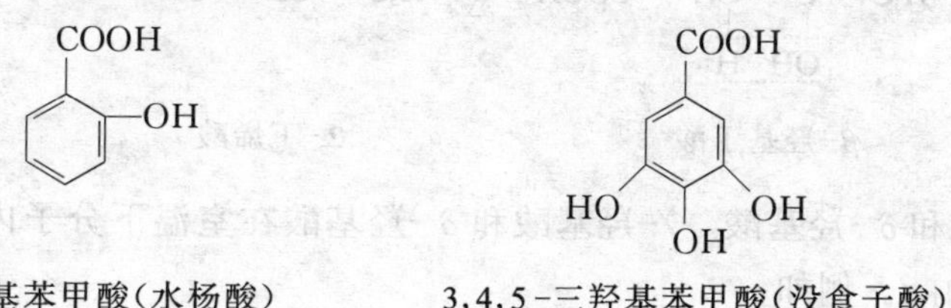

邻羟基苯甲酸（水杨酸）　　3,4,5-三羟基苯甲酸（没食子酸）

（三）羟基酸的物理性质

醇酸是黏稠液体或结晶性固体，在水中的溶解度大于相应的脂肪酸或醇，低级的醇酸可与水混溶。酚酸的水溶性较差，羧基和羟基的数目增加则酚酸的水溶性增加。

（四）羟基酸的化学性质

羟基酸分子结构中含有羟基和羧基复合官能团，具有羟基和羧基的化学性质，由于羟基和羧基的相互影响还有一些特殊的化学性质。

1. 酸性

由于醇酸分子中羟基的吸电子诱导效应（−I），使羧基的酸性增强，所以醇酸的酸性比相应的羧酸强，羟基与羧基间的距离越近酸性越强。酚酸的酸性受诱导效应和共轭效应的影响，其酸性随羧基与羟基的相对位置表现出较大的差异。例如：

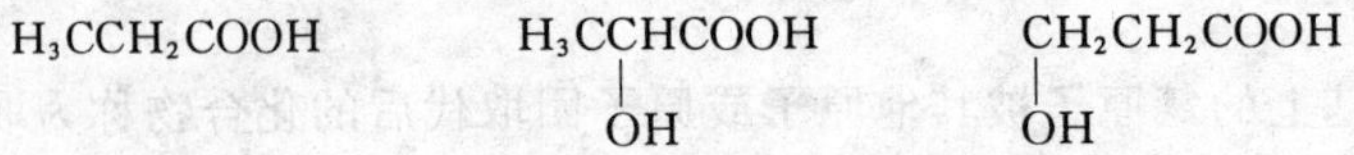

H_3CCH_2COOH pK_a 4.88

$H_3CCH(OH)COOH$ pK_a 3.87

$CH_2(OH)CH_2COOH$ pK_a 4.51

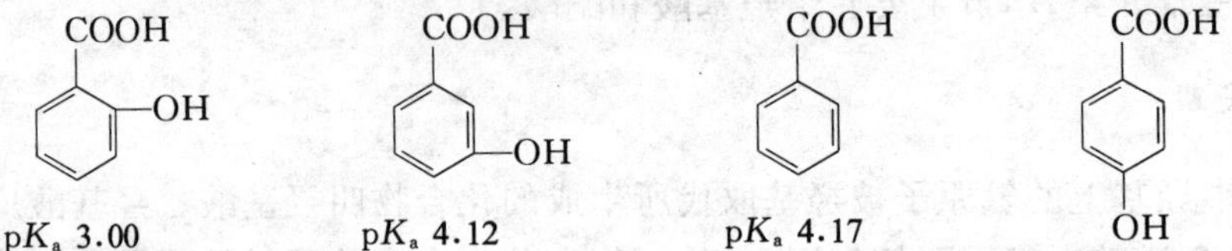

邻羟基苯甲酸 pK_a 3.00　间羟基苯甲酸 pK_a 4.12　苯甲酸 pK_a 4.17　对羟基苯甲酸 pK_a 4.54

2. 醇酸的脱水反应

醇酸的热稳定性较差，加热时易发生脱水反应，但脱水反应随羟基的位置不同而得到不同的产物。

（1）α-羟基酸　α-羟基酸受热时，发生分子间羧基和羟基的交叉脱水反应，生成六元环的交酯。例如：

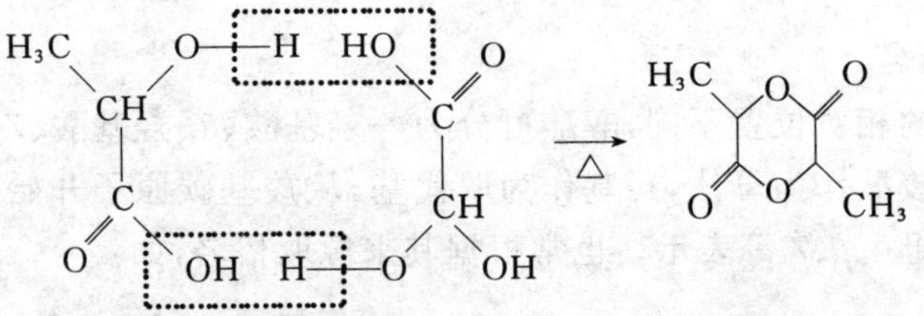

$$2\,H_3C-CH(OH)-COOH \xrightarrow{\triangle} \text{丙交酯}$$

α-羟基丙酸　　丙交酯

（2）β-羟基酸　β-羟基酸中的α-氢同时受羧基和羟基的影响，比较活泼，所以受热时，容易与羟基脱水生成α、β-不饱和酸。例如：

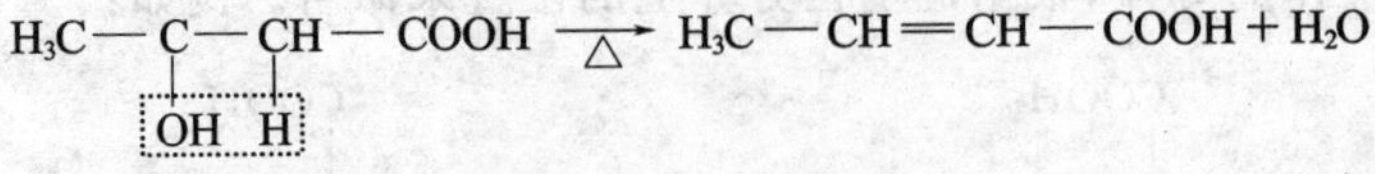

$$H_3C-CH(OH)-CH_2-COOH \xrightarrow{\triangle} H_3C-CH=CH-COOH + H_2O$$

β-羟基丁酸　　2-丁烯酸

（3）γ-羟基酸和δ-羟基酸　γ-羟基酸和δ-羟基酸在室温下分子内脱去1分子水而生成五元环和六元环的内酯。例如：

$$\begin{array}{l}CH_2-\overset{O}{\overset{\|}{C}}-OH \\ CH_2-CH_2-O-H\end{array} \longrightarrow \begin{array}{l}CH_2-\overset{O}{\overset{\|}{C}} \\ CH_2-CH_2\end{array}\!\!\!>O \quad H_2O$$

γ-羟基丁酸　　　　γ-丁内酯

$$\begin{array}{l}CH_2-\overset{O}{\overset{\|}{C}}-OH \\ CH_2 \\ CH_2-CH_2-O-H\end{array} \longrightarrow \begin{array}{l}CH_2-\overset{O}{\overset{\|}{C}} \\ CH_2 \quad\quad O \\ CH_2-CH_2\end{array} \quad H_2O$$

δ-羟基戊酯　　　　δ-戊内酯

某些药物或中草药的有效成分中常含有内酯的结构。如抗菌消炎药穿心莲的主要化学成分——穿心莲内酯就含有γ-内酯的结构。

3. 酚酸的反应

（1）酚酸的酰化反应　水杨酸与乙酸酐在硫酸催化下加热发生酰化反应，得到常用的解热镇痛药阿司匹林(aspirin)。

$$C_6H_4(COOH)(OH) + (CH_3CO)_2O \xrightarrow[60\sim85\ ℃]{浓\ H_2SO_4} C_6H_4(COOH)(O-\overset{O}{\overset{\|}{C}}-CH_3) + CH_3COOH$$

水杨酸　　乙酸酐　　阿司匹林　　乙酸

（2）酚酸的脱羧反应　羟基处于羧基邻、对位的酚酸加热到熔点以上即脱羧。

$$o\text{-}C_6H_4(COOH)(OH) \xrightarrow{200\sim220\ ℃} C_6H_5OH + CO_2\uparrow$$

$$p\text{-}C_6H_4(COOH)(OH) \xrightarrow{200\sim220\ ℃} C_6H_5OH + CO_2\uparrow$$

（五）与医学相关的羟基酸

1. 乳酸（$H_3C-\underset{}{\overset{OH}{\overset{|}{CH}}}-COOH$）

乳酸的化学名称为α-羟基丙酸，最初是从酸牛奶中获得而得名。

乳酸熔点为 18 ℃，常温下为无色或淡黄色糖浆状液体，有很强的吸湿性，能与水、乙醇等混溶。在医药上，乳酸可用作消毒防腐剂，同时乳酸钙可作为补充体内钙质的药物。

2. β-羟基丁酸（$H_3C-\overset{OH}{\overset{|}{CH}}-CH_2-COOH$）

β-羟基丁酸为晶体，熔点为 50 ℃，吸湿性很强，极易溶于水、乙醇和乙醚中，不溶于苯。它是人体内脂肪代谢的中间产物，在酶的催化下能脱氢生成β-丁酮酸。

3. 苹果酸（$HOOC—\underset{}{\overset{OH}{|}}{CH}—CH_2—COOH$）

苹果酸的化学名称为羟基丁二酸，最初由苹果中获取而得名。它多存在于未成熟的果实内，也存在于一些植物的叶子中。为针状结晶，熔点 100 ℃，易溶于水和乙醇，微溶于乙醚。苹果酸用于制药和食品工业。

4. 枸橼酸（$HOOC—CH_2—\overset{OH}{\underset{COOH}{C}}—CH_2—COOH$）

枸橼酸的化学名称为 3-羧基-3-羟基戊二酸，又称柠檬酸。存在于多种植物的果实中，如柠檬、葡萄等。无色结晶，熔点为 153 ℃。枸橼酸有强的酸味，易溶于水及醇，用作糖果及饮料的调味剂。枸橼酸铁铵在医药上被用作补血剂，枸橼酸钠有防止血液凝固和利尿作用。

枸橼酸是人体内糖、脂肪和蛋白质代谢的中间产物，它是糖有氧氧化过程中三羧酸循环的起始物。

5. 水杨酸（邻位带 COOH 与 OH 的苯环结构）

水杨酸化学名称为邻羟基苯甲酸。水杨酸是无色针状晶体，熔点为 159 ℃，微溶于冷水，易溶于乙醇、乙醚、氯仿和沸水中。遇三氯化铁溶液显紫红色。

水杨酸有解热镇痛作用，因对胃肠有刺激，故多用其乙酰化衍生物——乙酰水杨酸（阿司匹林）。在硫酸催化下加热至 60～85 ℃，水杨酸与乙醋酐共热可生成乙酰水杨酸。

阿司匹林是常用的解热镇痛药，对胃肠也有刺激性，但比水杨酸轻微，小剂量的阿司匹林还可以预防心肌梗死和动脉血栓。

二、酮酸

酮酸是一类分子中既含有酮基又含有羧基的化合物。在生物体内，酮酸可由相应的羟基酸氧化得到。例如：

$$\underset{\text{乳酸}}{CH_3—\overset{OH}{\overset{|}{CH}}—COOH} \xrightarrow{[O]} \underset{\text{丙酮酸}}{CH_3—\overset{O}{\overset{\|}{C}}—COOH}$$

（一）酮酸的分类

根据分子中酮基和羧基的相对位置，酮酸可分为α-酮酸、β-酮酸和γ-酮酸等。其中以α-酮酸、β-酮酸具有重要的生理意义，是动物体内糖、脂肪和蛋白质代谢的中间产物。

（二）酮酸的命名

酮酸的命名是选择含有羧基和酮基的最长碳链做主链，称为某酮酸。编号从羧基开始，用阿拉伯数字或希腊字母表示酮基的位次。例如：

$$\underset{\text{丙酮酸}}{CH_3—\overset{O}{\overset{\|}{C}}—COOH} \qquad \underset{\beta\text{-丁酮酸}}{CH_3—\overset{O}{\overset{\|}{C}}—CH_2—COOH} \qquad \underset{\alpha\text{-酮丁二酸}}{HOOC—\overset{O}{\overset{\|}{C}}—CH_2—COOH}$$

（三）酮酸的化学性质

酮酸分子中含有酮基和羧基，因此既具有酮基的性质又具有羧基的性质，由于酮基和羧基相互影响，酮酸还有一些特殊性质。

1. 酮酸的酸性

由于酮基的吸电子的诱导效应，使其酸性大于羟基酸和羧酸。例如：

$$\underset{pK_a\ 2.49}{H_3C\overset{\overset{O}{\|}}{C}COOH} > \underset{pK_a\ 3.51}{H_3C\overset{\overset{O}{\|}}{C}CH_2COOH} > \underset{pK_a\ 3.87}{H_3C\underset{\underset{OH}{|}}{C}HCOOH} > \underset{pK_a\ 4.89}{H_3CCH_2COOH}$$

2. α-酮酸的脱羧反应

α-酮酸分子中的酮基与羧基直接相连，由于氧原子有较强的电负性，使得酮基和羧基碳原子间的电子云密度降低，因而碳碳键很容易断裂，α-酮酸与稀硫酸共热到 150 ℃，即可发生脱羧反应，生成少一个碳原子的醛。例如：

$$H_3C-\overset{\overset{O}{\|}}{C}-COOH \xrightarrow[\triangle]{稀\ H_2SO_4} H_3C-\overset{\overset{O}{\|}}{C}-H + CO_2\uparrow$$

3. β-酮酸的脱羧反应

β-酮酸受热时更易脱羧。这是由于酮基上氧原子的吸电子诱导效应的影响，因此β-酮酸只有在低温下稳定，室温时易脱羧成酮，这是β-酮酸的共性。例如：

$$H_3C-\overset{\overset{O}{\|}}{C}-CH_2-COOH \xrightarrow{\triangle} H_3C-\overset{\overset{O}{\|}}{C}-CH_3 + CO_2\uparrow$$

（四）酮式—烯醇式互变异构现象

β-酮酸只有在低温下稳定，而它的酯是稳定的化合物，一般制成β-丁酮酸乙酯（即乙酰乙酸乙酯），便于保存。其结构如下：

$$H_3C-\overset{\overset{O}{\|}}{C}-CH_2-\overset{\overset{O}{\|}}{C}-O-CH_2CH_3$$

乙酰乙酸乙酯除具有酮的典型反应外，还能与三氯化铁溶液作用显紫色；能使溴水褪色；能与金属钠作用放出氢气。这些反应无法用上述结构式解释。经物理和化学方法研究证明，乙酰乙酸乙酯实际上不是单一的物质，而是酮式和烯醇式两种异构体的混合物，它们处于动态平衡状态之中。

$$\underset{酮式(93\%)}{H_3C-\overset{\overset{O}{\|}}{C}-CH_2-\overset{\overset{O}{\|}}{C}-O-C_2H_5} \rightleftharpoons \underset{烯醇式(7\%)}{H_3C-\overset{\overset{OH}{|}}{C}=CH-\overset{\overset{O}{\|}}{C}-O-C_2H_5}$$

常温下两种异构体的互变速度很快，无法将它们分离。两种或两种以上异构体之间相互转变，并以动态平衡而同时存在的现象叫做互变异构现象，具有这种关系的异构体叫做互变异构体。

乙酰乙酸乙酯产生互变异构的原因，主要是亚甲基上的氢受羰基和酯基的双重影响，变得很活泼，它以质子的形式转移到羰基氧上形成烯醇式异构体，除了乙酰乙酸乙酯外，还有许多物质，如具有β-二酮（$R-\overset{\overset{O}{\|}}{C}-CH_2-\overset{\overset{O}{\|}}{C}-R$）结构的物质，以及某些糖和含氮化合物等，也存在这种互变异构现象。

（五）与医学相关的酮酸

1. 丙酮酸（$H_3C-\overset{\overset{O}{\|}}{C}-COOH$）

丙酮酸为无色有刺激性臭味的液体，沸点为 165 ℃，易溶于水。在生物体内酶的催化下，丙酮酸还原生成乳酸，乳酸氧化生成丙酮酸。

丙酮酸是动植物体内糖、脂肪和蛋白质代谢的中间产物，在酶的催化作用下能转化成氨基酸或枸橼酸等，是一个重要的生物活性中间体。

2. β-丁酮酸（$H_3C-\overset{\overset{O}{\|}}{C}-CH_2-COOH$）

β-丁酮酸又名乙酰乙酸，为无色黏稠液体，是生物体内脂肪代谢的中间产物。β-丁酮酸在体内还原酶的作用下，被还原生成β-羟基丁酸；还可在脱羧酶的作用下，脱羧生成丙酮。

β-丁酮酸、β-羟基丁酸和丙酮三者总称酮体。酮体是脂肪在人体不能完全被氧化成二氧化碳和水的中间产物。当代谢发生障碍时，血、尿中酮体含量就会增加，此为糖尿病的病症。临床上可通过检查患者血、尿液中的葡萄糖含量及是否存在酮体，进行判断。晚期糖尿病患者呼出的气体中伴有丙酮气味，由于血液中酮体含量增加，血液的酸性增大，易发生酮症酸中毒和昏迷等症状。

习　题

1. 命名下列化合物或写出结构式。

(1) $CH_3CH_2\underset{\underset{CH_3}{|}}{C}HCH_2COOH$　　(2) $C_6H_5-CH_2CH_2COOH$（苯环）

(3) $CH_2{=}CHCH_2COOH$　　(4) $CH_3\underset{\underset{COOH}{|}}{C}H-CH_2\underset{\underset{COOH}{|}}{C}HCH_3$

(5) $CH_3-\underset{\underset{O}{\|}}{C}-CH_2\underset{\underset{CH_3}{|}}{C}HCOOH$　　(6) 2,3-二甲基-3-乙基己酸

(7) 顺-2-丁烯酸　　(8) 间溴苯甲酸

(9) β-苯丙酸

2. 比较下列各化合物酸性强弱（由强到弱排列）。

(1) 乙酸，乙醇，乙二酸，丙二酸

(2) 乙酸，甲酸，乙二酸，石炭酸

3. 完成下列反应式。

(1) 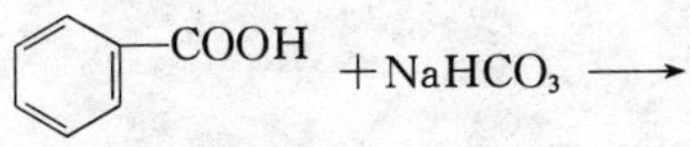 $C_6H_5COOH + NaHCO_3 \longrightarrow$

(2) 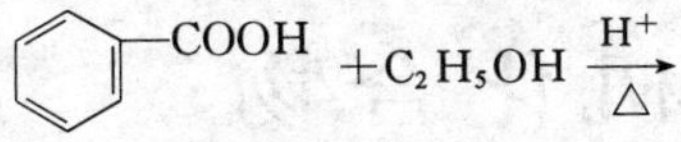 $C_6H_5COOH + C_2H_5OH \xrightarrow[\triangle]{H^+}$

(3) $CH_3-\underset{\underset{OH}{|}}{CH}-COOH \xrightarrow{\triangle}$

4. 用化学方法鉴别下列各组化合物。

(1) 甲醛、甲酸和乙酸

(2) 乙二酸、丙二酸与丁二酸

(3) 对甲基苯甲酸、邻羟基苯甲酸和对羟基苯乙酮

5. 分子式为 $C_9H_8O_3$ 的一种化合物，能溶于氢氧化钠和碳酸钠溶液，与三氯化铁溶液有显色反应，能使溴的四氯化碳溶液褪色，用高锰酸钾氧化得到对羟基苯甲酸，试推断它的结构。

6. 将下列化合物写成酮式—烯醇式互变平衡体系。

(1) $CH_3-\overset{\overset{O}{\|}}{C}-CH_2-\overset{\overset{O}{\|}}{C}-CH_2CH_3$

(2) $CH_3-\overset{\overset{OH}{|}}{C}=CH-\overset{\overset{O}{\|}}{C}-OCH_3$

7. 分子式为 $C_4H_8O_3$ 的两种同分异构体 A 和 B，A 酸性条件下水解，得到分子式为 $C_3H_8O_2$ 的化合物 C 和另一种化合物 D，C 不能发生碘仿反应，用酸性高锰酸钾氧化得到丙二酸，D 与托伦试剂反应产生银镜。B 加热脱水生成分子式为 $C_4H_6O_2$ 的化合物 E，E 能使溴的四氯化碳溶液褪色，并经催化氢化生成分子式为 $C_4H_8O_2$ 的直链羧酸 F。试写出 A、B、C、D、E、F 的结构式。

第十九章　含氮有机化合物

烃类分子中的一个或多个氢原子被氮原子或含氮的原子团取代后的生成物，称为含氮有机化合物。

含氮有机化合物在生命科学领域中占有极其重要的地位。可以说，由C、H和O元素构成的有机化合物尽管是有机化合物的基础，但还不足以构成生命物质。而N元素在有机化合物中的出现，才使生命成为了可能。含氮化合物是构筑生命体、调节物质代谢和维持正常生命活动的重要活性物质。这与N原子的特殊原子结构有密切的关系。

含氮有机物种类非常多，如胺、酰胺、氨基酸等。本章仅介绍胺和酰胺。

第一节　胺

胺可以看作是氨(NH_3)的烃基取代物。

一、胺的分类

根据与氮原子相连的烃基数目，胺可分为一级(伯)胺、二级(仲)胺、三级(叔)胺和四级(季)铵类化合物。分别表示如下：

伯胺(1°)	仲胺(2°)	叔胺(3°)	季铵盐(4°)	季铵碱(4°)
RNH_2	R_2NH	R_3N	$R_4N^+X^-$	$R_4N^+OH^-$

根据氮原子相连烃基的种类可将胺类分为脂肪胺和芳香胺。

根据分子中氨基的数目可分为一元胺，二元胺或多元胺。

$$H_2N—CH_2—CH_2—NH_2 \qquad H_3C—\overset{\displaystyle CH_3}{\overset{|}{N}}—CH_2—CH_2—NH_2$$

二、胺的结构

胺类化合物中N原子的结构与氨分子的N原子结构类似。氨分子中的氮原子为sp^3不等性杂化，其中3个sp^3不等性杂化轨道与3个氢原子的s轨道重叠形成3个C—Hσ键，呈棱锥体形，氮原子的另外两个外层电子以孤电子对形式占据另一个sp^3杂化轨道，处于棱锥体的顶端，类似于第四个"基团"。因此，氨分子的空间结构与甲烷分子的空间结构相类似，也是一个四面体，但不是正四面体，氮原子位于四面体的中心，∠HNH为107.3°。

脂肪胺与氨具有类似的结构，N原子的3个sp^3杂化轨道与H原子的s轨道或烃基中的C原子的杂化轨道重叠成3个σ键，呈棱锥形结构，如图19-1所示。

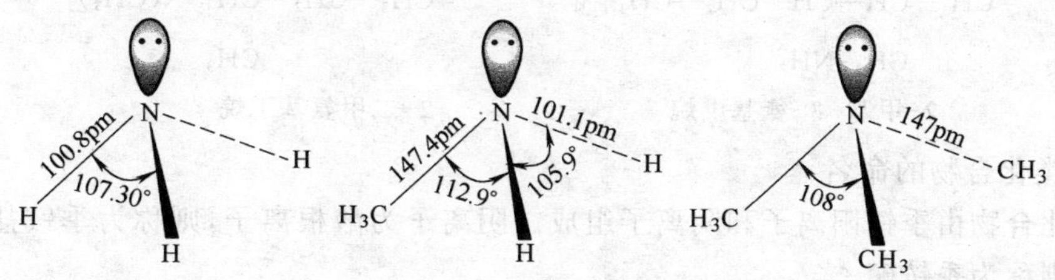

图 19-1　氨、甲胺和三甲胺的结构

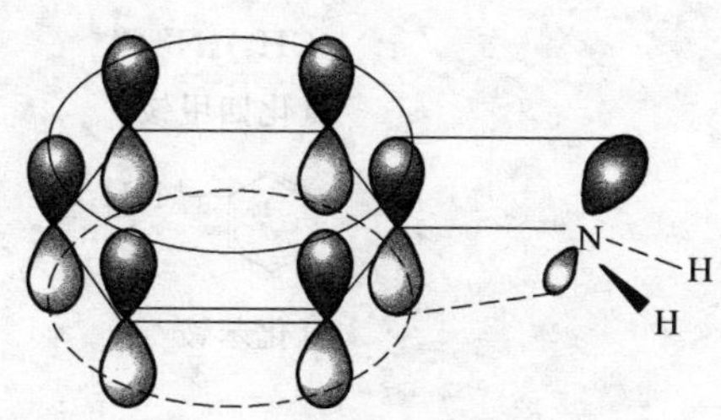

图 19-2　苯胺的结构

在芳香胺中，N 原子也为 sp^3 不等性杂化，但其 N 原子的孤对电子所占据的 sp^3 杂化轨道具有更多的 p 轨道的性质，导致其未成键的孤对电子的杂化轨道能够与芳香环的 π 电子轨道发生部分共轭。如苯胺分子虽为棱锥体，但趋向于平面化，∠HNH＝113.9°，H—N—H 所处的平面与苯环平面的交叉角为 39.4°。

胺类物质结构中 N 原子的孤对电子对胺的化学性质非常重要，因为胺的碱性和亲核性都与其有关。

三、胺的命名

1. 简单胺的命名

结构简单的胺命名原则是，在“胺”字前面写上烃基名称，称“某胺”。烃基相同时，合并相同烃基，并冠以中文数字表示烃基的数目；烃基不同时，按简单烃基在前、复杂烃基在后的次序排列。例如：

CH_3NH_2　甲胺　　$CH_3CH_2NHCH_2CH_3$　二乙胺　　$CH_3NHCH_2CH_3$　甲乙胺

C_6H_5—NH_2　苯胺　　C_6H_5—CH_2NH_2　苯甲胺（苄胺）　　$C_{10}H_7$—NH_2　β-萘胺

2. 芳香胺的命名

芳香仲胺和芳香叔胺的命名以简单的芳胺为母体，脂肪烃基作为取代基并将其名称写在母体名称前，而且一定要冠以“*N*-”的标示，以表明脂肪烃基是连在 N 原子上，而不是连在苯环上。例如：

C_6H_5—$NHCH_3$　*N*-甲基苯胺　　C_6H_5—$N(CH_3)_2$　*N*,*N*-二甲基苯胺　　C_6H_5—$N(CH_3)CH_2CH_3$　*N*-甲基-*N*-乙基苯胺

3. 复杂胺的命名

N 原子上连接的烃基若比较复杂，则将氨基作为取代基来命名。例如：

$$\underset{\substack{|\\CH_3}}{CH_3—CH}—\underset{\substack{|\\NH_2}}{CH}—CH_2—CH_3$$

2-甲基-3-氨基戊烷

$$CH_3—CH_2—\underset{\substack{|\\CH_3}}{CH}—N(CH_3)_2$$

2-二甲氨基丁烷

4. 季铵类化合物的命名

季铵类化合物由季铵阳离子和阴离子组成。阴离子为酸根离子，则称为季铵盐。阴离子为氢氧根离子则称为季铵碱。

季铵盐的命名与无机铵盐的命名相似，伯胺、仲胺和叔胺的无机盐可按无机盐来命名，也可直接称为“某酸某胺”；季铵碱的命名则称为“氢氧化某铵”。例如：

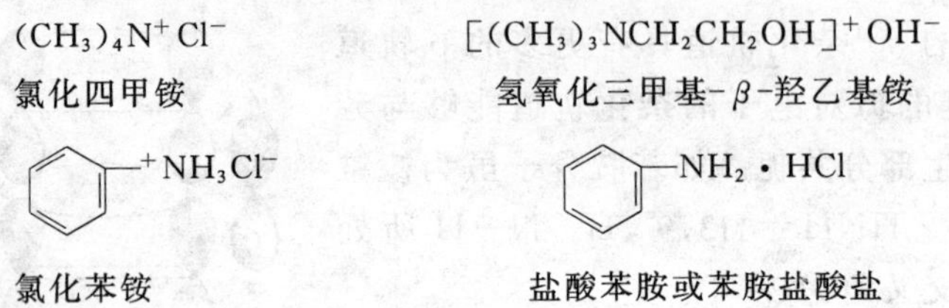

氯化苯铵　　　　盐酸苯胺或苯胺盐酸盐

四、胺的物理性质

伯胺、仲胺、叔胺可以与水形成氢键，伯胺、仲胺分子间也可以形成氢键；叔胺氮上无氢，分子间不能形成氢键。所以，相对分子质量相同的胺的沸点大小顺序是，伯胺＞仲胺＞叔胺＞烷烃。由于氮的电负性比氧的电负性弱，胺的 N…H 间的氢键不如醇、羧酸的 O…H 间的氢键强。因此，胺的沸点比相对分子质量相近的醇和羧酸的沸点低。

低级的脂肪族胺类室温下多为气体或易挥发的液体，随着相对分子质量的增加，分子间的作用力增大，所以高级脂肪胺为固体；芳香族胺类一般为高沸点液体或低熔点固体。

因伯胺、仲胺和叔胺都可以与水形成氢键，故含六个碳原子以下的脂肪族胺都能溶于水。但随着相对分子质量增大，水溶性逐渐降低；芳香族胺类一般难溶于水。

低级的脂肪胺（如甲胺、二甲胺和三甲胺）具有鱼腥味，腌鱼的臭味就是低级脂肪胺引起的。鱼肉腐烂时可产生极臭而有毒的1,4-丁二胺（腐胺）和1,5-戊二胺（尸胺）；芳香胺具有特殊的气味。

五、胺的化学性质

1. 胺的碱性

胺与氨相似，在水溶液中显碱性，这是由于胺的分子中氮原子上的孤对电子易与水中 H^+ 结合，使$[OH^-]$增加的结果。

$$NH_3 + H_2O \rightleftharpoons \overset{+}{N}H_4 + OH^-$$

$$RNH_2 + H_2O \rightleftharpoons R\overset{+}{N}H_3 + OH^-$$

胺的碱性可用 pK_b 表示，$pK_b = -\lg K_b$，pK_b 越大碱性越弱。

影响胺类物质碱性强弱的主要有以下因素。

(1) 电子效应　N 原子的电子云密度越大，与 H 质子的结合能力越大，碱性越强；如脂肪胺＞氨＞芳香胺。脂肪胺的碱性比氨强，是因为烷基具有斥电子诱导效应，可使氮原子周围电子云密度增加，与质子结合能力增强，碱性增强。芳胺的碱性比氨的碱性弱，这是由于氮原子上未共享电子对所在的 p 轨道与苯环的 π 轨道形成 p－π 共轭体系，使氮原子周围的电子云密度降低，与质子结合的能力降低，碱性减弱。

（2）空间效应　尽管烃基具有斥电子效应会使 N 原子电子云密度增大，但并不意味着 N 上连有的烃基数量越多，碱性就越强。因为 N 原子上连接的烃基越多越大，空间位阻效应也会随之加大，将使质子不易接近中心氮原子，从而使碱性变弱。例如，二甲胺＞甲胺＞三甲胺。

（3）溶剂化效应　除了以上因素，胺类与质子结合后形成的铵离子会与水产生溶剂化效应。溶剂化效应越大，铵离子越稳定，会有利于碱性的增强。所以 N 原子上连有的烃基越多，则连有的 H 原子会减少，溶剂化效应会较小，会使碱性降低。

值得注意的是，胺的碱性强弱是电子效应、溶剂化效应和空间效应综合作用的结果，不能从单一方面进行推测，要综合比较各种因素的相对强弱做出最终的评定。

综上所述，胺类化合物的碱性强弱顺序为季铵碱＞脂肪胺＞氨＞苯胺＞酰胺。

2. 酰化反应

在有机化合物分子中引进酰基的反应叫酰化反应。能够提供酰基的试剂称为酰化剂，如酰卤、酸酐、羧酸和羧酸酯等。

伯胺和仲胺与酰化剂作用，氨基上的氢原子被酰基取代形成酰胺。叔胺因氮原子上没有氢，所以不能发生酰化反应。酰化所生成的酰胺多为晶体，有一定的熔点，据此可以利用酰化反应鉴别伯、仲胺与叔胺。

$$CH_3CH_2NH_2 + H_3C-\overset{\overset{\displaystyle O}{\|}}{C}-OC_2H_5 \longrightarrow H_3C-\overset{\overset{\displaystyle O}{\|}}{C}-NHCH_2CH_3 + C_2H_5OH$$

芳香胺比脂肪胺的酰化反应速率要慢得多，芳香胺能被酰氯或酸酐所酰化。例如，苯胺与乙酐作用生成乙酰苯胺：

$$C_6H_5-NH_2 + (CH_3CO)_2O \longrightarrow C_6H_5-NHCOCH_3 + CH_3COOH$$

酰化反应对于药物的修饰具有重要的意义。在胺类药物分子中引入酰基后，常可增加药物的脂溶性，有利于体内的吸收，以便提高或延长其疗效，并可降低药物的毒性。例如，对羟基苯胺具有解热镇痛作用，但因不良反应强，不宜用于内服。若乙酰化生成对羟基乙酰苯胺（扑热息痛，paracetamol），即可降低不良反应，增强疗效。

$$HO-C_6H_4-NH_2 \xrightarrow{\text{乙酰化}} HO-C_6H_4-NHCOCH_3$$

3. 与亚硝酸反应

胺与亚硝酸反应产物因胺的种类和反应条件的不同而不同。不同结构的胺类与亚硝酸反应的产物不同，现象也不同，据此可以进行伯、仲、叔胺的鉴别。由于亚硝酸不稳定，在反应过程中常用亚硝酸盐和盐酸（硫酸）作用生成。

（1）伯胺与亚硝酸反应　脂肪伯胺与亚硝酸反应的最终产物是醇、烯等混合物和氮气。反应放出的氮气是定量的，根据放出的氮气体积可测定某些物质中伯氨基的含量。反应通式为

$$R-NH_2 + HNO_2 \xrightarrow{H^+} R-OH(\text{烯等混合物}) + H_2O + N_2\uparrow$$

芳香伯胺在低温条件下，与亚硝酸反应，生成芳香重氮盐，该反应称为重氮化反应。例如：

$$C_6H_5\text{—}NH_2 + NaNO_2 + HCl \xrightarrow{0\sim5\ ℃} C_6H_5\text{—}N_2^+Cl^- + NaCl$$

重氮盐在低温水溶液中较稳定，温度升高时则分解，生成酚并放出氮气。

$$C_6H_5\text{—}N_2^+Cl^- \xrightarrow[\triangle]{H_2O} C_6H_5\text{—}OH + N_2\uparrow$$

（2） 仲胺与亚硝酸反应　脂肪仲胺和芳香仲胺与亚硝酸作用都生成 N-亚硝基胺（简称亚硝胺），它们是黄色、不溶于水和酸的液体或固体。

$$(C_2H_5)_2NH \xrightarrow[H_2SO_4]{NaNO_2} (C_2H_5)_2N\text{—}NO$$

$$C_6H_5\text{—}NHCH_3 \xrightarrow[HCl]{NaNO_2} C_6H_5\text{—}N(CH_3)\text{—}NO$$

（产率 87%～93%）

亚硝胺经水解或还原可得到原来的仲胺，因此仲胺与亚硝酸的反应可作为仲胺的精制方法。N-亚硝基化合物毒性很大，一系列动物实验证明，N-亚硝基化合物有强烈的致癌作用，现已经被中国医学百科全书列为化学致癌物。

（3） 叔胺与亚硝酸反应　脂肪叔胺与亚硝酸反应生成不稳定的、易溶于水的亚硝酸盐。

$$R_3N + HNO_2 \longrightarrow R_3NH^+NO_2^-$$

芳香叔胺与亚硝酸反应，发生芳环上亲电取代反应，生成 C-亚硝基化合物。取代首先发生在对位上，如果对位已被占据，取代则发生在邻位：

$$(CH_3)_2N\text{—}C_6H_5 \xrightarrow[HCl]{NaNO_2} (CH_3)_2N\text{—}C_6H_4\text{—}NO$$

$$(CH_3)_2N\text{—}C_6H_4\text{—}CH_3 \xrightarrow[HCl]{NaNO_2} (CH_3)_2N\text{—}C_6H_3(ON)\text{—}CH_3$$

4. 重氮盐的反应

芳香伯胺在低温下与亚硝酸发生重氮化反应，生成重氮盐。重氮盐很活泼，可用来合成多种类型的产物，其主要化学反应可分为两大类。

（1） 取代反应　重氮盐在不同条件下可以被羟基、卤素原子或氢原子等取代，同时放出氮气。这类反应可以将氨基转变为其他基团。

① 被羟基取代　硫酸重氮苯在硫酸溶液中加热，重氮基被羟基取代，生成酚类化合物。

$$C_6H_5\text{—}N_2^+O^-\ SO_3H \xrightarrow[\triangle]{H_2SO_4,H_2O} C_6H_5\text{—}OH + H_2SO_4 + N_2\uparrow$$

② 被卤素原子取代　重氮盐与卤化钾作用，重氮基被卤原子取代，生成卤代苯。

$$H_3C\text{—}C_6H_4\text{—}N_2^+O^-\ SO_3H \xrightarrow{Cu_2X_2,HX} CH_3\text{—}C_6H_4\text{—}X + N_2\uparrow$$

③ 被氢原子取代　芳香重氮盐若在次磷酸水溶液中反应，重氮基被氢取代。

$$C_6H_5-N_2^+Cl^- \xrightarrow[H_2O]{H_3PO_2} C_6H_6 + N_2\uparrow$$

④ 被氰基取代　芳香重氮盐与氰化钾、氰化亚铜作用，重氮基被氰基取代。

$$C_6H_5-N_2Cl^- \xrightarrow{KCN,Cu_2(CN)_2} C_6H_5-CN + N_2\uparrow$$

（2）偶联反应　重氮盐是离子型化合物，在芳香重氮正离子Ar—N≡N⁺中，C—N—N键是线型结构，氮原子是以 sp 杂化轨道成键，它的 π 轨道与芳香环的 π 轨道形成共轭体系而较稳定，可在低温和酸性条件下存在于溶液中。

芳香重氮盐能与活泼的芳环（如酚和芳香胺）作用，通过偶氮基（—N═N—）将两者连接起来，生成一类有颜色的偶氮化合物，该反应称为偶联反应。例如：

$$C_6H_5-N_2^+Cl^- + C_6H_5-OH \xrightarrow{NaOH,H_2O} C_6H_5-N=N-C_6H_4-OH$$

对羟基偶氮苯（橘黄色）

$$C_6H_5-N_2^+Cl^- + C_6H_5-N(CH_3)_2 \xrightarrow[0\ ^\circ C,H_2O]{CH_3COONa} C_6H_5-N=N-C_6H_4-N(CH_3)_2$$

对二甲氨基偶氮苯（黄色）

该反应实质上是芳香重氮正离子在酚或芳香胺的苯环上发生取代反应。反应位置常发生在羟基或氨基的对位，对位被占据时，则发生在邻位。

许多偶氮化合物因有鲜明的颜色而被用做染料，称为偶氮染料。在医学上，偶氮染料可用于组织和细菌的染色。有些偶氮化合物的颜色可随溶液的酸碱性的不同而改变，常用作酸碱指示剂，如甲基橙（4′-二甲氨基偶氮苯-4-磺酸钠）就是一种常用的酸碱指示剂。

$$(CH_3)_2N-C_6H_4-N=N-C_6H_4-SO_3Na \underset{OH^-}{\overset{H^+}{\rightleftharpoons}} (CH_3)_2N^+=C_6H_4=N-NH-C_6H_4-SO_3Na^-$$

苯型（黄色）　　　　醌型（红色）

甲基橙在中性或碱性溶液中以苯型结构存在，显黄色；在酸性溶液中转化为醌型，显红色。变色范围的 pH 为 3.0～4.4。

虽然偶氮苯本身不致癌，但它的许多衍生物是致癌物，特别是偶氮染料，除少数无致癌作用外，大部分是致癌物。

第二节　酰　胺

一、酰胺的结构和命名

酰胺是羧酸的衍生物，其结构通式为

$$R-\overset{O}{\overset{\|}{C}}-NH_2 \qquad R-\overset{O}{\overset{\|}{C}}-NH-R' \qquad R-\overset{O}{\overset{\|}{C}}-N\begin{matrix}R'\\R''\end{matrix}$$

简单酰胺的命名是，酰基名称＋胺，称为“某酰胺”；若 N 上连有烃基，则将烃基名称前冠以 *N* 的标示，写在“某酰胺”的前面。例如：

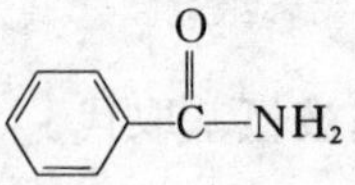

$$C_6H_5-\overset{O}{\overset{\|}{C}}-NH_2 \qquad CH_3-\overset{O}{\overset{\|}{C}}-N(CH_3)_2 \qquad \text{(邻苯二甲酰亚胺结构式)}$$

苯甲酰胺 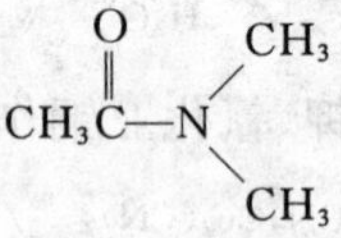　　　　*N*,*N*-二甲基乙酰胺 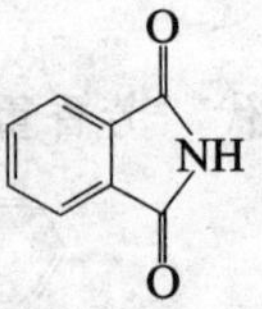　　　　邻苯二甲酰亚胺

二、酰胺的化学性质

1. 酰胺的酸碱性

酰胺分子结构中，氨基 N 原子与酰基中的羰基直接相连，由于羰基的 π 键与 N 原子的 p 轨道的孤对电子形成 p-π 共轭体系，使 N 原子结合 H 质子的能力大大减弱。酰胺的酸碱度近于中性。

2. 水解

但由于 N 原子的电负性比 O 原子弱，所以酰胺键的极性不如酯键。因此，酰胺的水解较酯难。据此，可以把某些药物含有的酯键结构修饰为酰胺键，以提高药物的稳定性。

酰胺需要在强酸或强碱的作用下，经较长时间的加热回流可水解为酸和氨（或胺）。

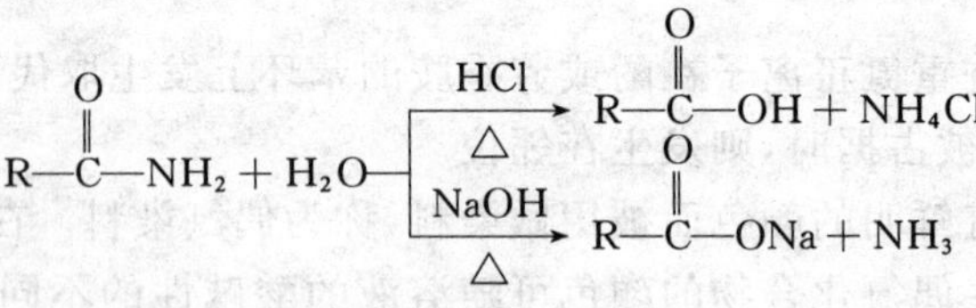

$$R-\overset{O}{\overset{\|}{C}}-NH_2+H_2O\begin{cases}\xrightarrow[\triangle]{HCl} R-\overset{O}{\overset{\|}{C}}-OH+NH_4Cl\\ \xrightarrow[\triangle]{NaOH} R-\overset{O}{\overset{\|}{C}}-ONa+NH_3\end{cases}$$

三、重要的酰胺类化合物

1. 尿素

尿素，也称为脲，是人类和哺乳动物蛋白质代谢的产物。也可供配制注射液使用，对降低颅压和眼压有显著疗效。

尿素的结构可以看作是碳酸的酰胺，结构式如下：

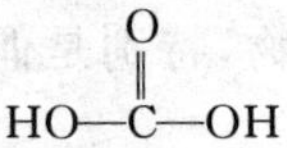

$$HO-\overset{O}{\overset{\|}{C}}-OH \qquad H_2N-\overset{O}{\overset{\|}{C}}-NH_2$$

碳酸 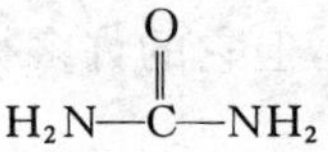　　　　尿素

尿素为白色晶体，熔点为 133 ℃，易溶于水和乙醇。

尿素在结构上属于酰胺类化合物，具有酰胺的通性。但由于其结构特殊，还表现出一些特殊的性质：

（1）具有弱碱性　尿素结构中由于具有两个氨基，所以其碱性比一般的酰胺要强，可以与强酸生成盐：

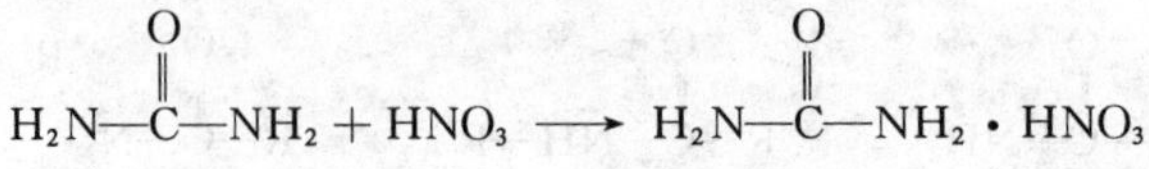

$$H_2N-\overset{O}{\overset{\|}{C}}-NH_2+HNO_3\longrightarrow \underset{\text{硝酸脲}}{H_2N-\overset{O}{\overset{\|}{C}}-NH_2\cdot HNO_3}\downarrow$$

（2）水解　尿素在酸、碱或尿素酶的作用下容易发生水解：

$$H_2N-\overset{\displaystyle O}{\overset{\|}{C}}-NH_2+H_2O\longrightarrow CO_2\uparrow+NH_3\uparrow$$

（3）与亚硝酸反应　因结构中含有2个氨基，氨基具有一定的伯胺的性质，可与亚硝酸反应，定量放出氮气。此反应可以作为尿素含量测定的方法。

$$H_2N-\overset{\displaystyle O}{\overset{\|}{C}}-NH_2+2HNO_2\longrightarrow HO-\overset{\displaystyle O}{\overset{\|}{C}}-OH+2N_2\uparrow+2H_2O$$
$$\quad\longrightarrow CO_2\uparrow+H_2O$$

（4）缩二脲反应　将尿素加热到150～160 ℃，两分子尿素可脱去一分子氨，生成缩二脲。

$$H_2N-\overset{\displaystyle O}{\overset{\|}{C}}-\boxed{NH_2+H}-NH-\overset{\displaystyle O}{\overset{\|}{C}}-NH_2\xrightarrow{150\sim160\ ℃}\underset{\text{缩二脲}}{H_2N-\overset{\displaystyle O}{\overset{\|}{C}}-NH-\overset{\displaystyle O}{\overset{\|}{C}}-NH_2}+NH_3$$

缩二脲是白色晶体，难溶于水，但能溶解在碱性溶液中。在缩二脲的碱性溶液中加入少量的硫酸铜，会显紫红色。这一特殊的显色反应称为缩二脲反应。缩二脲反应是鉴别分子中含有两个或两个以上酰胺键结构化合物的常用方法，如多肽、蛋白质等的鉴别。

2. 胍

胍又称亚氨基脲，是一种强碱，其碱性与氢氧化钠相近。胍失去氨基上的氢原子称为胍基，失去一个氨基称为脒基，结构式如下：

$$\underset{\text{胍}}{H_2N-\overset{\displaystyle NH}{\overset{\|}{C}}-NH_2}\qquad\underset{\text{胍基}}{H_2N-\overset{\displaystyle NH}{\overset{\|}{C}}-NH-}\qquad\underset{\text{脒基}}{H_2N-\overset{\displaystyle NH}{\overset{\|}{C}}-}$$

在人体内含有胍基结构的化合物主要存在于肌肉中，如肌酸、磷酸肌酸等。磷酸肌酸是体内肌肉中的一种储存能量的物质，因肌肉耗能较多，所以肌肉中含有丰富的肌酸和磷酸肌酸。

有些常用的药物也含有胍基结构，如胃病治疗药物甲氰脒胍，治疗糖尿病的降糖灵——苯乙双胍，降血压药物硫酸胍氯酚等。

习　题

1. 命名下列化合物。

（1）$CH_3NHCH(CH_3)_2$　　（2）$C_6H_5N(CH_2CH_2CH_3)_2$

（3）$C_6H_5-\overset{\displaystyle O}{\overset{\|}{C}}-NH_2$　　（4）$C_6H_5-CH_2-NH_2$

（5）$CH_3CH_2CONH_2$　　（6）$H_2N-CH_2-CH_2-NH_2$

2. 写出分子式为 $C_4H_{11}N$ 脂肪胺的同分异构体，然后命名并指出各属哪级胺。

3. 伯胺、仲胺、叔胺与伯醇、仲醇、叔醇在结构的分类上含义相同吗？

4. 写出下列化合物的结构式。

(1) 二乙胺　　(2) 乙酰苯胺　　(3) 氢氧化四甲铵　　(4) 胆碱

(5) 尿素　　(6) 缩二脲　　(7) N,N-二甲基苯胺

5. 完成下列化学反应式。

(1) $(CH_3CH_2)(CH_3)NH + H_3C-\overset{O}{\overset{\|}{C}}-Cl \longrightarrow$

(2) $CH_3CH_2NH_2 + HNO_2 \xrightarrow{H^+}$

(3) 吡咯烷（五元环，N—H） $+ NaNO_2 + HCl \longrightarrow$

(4) $H_2N-\overset{O}{\overset{\|}{C}}-NH_2 + HNO_2 \longrightarrow$

6. 按碱性由强到弱的顺序排列下列各组化合物。

(1) 氨、乙胺、苯胺

(2) 对硝基苯胺、苯胺、对甲基苯胺

7. 用化学方法鉴别下列各组化合物。

(1) 乙胺、二乙胺、三乙胺

(2) 苄胺、苯酚、苯甲酸、甲苯

8. 为什么腐鱼和腐肉不能食用？

9.《中华人民共和国药典》规定对芳香伯胺的鉴别采用以下方法：取供试品 50 mg，加稀盐酸 1 mL，必要时缓缓加热使其溶解，放冷，加 0.1 mol · L^{-1} 亚硝酸钠溶液数滴，滴加碱性 β-萘酚试剂数滴，视供试品不同，发生由橙黄到猩红沉淀。试用反应式表示：

(1) 加亚硝酸钠的反应

(2) 加 β-萘酚的反应

10. 为什么常将一些胺类药物制成盐使用？

第二十章　杂环化合物和生物碱

由碳原子和非碳原子(常见的有氧、硫、氮)所构成的,具有一定程度芳香性的环状化合物称为杂环化合物。

杂环化合物种类繁多,数量庞大,在自然界分布广泛。例如,植物中的叶绿素、动物血液中的血红素、部分抗生素和维生素、组成蛋白质的某些氨基酸及组成核苷酸的碱基等都含有杂环的结构。杂环化合物是一类与生命科学密切相关的有机化合物。

生物碱是生物体中一类含氮的具有生理活性的有机碱性化合物。生物碱的分子结构多属于仲胺、叔胺或季铵碱类,常含有氮杂环。多数生物碱具有旋光性。生物碱广泛应用于医药中,目前应用于临床的生物碱有100种以上,如抗胆碱药阿托品,消炎药黄连素,用于支气管哮喘症的麻黄碱。

第一节　杂环化合物

一、杂环化合物的分类

杂环化合物的种类很多,根据环的数目分为单杂环和稠杂环两大类。单杂环根据环上原子数又可分为五元杂环和六元杂环两大类,每类中若按所含的杂原子的数目,又分为含一个、两个和多个杂原子的杂环(表 20－1)。

表 20－1　常见杂环化合物的分类和名称

杂环种类			重要的杂环				
单杂环	五元杂环	一个杂原子	(pyrrole) 吡咯	(furan) 呋喃	(thiophene) 噻吩		
		两个杂原子	(pyrazole) 吡唑	(imidazole) 咪唑	(oxazole) 噁唑	(isoxazole) 异噁唑	(thiazole) 噻唑

续表

杂环种类			重要的杂环	
单杂环	六元杂环	一个杂原子	(pyridine) 吡啶	(pyran) 吡喃
		两个杂原子	(pyridazine) 哒嗪	(pyrimidine) 嘧啶
稠杂环			(indole) 吲哚	(purine) 嘌呤

二、杂环化合物的命名

杂环化合物的命名现广泛采用的是按 IUPAC(1979)原则规定的音译法。选取同音汉字加"口"字构成母体,并对杂环化合物进行命名。常见的杂环化合物母体名称见表 20-1。例如:

pyrrole 吡咯　　furan 呋喃　　thiophene 噻吩

母体环上有取代基的杂环化合物的命名,是以杂环为母体,将杂环上的原子编号,编号的原则一般从杂原子开始顺环编号(除个别稠杂环有固定的编号外),有选择时应使取代基的位次最小。

(1) 含一个杂原子的杂环,从杂原子开始编号。例如:

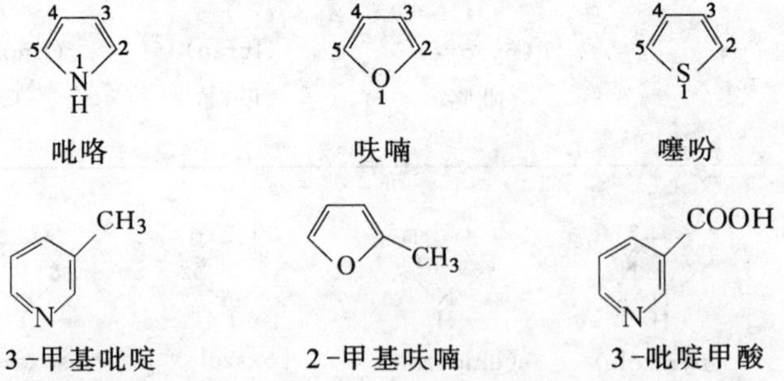

吡咯　　呋喃　　噻吩

3-甲基吡啶　　2-甲基呋喃　　3-吡啶甲酸

(2) 当环上含有两个或两个以上相同的杂原子时,则应使杂原子所在的位次和最小。如果其中的一个杂原子上连有氢,应从连有氢的杂原子开始编号。例如:

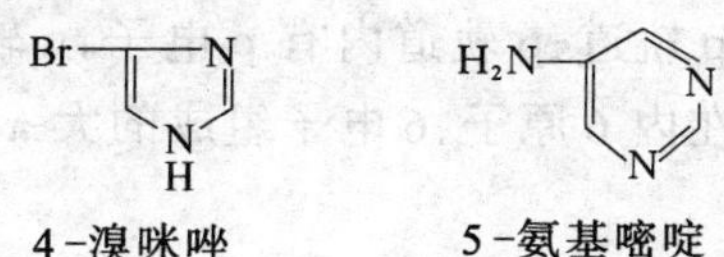

(3) 含两个不同杂原子的杂环，按 O、S、NH、N 的先后顺序编号。例如：

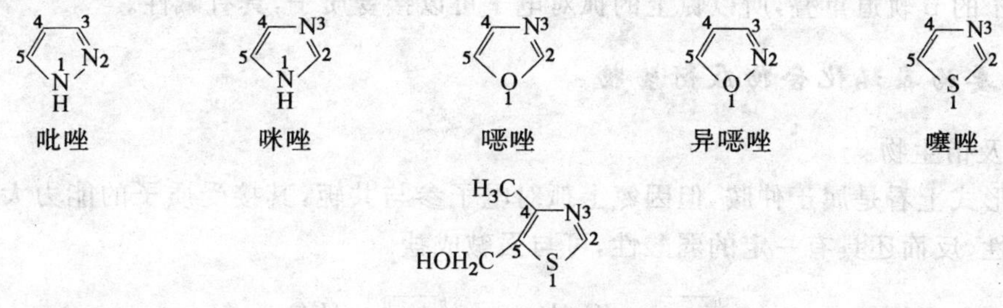

(4) 嘌呤化合物常用特殊的编号。例如：

三、杂环化合物的结构

(一) 吡咯的结构

吡咯与苯类似，具有芳香性，这是与它们的特殊结构有关。研究证明，吡咯分子中，环上所有的原子都在同一平面，环上每个原子都处于 sp^2杂化状态。每个碳原子未杂化的 p 轨道内有 1 个 p 电子，氮原子上的 p 轨道内有一对 p 电子，p 轨道垂直于该平面，组成 1 个 5 原子、6 电子的环状共轭体系。环上的 π 电子数为 6 个，与苯的电子结构相类似，具有芳香性。吡咯的结构见图 20-1。

(二) 吡啶的结构

吡啶是含氮的六元杂环化合物，具有与苯相似的结构。苯环上的一个碳原子被氮原子代替，即吡啶含有一个由 5 个碳原子和 1 个氮原子组成的平面六元环状结构。环上每个原子都是 sp^2

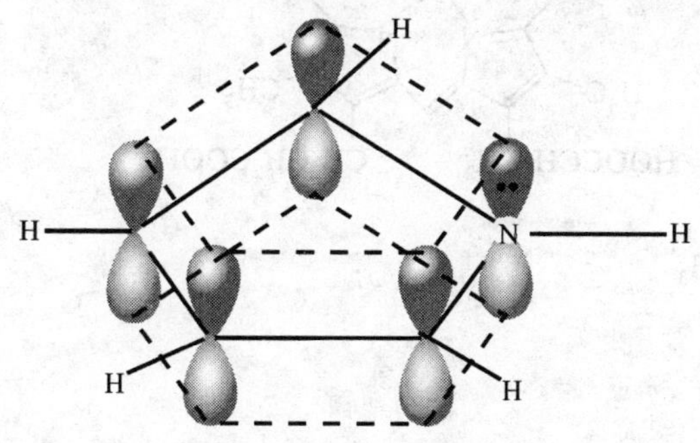

图 20-1 吡咯分子结构

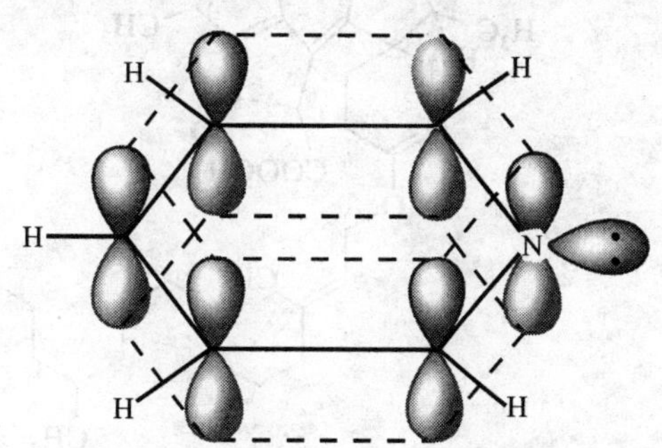

图 20-2 吡啶分子结构

每个原子都有1个未参与杂化的p轨道，p轨道内有p电子，p轨道与平面垂直。这些p轨道互相平行重叠形成包括1个氮原子在内6原子、6电子组成的大π键，具有芳香性。吡啶的结构见图20-2。

吡啶氮原子上的孤对电子未参与共轭，它占据1个sp^2杂化轨道，其对称轴在环平面上，不能与环中碳原子的p轨道重叠，所以氮上的孤对电子可以接受质子，具有碱性。

四、重要的杂环化合物及衍生物

1. 吡咯及衍生物

吡咯从形式上看是属于仲胺，但因氮上孤对电子参与共轭，其接受质子的能力大大降低，不但没有了碱性，反而还具有一定的弱酸性，可与强碱成盐。

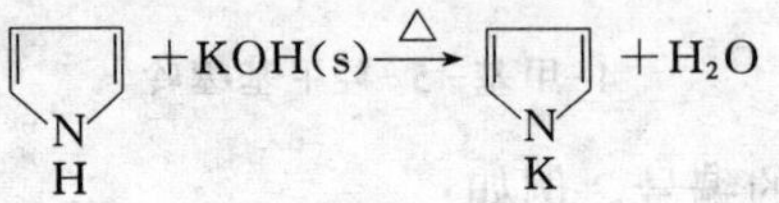

$$\text{吡咯(N-H)} + KOH(s) \xrightarrow{\triangle} \text{吡咯(N-K)} + H_2O$$

吡咯衍生物广泛分布于自然界，例如，叶绿素、血红素等，它们都是有重要生理作用的细胞色素，叫做卟啉类化合物。叶绿素和血红素具有相同的基本骨架——卟吩。卟吩是由四个吡咯环的α-碳原子通过次甲基(—CH═)相连而成的复杂共轭体系，所以叶绿素和血红素等都有颜色。

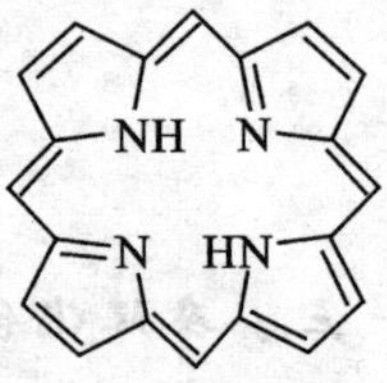

卟啉化合物广泛分布于自然界。血红素、叶绿素都是含吡咯环的卟啉化合物。在血红素中环络合的是Fe^{2+}，叶绿素环络合的是Mg^{2+}。血红素的功能是运载输送氧气，叶绿素是植物光合作用的能源。

卟吩

叶绿素是含于植物叶和茎中的绿色色素，它与蛋白质结合存在于叶绿体中，是植物进行光合作用所必需的催化剂，中心是Mg^{2+}离子，植物通过叶绿素吸收太阳能，合成糖类化合物。叶绿素是可用于食品、化妆品及药品的着色剂。

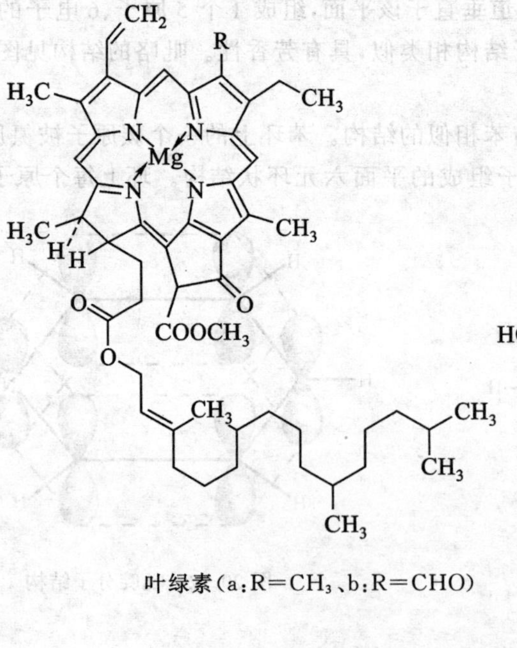

叶绿素(a：R=CH_3、b：R=CHO)

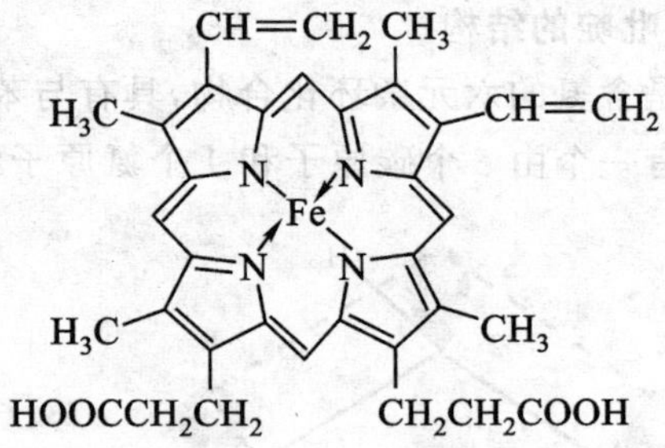

血红素

血红素中心是 Fe^{2+} 离子，是高等动物体内输送氧的物质，它与蛋白质结合成血红蛋白而存在于红细胞中。若以盐酸水解血红蛋白，即得氯化血红素。

2. 吡啶及衍生物

吡啶存在于煤焦油页岩油和骨焦油中。吡啶为有特殊臭味的无色液体，可与水、乙醇以及乙醚等以任意比例混合。

吡啶的环外有一对孤对电子，能接受质子，具有碱性，易与强酸作用成盐。

$$\text{C}_5\text{H}_5\text{N} + \text{HCl} \longrightarrow \text{C}_5\text{H}_5\overset{+}{\text{N}}\text{HCl}^-$$

吡啶衍生物广泛存在于自然界，许多生物碱都具有吡啶环结构。例如，维生素 PP、维生素 B_6、辅酶Ⅰ及辅酶Ⅱ也含有吡啶环。吡啶是重要的有机合成原料（如合成药物）、良好的有机溶剂和有机合成催化剂。

维生素 PP 是 B 族维生素之一，它参与机体的氧化还原过程，能促进组织新陈代谢，降低血中胆固醇，体内缺乏维生素 PP 时能引起糙皮病，所以维生素 PP 也叫抗糙皮病维生素。维生素 PP 包括烟酸和烟酰胺两种化合物。

COOH　　　　CONH$_2$

烟酸　　　　烟酰酰胺

雷米封是异烟酰肼的俗名，是一种常用的抗结核药物，其结构如下：

CONHNH$_2$

雷米封的作用是干扰结核菌正常利用烟酰胺而使其不能生长繁殖，从而达到杀灭病菌的目的。

3. 噻唑及衍生物

噻唑含一个硫原子和一个氮原子，无色液体，有吡啶臭味。一些重要的天然产物及合成药物含有噻唑结构。如青霉素、维生素 B_1 等。

青霉素是一类抗生素的总称，已知的青霉素大约有一百多种，它们的结构很相似，均具有稠合在一起的四氢噻唑环。

HOOC—N—C=O；H_3C、H_3C、S；CH—NH—C(=O)—R

R =—CH_2—C_6H_5 为青霉素 G；R =—CH(NH_2)—C_6H_5 为氨苄青霉素

青霉素具有强酸性，常将它们变成钠盐、钾盐或有机碱盐用于临床。

4. 嘧啶及衍生物

嘧啶是含有两个氮原子的六元杂环化合物。它是无色固体，易溶于水，具有弱碱性。

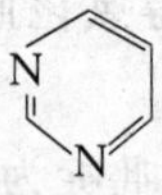

嘧啶

嘧啶本身不存在于自然界，其衍生物在自然界分布很广，胞嘧啶、尿嘧啶、胸腺嘧啶是遗传物质 DNA 的重要碱基。

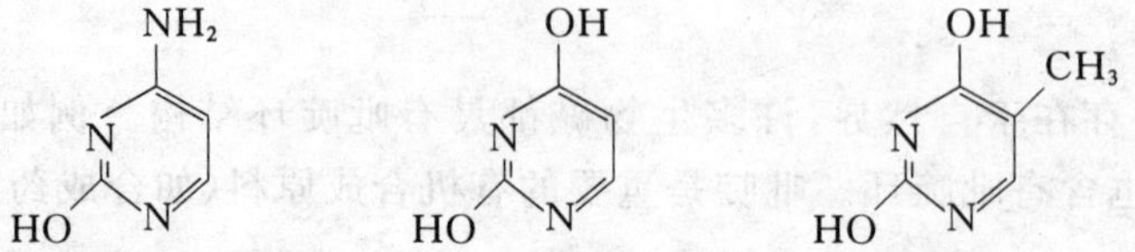

胞嘧啶(C)　　尿嘧啶(U)　　胸腺嘧啶(T)

5. 嘌呤及衍生物

嘌呤为无色晶体，易溶于水，其水溶液呈中性，但能与酸或碱成盐。嘌呤在自然界不存在，嘌呤衍生物广泛存在于动植物体内。腺嘌呤和鸟嘌呤也是遗传物质 DNA 中的两种重要碱基。

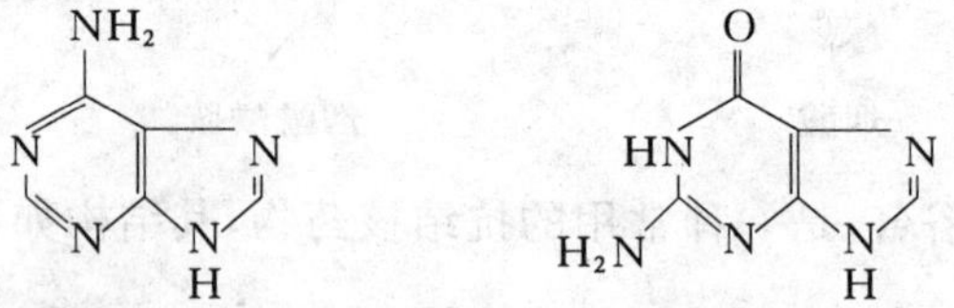

腺嘌呤(A)　　鸟嘌呤(G)

第二节　生　物　碱

一、生物碱概念

生物体内具有碱性的含氮有机化合物。生物碱是一类对人和动物有强烈生理作用的含氮的碱性物质。生物碱的分子构造多数属于仲胺、叔胺或季铵类，少数为伯胺类。它们的构造中常含有杂环结构。生物碱常常是很多中草药中的有效成分，例如，麻黄中的平喘成分麻黄碱、黄连中的抗菌消炎成分小檗碱(黄连素)等。

二、生物碱的分类和命名

生物碱的分类方法有多种。常根据生物碱的化学构造进行分类。如麻黄碱属有机胺类，一叶萩碱、苦参碱属吡啶衍生物类，小檗碱属异喹啉衍生物类，利血平、长春新碱属吲哚衍生物类等。

生物碱多根据其来源命名。例如，麻黄碱是由麻黄中提取得到而得名，烟碱是由烟草中提取得到而得名。生物碱的名称又可采用国际通用名称的译音，例如，烟碱又叫尼古丁(nicotine)。

三、生物碱的一般性质

(一) 一般性状

游离的生物碱多为结晶形或非结晶形的固体,也有液体,如烟碱。多数生物碱无色,但有少数例外,如小檗碱和一叶萩碱为黄色。多数生物碱味甚苦,具有旋光性,左旋体常有很强的生理活性。

(二) 碱性

大多数生物碱具有碱性,这是由于它们的分子构造中都含有氮原子,而氮原子上又有一对未共用电子对所致,能与酸结合成盐。各种生物碱的分子结构不同,特别是氮原子在分子中存在状态不同,所以碱性强弱也不一样。分子中的氮原子大多数结合在环状结构中,以仲胺、叔胺及季铵碱三种形式存在,均具有碱性,以季铵碱的碱性最强。若分子中氮原子以酰胺形式存在时,碱性最弱,几乎不能与酸结合成盐。有些生物碱分子中除含碱性氮原子外,还含有酚羟基或羧基,所以既能与酸反应,也能与碱反应生成盐。

(三) 溶解性

游离的生物碱极性较小,一般不溶或难溶于水。能溶于氯仿、二氯乙烷、乙醚、乙醇、丙酮、苯等有机溶剂,在稀酸中溶解而成盐。生物碱的盐类极性较大,大多易溶于水及醇,不溶或难溶于苯、氯仿、乙醚等有机溶剂;其溶解性与游离生物碱恰好相反。

(四) 沉淀反应

生物碱或生物碱的盐类水溶液,能与一些试剂生成不溶性沉淀。这种试剂称为生物碱沉淀剂。此种沉淀反应可用以鉴定或分离生物碱。常用的生物碱沉淀剂有:碘化汞钾($HgI_2 \cdot 2KI$)试剂(与生物碱作用多生成黄色沉淀);碘化铋钾($BiI_3 \cdot KI$)试剂(与生物碱作用多生成黄褐色沉淀);碘试剂、鞣酸试剂、苦味酸试剂(苦味酸试剂分别与生物碱作用,多生成棕色、白色、黄色沉淀)。

(五) 显色反应

生物碱与一些试剂反应,呈现各种颜色,可用于鉴别生物碱。例如,钒酸铵-浓硫酸溶液与吗啡反应显棕色、与可待因反应显蓝色。此外,钼酸铵的浓硫酸溶液、浓硫酸中加入少量甲醛的溶液以及浓硫酸等都能使各种生物碱呈现不同的颜色。

四、重要的生物碱

1. 烟碱

烟草中含有十余种生物碱,烟碱是其中之一,约含2%~8%。它是结构比较简单的生物碱。烟碱又名尼古丁,属于吡啶生物碱。烟碱有剧毒,少量对中枢神经有兴奋作用,能增高血压,量大时对中枢神经系统有抑制作用,使心脏麻痹以至于死亡。几毫克的烟碱就能引起头痛、呕吐、意识模糊等中毒症状,吸烟过多的人逐渐会引起慢性中毒。天然存在的烟碱是左旋体,结构如下:

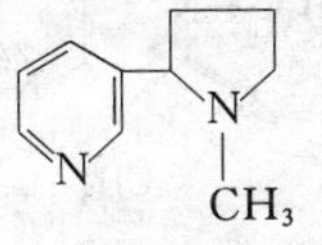

N　N　CH_3

烟碱

2. 麻黄碱

麻黄碱又叫麻黄素，是中草药麻黄中的一种生物碱。它是一个仲胺。天然存在的是(－)-麻黄碱及(＋)-伪麻黄碱。前者的生理作用极强。麻黄碱有兴奋交感神经、增高血压、扩张气管的作用，临床上常用于支气管哮喘症的治疗。结构如下：

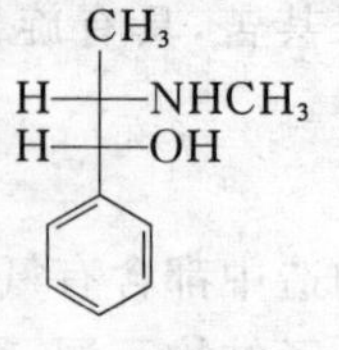

(－)-麻黄碱 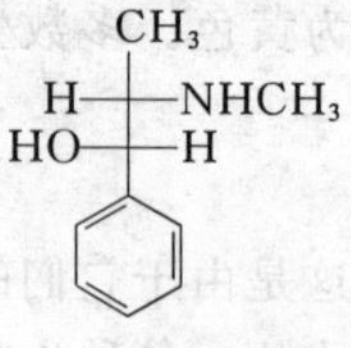　　(＋)-伪麻黄碱

麻黄碱和伪麻黄碱都是仲胺类生物碱，不具含氮杂环，因此它们的性质与一般生物碱不尽相同，不易与一般的生物碱沉淀剂发生反应。

3. 吗啡和海洛因

罂粟是一种一年生或两年生的草本植物，其带籽的蒴果含有一种浆液，在空气中干燥后形成棕黑色黏性团块，这就是中药阿片，旧称鸦片。阿片中含有几种生物碱，其中最重要的是吗啡、可待因和罂粟碱等，尤其是前两种在临床上应用较多。吗啡及其重要衍生物一般具有以下结构通式。

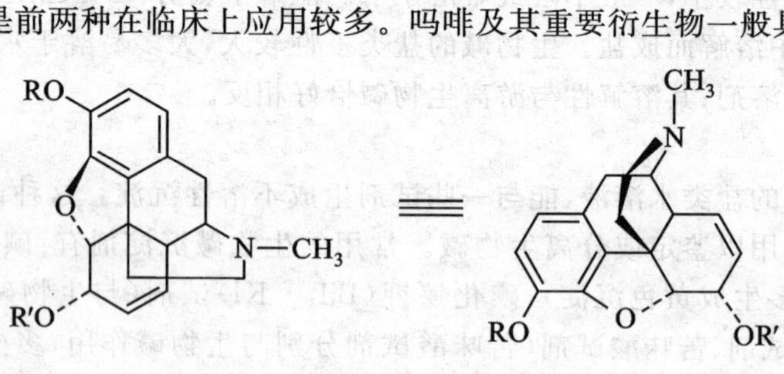

R＝R′＝H 吗啡；R＝CH_3，R′＝H 可待因；R＝R′＝$COCH_3$海洛因

吗啡是阿片中最重要、含量最多的有效成分。临床用药一般为盐酸盐及其制剂。它是强烈的镇痛药物，能维持 6 h；也能镇咳，但容易上瘾。一般只为解除晚期癌症患者的痛苦而使用。

可待因是吗啡的甲基醚，可待因与吗啡有相似的生理作用，可用以镇痛，但可待因主要用作镇咳剂。

麻醉剂海洛因是吗啡的二乙酰基衍生物，即二乙酰基吗啡。海洛因镇痛作用较大，吸食产生欣快和幸福的虚假感觉，但毒性和成瘾性极大，过量能致死。海洛因被列为禁止制造和出售的毒品。

4. 咖啡碱

咖啡碱是存在于咖啡、茶叶中的一种生物碱，属于嘌呤类生物碱。咖啡碱具有兴奋中枢神经系统的作用，并能止痛和利尿。因此，咖啡及茶叶一直被人们当作饮料。结构如下：

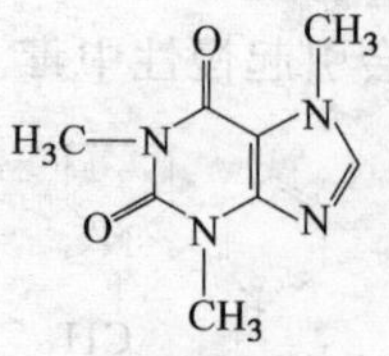

咖啡碱

习　题

1. 命名下列化合物或写出结构式。

（1） 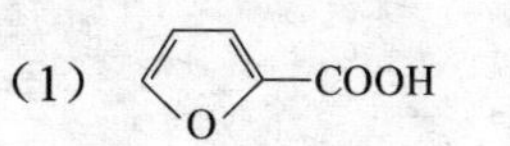

（2） CH_3 N H

（3） N N OH

（4） S SO_3H

（5） H_3C N S C_2H_5

（6） OH N N HO N N H

（7） 烟酸　　　　（8） 4-吡啶甲酰胺

2. 为什么吡咯不显碱性而噻唑显碱性?

3. 用化学方法鉴别苯与噻吩。

4. 从大到小排序排列下列化合物的碱性次序。

甲胺　　　苯胺　　　吡咯　　　吡啶　　　氨

5. 试将组胺中的氮原子,按照它们的碱性强弱排列成序。

N(b) $CH_2CH_2\overset{c}{N}H_2$ N(a) H

6. 什么叫生物碱? 它们大多属于哪一类化合物? 有什么用途?

第二十一章　脂　类

脂类是广泛存在于生物体内的有机化合物。主要包括油脂、磷脂、糖脂和甾族化合物等。脂类化合物在化学组成和结构上有较大差别，但它们都不溶于水，而易溶于乙醚、氯仿、苯等非极性有机溶剂。

脂类对人体具有重要的生理功能，油脂是体内重要的能源物质，是维生素 A、D、E、K 等脂溶性维生素的良好溶剂，并能促进人体对这类维生素的吸收。皮下和器官周围的脂肪具有保持恒定体温、保护脏器不受损伤的作用。磷脂、糖脂与蛋白质结合构成各种生物膜。甾族化合物具有调节人体代谢、控制生长发育等功能。

第一节　油　脂

油脂是油和脂肪的总称，通常将常温下呈液态的油脂称为油，它主要存在于植物体内，如花生油、菜子油、豆油等。将常温下呈固态或半固态的油脂称为脂肪，它主要存在于动物体内，如猪油、牛油、羊油等。

一、油脂的组成和命名

油脂是 1 分子甘油和 3 分子高级脂肪酸形成的酯，称为三酰甘油（或甘油三酯）。组成油脂的高级脂肪酸可以相同也可以不同，由相同脂肪酸组成的油脂称为单三酰甘油（或单甘油酯）；由不同脂肪酸组成的油脂称为混三酰甘油（或混甘油酯）。三酰甘油的结构式如下：

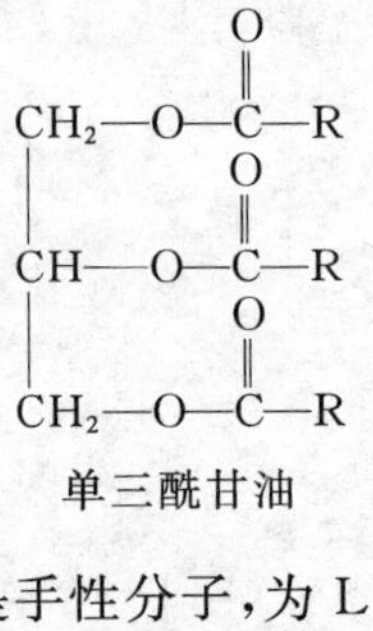

$$
\begin{array}{l}
\qquad\qquad\quad O \\
\qquad\qquad\quad \| \\
CH_2-O-C-R \\
|\qquad\qquad\; O \\
|\qquad\qquad\; \| \\
CH-O-C-R \\
|\qquad\qquad\; O \\
|\qquad\qquad\; \| \\
CH_2-O-C-R
\end{array}
\qquad\qquad
\begin{array}{l}
\qquad\qquad\quad O \\
\qquad\qquad\quad \| \\
CH_2-O-C-R_1 \\
|\qquad\qquad\; O \\
|\qquad\qquad\; \| \\
CH-O-C-R_2 \\
|\qquad\qquad\; O \\
|\qquad\qquad\; \| \\
CH_2-O-C-R_3
\end{array}
$$

单三酰甘油 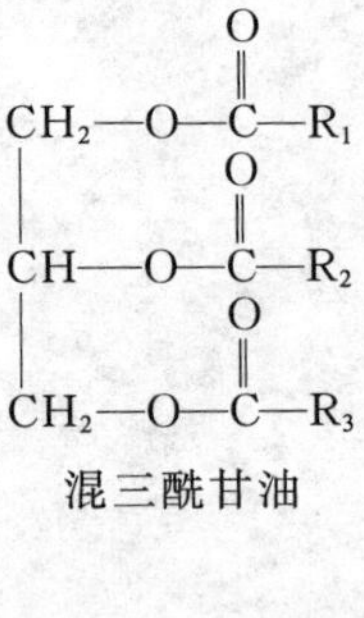　　　　混三酰甘油

绝大多数天然油脂是手性分子，为 L 构型。

天然油脂是混甘油酯的混合物，而且油脂中还溶有少量的游离脂肪酸、多种脂溶性维生素及色素等。

组成油脂的脂肪酸绝大多数是含偶数碳原子的直链一元羧酸，碳原子数一般在 12～22，以 16 个和 18 个碳原子的脂肪酸含量最高。脂肪酸中有饱和脂肪酸和不饱和脂肪酸，饱和脂肪酸，如软脂酸、硬脂酸等；不饱和脂肪酸，如油酸、亚油酸等，多为顺式构型。油脂中常见的高级脂肪酸见表 21－1。

表 21-1 油脂中常见的脂肪酸

类型	名称	结构式
饱和	月桂酸（十二碳酸）	$CH_3(CH_2)_{10}COOH$
脂肪酸	豆蔻酸（十四碳酸）	$CH_3(CH_2)_{12}COOH$
	软脂酸（十六碳酸）	$CH_3(CH_2)_{14}COOH$
	硬脂酸（十八碳酸）	$CH_3(CH_2)_{16}COOH$
不饱和	油酸（9-十八碳烯酸）	$CH_3(CH_2)_7CH{=}CH(CH_2)_7COOH$
脂肪酸	亚油酸（9,12-十八碳二烯酸）*	$CH_3(CH_2)_4CH{=}CHCH_2CH{=}CH(CH_2)_7COOH$
	亚麻酸（9,12,15-十八碳三烯酸）*	$CH_3CH_2CH{=}CHCH_2CH{=}CHCH_2CH{=}CH(CH_2)_7COOH$
	花生四烯酸（5,8,11,14-二十碳四烯酸）*	$CH_3(CH_2)_4{-}(CH{=}CHCH_2)_4{-}(CH_2)_2COOH$

*必需脂肪酸

多数脂肪酸在人体内能合成，而亚油酸、亚麻酸和花生四烯酸等少数不饱和脂肪酸在体内不能合成，必须由食物提供，称为营养必需脂肪酸。

油脂的命名与酯相同，将脂肪酸的名称写在前面，甘油的名称写在后面，命名为“某酰甘油”，也可将甘油名称前置，脂肪酸名称后放，称为“甘油某酸酯”。若为混甘油酯用 α、β 和 α' 标明脂肪酸的位次。例如：

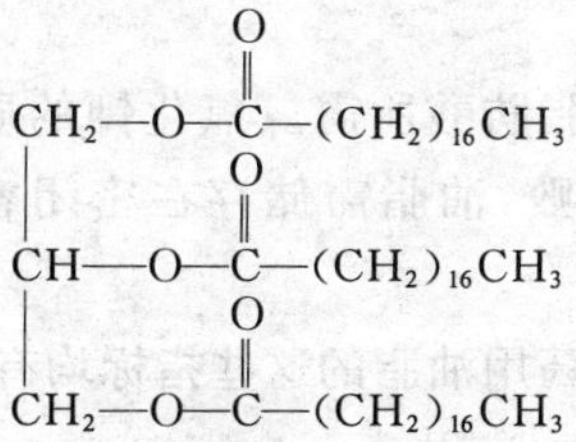

$$\begin{array}{l} CH_2{-}O{-}\overset{O}{\overset{\|}{C}}{-}(CH_2)_{16}CH_3 \\ |\\ CH{-}O{-}\overset{O}{\overset{\|}{C}}{-}(CH_2)_{16}CH_3 \\ | \\ CH_2{-}O{-}\overset{O}{\overset{\|}{C}}{-}(CH_2)_{16}CH_3 \end{array} \qquad \begin{array}{l} \alpha\,CH_2{-}O{-}\overset{O}{\overset{\|}{C}}{-}(CH_2)_{14}CH_3 \\ |\\ \beta\,CH{-}O{-}\overset{O}{\overset{\|}{C}}{-}(CH_2)_{16}CH_3 \\ | \\ \alpha'\,CH_2{-}O{-}\overset{O}{\overset{\|}{C}}{-}(CH_2)_7CH{=}CH(CH_2)_7CH_3 \end{array}$$

三硬脂酰甘油（甘油三硬脂酸酯）　　α-软脂酰-β-硬脂酰-α'-油酰甘油（甘油-α-软脂酸-β-硬脂酸-α'-油酸酯）

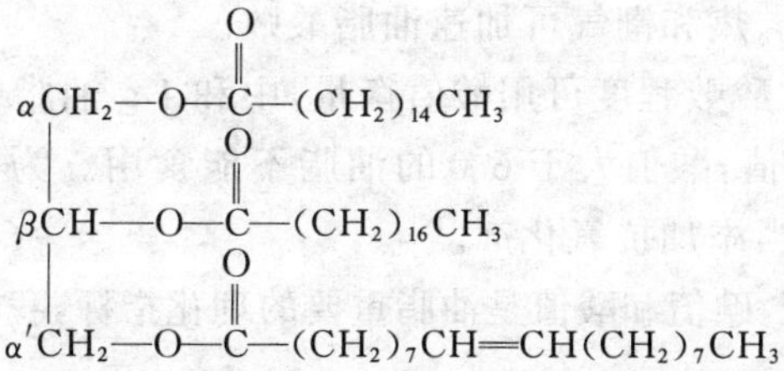

二、油脂的物理性质

纯净的油脂是无色、无味的物质，大多数天然油脂由于含有维生素和色素，呈现出不同的颜色和气味。油脂的密度小于 $1\ g\cdot cm^{-3}$。不溶于水，易溶于极性小的有机溶剂，如乙醚、苯和氯仿等。天然油脂是混合物，无固定的熔点和沸点。

三、油脂的化学性质

1. 皂化

油脂具有酯的结构，它在酸、碱或酶的作用下，都能发生水解反应。油脂与强碱性溶液共热，进行水解生成一分子甘油和三分子高级脂肪酸盐。

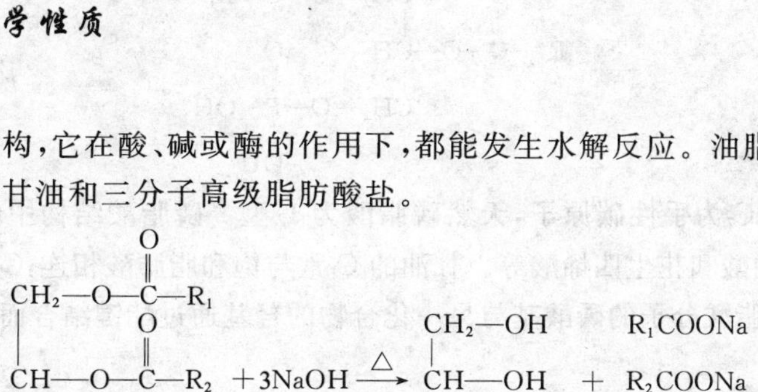

$$\begin{array}{l} CH_2{-}O{-}\overset{O}{\overset{\|}{C}}{-}R_1 \\ | \\ CH{-}O{-}\overset{O}{\overset{\|}{C}}{-}R_2 \\ | \\ CH_2{-}O{-}\overset{O}{\overset{\|}{C}}{-}R_3 \end{array} + 3NaOH \xrightarrow{\triangle} \begin{array}{l} CH_2{-}OH \\ | \\ CH{-}OH \\ | \\ CH_2{-}OH \end{array} + \begin{array}{l} R_1COONa \\ R_2COONa \\ R_3COONa \end{array}$$

高级脂肪酸的钠盐和钾盐就是肥皂，所以油脂在碱性条件下的水解反应又称为皂化。1 g 油脂完全皂化所需要的氢氧化钾的质量(单位为 mg)称为皂化值。根据皂化值的大小可以判断油脂的质量和油脂的平均相对分子质量，皂化值越大，油脂的平均相对分子质量越小；皂化值越小，油脂的平均相对分子质量越大。

2. 加成反应

油脂中不饱和脂肪酸的碳碳双键可以与氢、卤素等发生加成反应。

(1) 加氢　在催化剂的作用下，油脂中不饱和脂肪酸的烯键与氢加成，转化为饱和脂肪酸的油脂，使液态的油转变为固态或半固态的脂肪，这个过程称为油脂的氢化，又叫油脂的硬化。氢化油脂的熔点升高，稳定，不易变质，同时也便于运输和储存。

(2) 加碘　油脂中不饱和脂肪酸的烯键可以与碘发生加成。100 g 油脂所能吸收碘的质量(单位为 g)称为碘值。利用碘值可定量测定油脂的不饱和程度。碘值大，油脂的不饱和度高；碘值小，油脂的不饱和度低。

3. 酸败

油脂在空气中放置过久，便会产生难闻的气味，这种变化称为酸败。酸败是油脂在空气中氧、水分和微生物的作用下，经氧化、分解等一系列变化，产生有特殊气味的低级醛、酮和羧酸等的过程。光、热和潮气可加速油脂酸败。

油脂的酸败程度可用酸值衡量，中和 1 g 油脂中游离的脂肪酸所需氢氧化钾的质量(单位为 mg)称为酸值，酸值大于 6.0 的油脂不能食用。为了防止酸败，油脂需储存在密闭容器中，置于阴凉处，适当添加抗氧化剂。

皂化值、碘值和酸值是油脂重要的理化指标，我国药典对药用油脂的这些指标均有严格要求。

第二节　磷　　脂

磷脂是一类含磷的脂类化合物，它广泛存在于动植物组织中。由甘油构成的磷脂称为甘油磷脂(或磷酸甘油酯)，甘油磷脂可看作是磷脂酸的衍生物，磷脂酸是由一分子甘油，两分子高级脂肪酸和一分子磷酸通过酯键结合而成的。其结构如下：

$$
\begin{array}{l}
\qquad\qquad\qquad\qquad {}^{1}CH_2-O-\overset{\displaystyle O}{\overset{\|}{C}}-R_1 \\
R_2-\overset{\displaystyle O}{\overset{\|}{C}}-O-{}^{2}CH \\
\qquad\qquad\qquad\qquad {}^{3}CH_2-O-\overset{\displaystyle O}{\overset{\|}{P}}-OH \\
\qquad\qquad\qquad\qquad\qquad\qquad\quad |\\
\qquad\qquad\qquad\qquad\qquad\qquad\ OH
\end{array}
$$

磷脂酸分子中的 C_2 为手性碳原子，天然磷脂酸为 L 型。磷脂酸结构中的脂肪酸通常有软脂酸、硬脂酸、油酸、亚油酸和花生四烯酸等。甘油的 C_1 常与饱和脂肪酸相连，C_2 常与不饱和脂肪酸相连接。甘油磷脂是磷脂酸分子的磷酸基与另一化合物的羟基通过酯键结合而成的磷脂酰化合物。

一、磷脂酰胆碱

磷脂酰胆碱俗名卵磷脂，它是由磷脂酸中的磷酸与胆碱的羟基酯化而形成的。由于磷酸基上未酯化的羟基具有酸性，胆碱具有碱性，故在分子中形成内盐，以偶极离子的形式存在。

$$
\begin{array}{l}
\qquad\qquad\qquad\qquad\quad {}^{1}CH_2-O-\overset{\displaystyle O}{\overset{\|}{C}}-R_1 \\
R_2-\overset{\displaystyle O}{\overset{\|}{C}}-O-{}^{2}CH \\
\qquad\qquad\qquad\qquad\quad {}^{3}CH_2-O-\underset{\displaystyle O^-}{\underset{|}{\overset{\displaystyle O}{\overset{\|}{P}}}}-O-CH_2CH_2N^+(CH_3)_3
\end{array}
$$

磷脂酰胆碱

磷脂酰胆碱（又称卵磷脂）完全水解可得到甘油、脂肪酸、磷酸和胆碱。磷脂酰胆碱存在于脑组织、大豆和蛋黄中，蛋黄中含量较高。纯净的磷脂酰胆碱为白色蜡状固体，在空气中易被氧化变成黄色或棕色。不溶于水和丙酮，易溶于乙醇和氯仿。

卵磷脂是细胞膜的重要组成物质。由于分子中含有较大的极性基团和非极性基团，因此具有乳化作用，能促进肝中脂肪的运输，防止脂肪在肝中的蓄积，常用作抗脂肪肝的药物。

二、磷脂酰乙醇胺

磷脂酰乙醇胺俗名脑磷脂，它是磷脂酸中的磷酸部分与乙醇胺（胆胺）通过酯键结合而成的。其结构式如下：

$$
\begin{array}{l}
\qquad\qquad\qquad\qquad\quad {}^{1}CH_2-O-\overset{\displaystyle O}{\overset{\|}{C}}-R_1 \\
R_2-\overset{\displaystyle O}{\overset{\|}{C}}-O-{}^{2}CH \\
\qquad\qquad\qquad\qquad\quad {}^{3}CH_2-O-\underset{\displaystyle O^-}{\underset{|}{\overset{\displaystyle O}{\overset{\|}{P}}}}-O-CH_2CH_2N^+H_3
\end{array}
$$

磷脂酰乙醇胺

磷脂酰乙醇胺完全水解可得到甘油、脂肪酸、磷酸和乙醇胺。磷脂酰乙醇胺常与磷脂酰胆碱共存于机体的各组织器官中，在脑组织中含量较高。

磷脂酰乙醇胺在空气中不稳定，易被氧化成棕黑色，磷脂酰乙醇胺不溶于水、丙酮和冷乙醇，能溶于乙醚，利用磷脂酰乙醇胺和磷脂酰胆碱在溶解性上的不同，可以将二者分离。磷脂酰乙醇胺具有凝血作用，存在于血小板中的凝血激酶就是磷脂酰乙醇胺与蛋白质组成的。

第三节　甾族化合物

一、甾族化合物的基本结构

甾族化合物的结构特点是分子中含有环戊烷并多氢菲的基本骨架。环上碳原子按固定顺序用阿拉伯数字编号，在 C_{10} 和 C_{13} 上各连有一个甲基，称为角甲基，在 C_{17} 上连有一个烃基，构成了甾族化合物的基本结构。

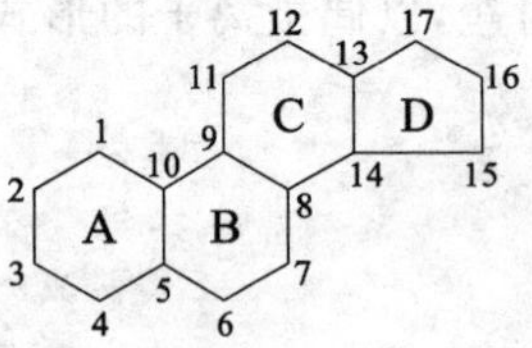

环戊烷并多氢菲 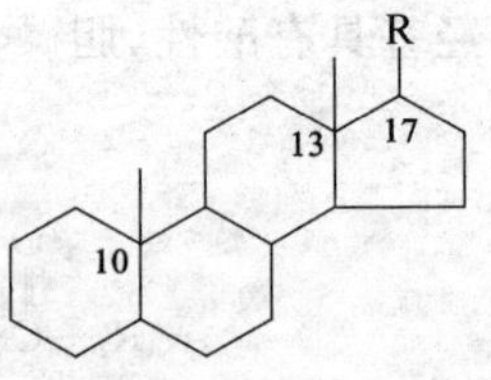　　　　　　甾体化合物的基本结构

甾族化合物的“甾”字形象地表示这类化合物的基本结构，在基本结构中连有羟基、羧基和双键等官能团，其数量和位置各异，构成了各种不同类型的甾族化合物。

二、重要的甾族化合物

1. 胆固醇

胆固醇又称为胆甾醇，是最早发现的一个甾族化合物，因最初从胆结石中得到而得名。其结构特点是：母核 C_3 上连有一个羟基，C_5～C_6 间有一双键，C_{17}上连有 8 个碳原子的烷基。胆固醇的结构式如下：

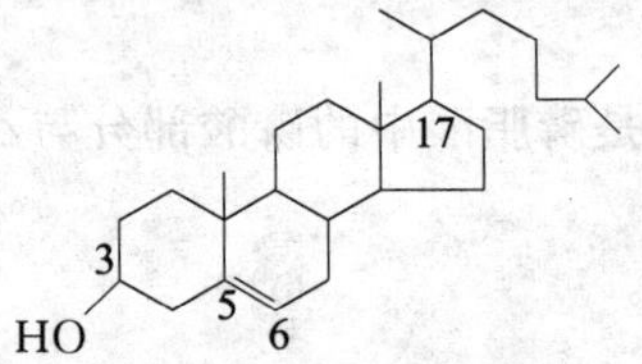

胆固醇

胆固醇为无色或微黄色固体，熔点为 148.5 ℃，难溶于水，易溶于热乙醇、乙醚和氯仿等有机溶剂。

胆固醇存在于人和动物的组织中，特别是在血液、脊髓和脑组织。正常人血液中含总胆固醇约为 $2\ g \cdot L^{-1}$。人体内胆固醇的来源，一是从动物性食物中摄取，二是由人体自身合成。如果人体内的胆固醇代谢发生障碍或饮食摄取胆固醇的量过多时，胆固醇就会从血清中沉积在动脉血管壁上，导致冠心病和动脉硬化；若在胆汁中沉积，则形成胆结石。

2. 7-脱氢胆固醇

7-脱氢胆固醇的结构与胆固醇的不同之处是：C_7～C_8 为双键。7-脱氢胆固醇存在于人体皮肤中，经紫外线照射，B 环打开而转变为维生素 D_3。因此日光浴是机体获得维生素 D_3 的最简便方法。

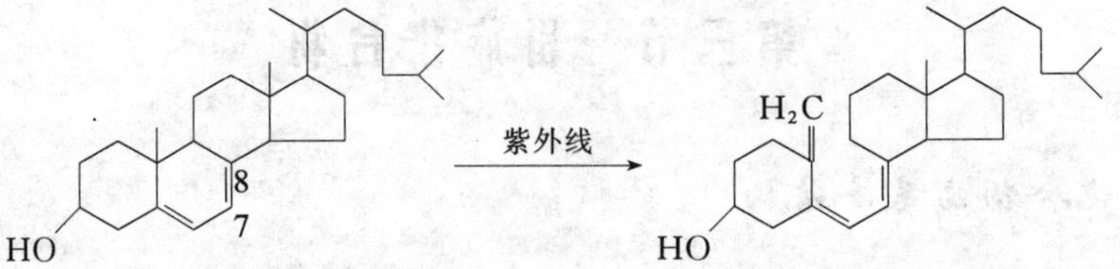

紫外线

7-脱氢胆固醇　　　　　　维生素 D_3

3. 麦角固醇

麦角固醇是一种植物甾醇，最初是从麦角中提取出来的，存在于酵母和某些植物中。麦角固醇的结构与 7-脱氢胆固醇相似，不同之处是麦角固醇 C_{17}的侧链上有 1 个双键并多 1 个甲基。

麦角固醇在紫外线的照射下，B 环打开，生成维生素 D_2。

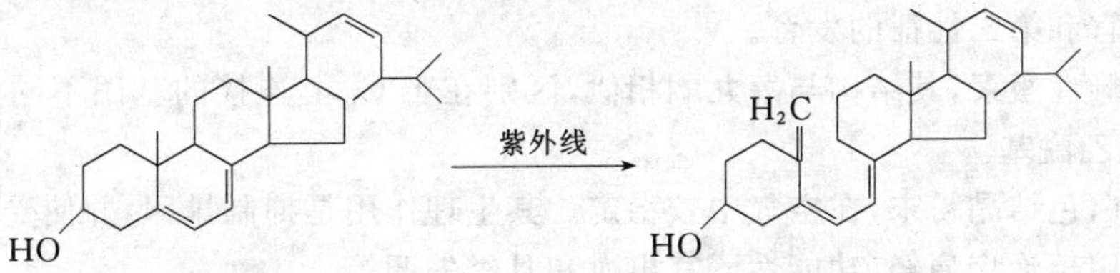

紫外线

麦角固醇　　　　维生素 D_2

维生素 D_2、D_3 都属于 D 族维生素。维生素 D 是抗佝偻病维生素的总称，维生素 D 的主要生理功能是促进钙磷吸收。缺乏维生素 D 则影响骨骼的生长，导致佝偻病或软骨病。

4. 胆酸

胆酸是人和动物胆汁中的一种甾族化合物，其结构特点是，甾环上无双键，其中 C_3、C_7、C_{12}上连有羟基，C_{17}上结合 1 个含 5 个碳原子、末端碳为羧基的侧链。结构式如下：

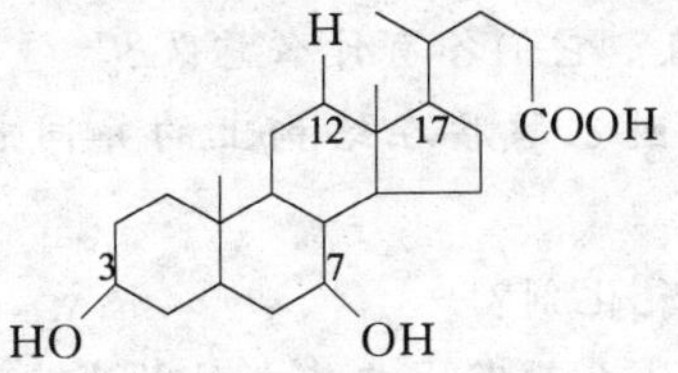

胆酸

胆汁中的胆酸常与甘氨酸（H_2NCH_2COOH）和牛磺酸（$H_2NCH_2CH_2SO_3H$）通过酰胺键结合形成甘氨胆酸和牛磺胆酸。这种结合胆酸称为胆汁酸。结构式如下：

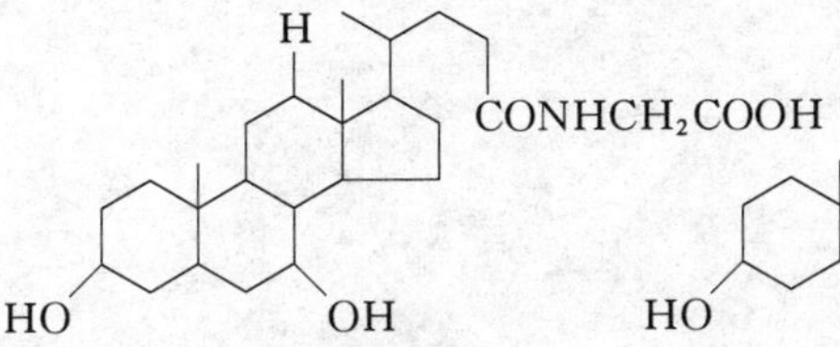

甘氨胆碱酸 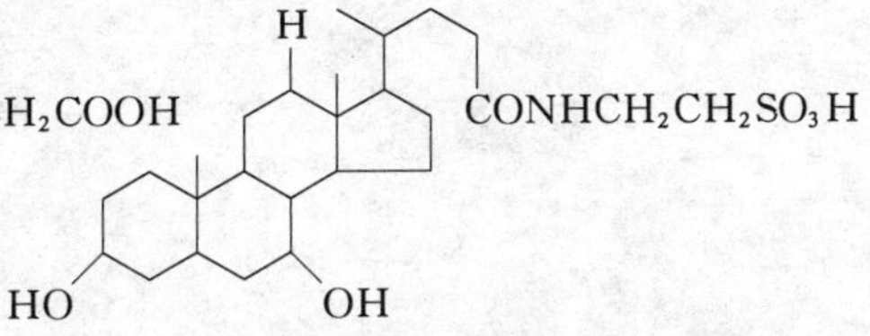　　　　牛磺胆酸

胆汁酸是良好的表面活性剂，能促进油脂在肠胃中乳化，易于消化吸收。临床上常用甘氨胆酸钠和牛磺胆酸钠的混合物治疗胆汁酸分泌不足而引起的疾病。

5. 甾体激素

甾体激素是指分子中含有甾族化合物结构特征的一类激素，性激素是其中的一种。性激素是性腺（睾丸、卵巢、黄体）的分泌物，又可分为雄性激素和雌性激素。如雄性激素睾丸酮；雌性激素黄体酮。

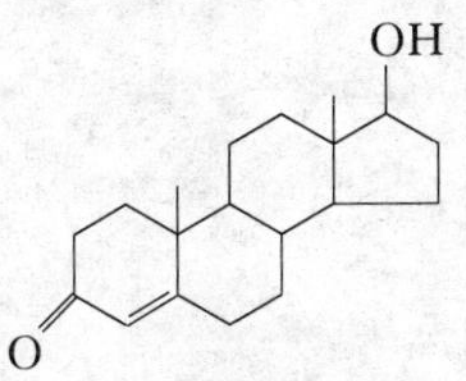

睾丸酮 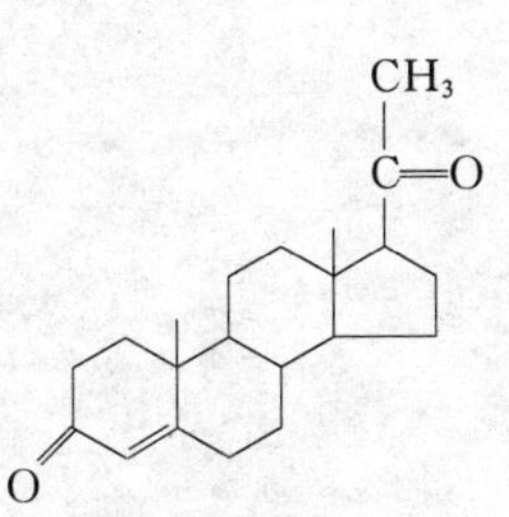　　　　黄体酮

睾丸酮为无色针状晶体，不溶于水，能溶于乙醇、乙醚等有机溶剂。睾丸酮的主要生理功能是促进雄性器官和第二性征的发育。

黄体酮为雌性激素，其结构与睾丸酮相似，区别在于 C_{17}上连接的基团不同。黄体酮分子中 C_{17}上连接的是乙酰基。

黄体酮为白色结晶粉末，在空气中较稳定。其生理作用是抑制排卵，并使受精卵子在子宫中发育。临床上用于治疗痛经、功能性子宫出血和月经失调等。

习　题

1. 油脂的主要成分是什么？写出其结构通式。
2. 天然油脂中脂肪酸的结构特点有哪些？
3. 什么是人体必需脂肪酸？
4. 什么是皂化值、碘值和酸值？它们各有什么意义？
5. 试比较磷脂酰胆碱和磷脂酰乙醇胺在结构上的异同点，用什么方法把它们的混合物分离开？
6. 为什么胆汁酸盐是油脂的乳化剂？
7. 甾族化合物的结构特点是什么？写出其基本结构式。
8. 有一种磷脂完全水解可得到甘油、脂肪酸、磷酸和胆胺，它是哪种磷脂？写出其结构式。

第二十二章 糖 类

糖类化合物是自然界分布最广的一类有机化合物。如葡萄糖、果糖、蔗糖、淀粉、纤维素等。

糖类是人类生命活动所需能量的主要来源之一，人体的重要组成成分，且在生命活动中发挥重要作用。一些酶、激素和抗体都含有糖类物质。现代研究证明，糖类不仅是人类能量供给的重要物质，也是重要的信息物质，在生命过程中发挥着重要的生理功能。

从化学结构来讲，糖是多羟基醛或多羟基酮及其缩合物。

糖类化合物的命名，通常命俗名。

糖类化合物可根据其能否水解和水解产物分为单糖、寡糖和多糖。

单糖是不能水解成更小分子的糖，如葡萄糖、果糖、核糖等。水解后产生2～10个单糖的称为寡糖，又称低聚糖如蔗糖、麦芽糖等。水解后产生10个以上单糖的称为多糖，如淀粉、纤维素等。

第一节 单 糖

单糖可分为醛糖和酮糖，也可根据其分子中所含碳原子的数目分为丙糖、丁糖、戊糖、己糖等。

在自然界分布最广，与医学关系最密切的单糖是葡萄糖，它是许多寡糖和多糖的组成部分。所以，了解葡萄糖的结构和性质不仅有利于对其他单糖的了解，而且也有助于对二糖和多糖的了解。

一、葡萄糖的结构

（一）葡萄糖的开链结构

葡萄糖的分子式为 $C_6H_{12}O_6$。实验证明葡萄糖为开链的五羟基醛，分子中含有4个手性碳原子，应有 $2^4=16$ 个对映异构体。其中的1个异构体是具有生物活性的D型葡萄糖。D-(+)-葡萄糖的开链结构的费歇尔(Fischer)投影式如下：

$$
\begin{array}{c}
{}^{1}CHO \\
H-{}^{2}C-OH \\
HO-{}^{3}C-H \\
H-{}^{4}C-OH \\
H-{}^{5}C-OH \\
{}^{6}CH_2OH
\end{array}
\equiv
\begin{array}{c}
CHO \\
H-\!\!\!+\!\!\!-OH \\
HO-\!\!\!+\!\!\!-H \\
H-\!\!\!+\!\!\!-OH \\
H-\!\!\!+\!\!\!-OH \\
CH_2OH
\end{array}
\equiv
\begin{array}{c}
CHO \\
\vdash \\
\dashv \\
\vdash \\
\vdash \\
CH_2OH
\end{array}
$$

D-葡萄糖

自然界存在的具有生物活性的其他单糖也多为D-构型。

（二）葡萄糖的环状结构和变旋光现象

葡萄糖的结晶糖有两种，一种是从乙醇溶液中得到的结晶，熔点为 146 ℃，比旋光度为 $+112^\circ$；另一种是从吡啶溶液中得到的结晶，熔点为 150 ℃，比旋光度为 $+18.7^\circ$。当把二者的任何一种结晶配成溶液放置时，溶液的比旋光度会逐渐发生改变，最后达到 $+52.5^\circ$ 后就不再改变了。这种在溶液中比旋光度能自行改变的特殊现象，称做变旋光现象。通过物理和化学方法证实，D-葡萄糖除了以开链结构存在外，主要以环状结构形式存在。这是由于葡萄糖分子内存在着醛基和羟基，发生分子内的羟醛缩合反应生成环状的半缩醛。D-葡萄糖 C_5 上的羟基与醛基作用生成六元环半缩醛结构，原来的 C_1 羰基变为手性碳，形成了一对非对映异构体。C_1 上的羟基称为半缩醛羟基。半缩醛羟基在投影式右边的称做 α 型，半缩醛羟基在左边的称做 β 型。α、β 葡萄糖就是上述两种熔点和比旋光度不同的两种结晶葡萄糖。

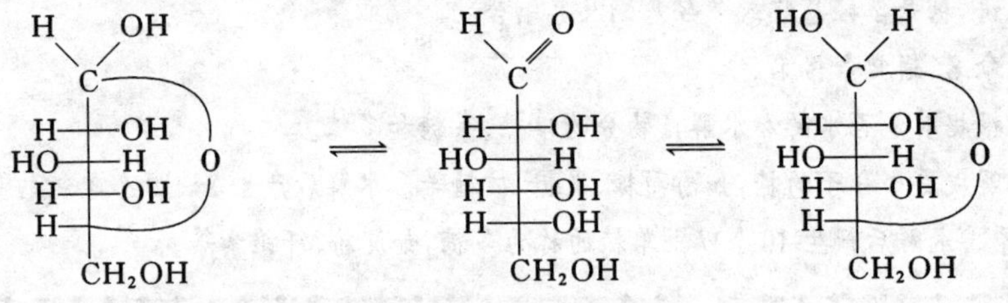

α-D-(+)-葡萄糖　　D-(+)-葡萄糖开链结构　　β-D-(+)-葡萄糖

研究证明，从乙醇溶液中结晶得到的是 α-D-(+)-葡萄糖；吡啶溶液中得到的是 β-D-(+)-葡萄糖，它们分别具有不同的比旋光度，在溶液中能通过开链结构相互转化，最后达到平衡状态。平衡时 α 型占 36%，β 型占 64%，开链结构很少，平衡混合物的比旋光度为 $+52.5^\circ$。

葡萄糖的变旋光现象是 α，β 环状结构通过开链结构互变的结果。变旋光现象是具有半缩醛环状结构糖的共同性质。

（三）葡萄糖环状结构的哈沃斯式

为了能够更清楚和合理的反映环状结构，哈沃斯（Hawerth）提出将环状结构的费歇尔投影式写成哈沃斯式。把六元环看作吡喃环的衍生物，称为吡喃糖。五元环看作呋喃环的衍生物，称为呋喃糖。

哈沃斯式成环原子在同一平面上，在费歇尔投影式中位于手性碳原子右侧的羟基，在哈沃斯环的下方；位于手性碳原子左侧的羟基，在哈沃斯式平面的上方。

粗线表示环平面在纸前，细线表示在纸后。半缩醛羟基在环上为 β 型，在环下为 α 型。

α-D-(+)-吡喃葡萄糖　　β-D-(+)-吡喃葡萄糖

二、果糖的结构

(一) 果糖的开链结构

果糖的分子式为 $C_6H_{12}O_6$,比旋光度为$-92°$,熔点为 105 ℃。果糖是 D 型己酮糖,有变旋光现象。果糖广泛存在于水果及蜂蜜中,是比较甜的一种糖。其费歇尔投影式结构如下:

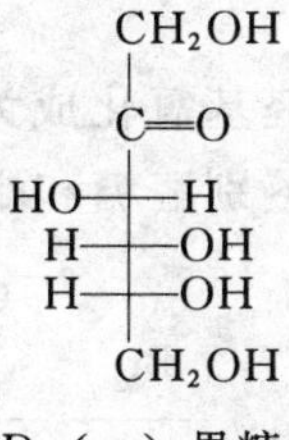

$$\begin{array}{c} CH_2OH \\ | \\ C{=}O \\ HO{-}\!\!\!\!-\!\!\!\!-H \\ H{-}\!\!\!\!-\!\!\!\!-OH \\ H{-}\!\!\!\!-\!\!\!\!-OH \\ | \\ CH_2OH \end{array}$$

D-(-)-果糖

(二) 果糖环状结构的哈沃斯式

游离状态的果糖具有吡喃糖的六元环状结构,由 C_6 上的羟基与羰基结合形成环状半缩酮;结合状态的果糖具有呋喃糖的五元环状结构,由 C_5 上的羟基与羰基结合形成环状半缩酮。以上两种环状结构都存在 α 型和 β 型异构体,在水溶液中,通过开链结构互相转变。

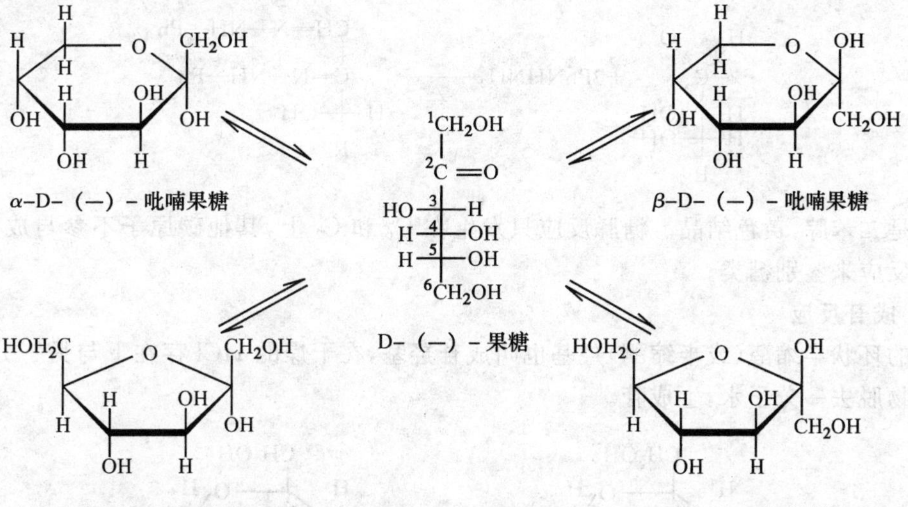

α-D-(-)-吡喃果糖 ⇌ D-(-)-果糖 ⇌ β-D-(-)-吡喃果糖

α-D-(-)-呋喃果糖 ⇌ D-(-)-果糖 ⇌ β-D-(-)-呋喃果糖

三、单糖的物理性质

单糖通常是无色晶体,具吸湿性,易溶于水,难溶于乙醇,不溶于乙醚、丙酮。单糖除丙酮糖外,均有手性碳原子,有旋光性,并有变旋光现象。

四、单糖的化学性质

(一) 氧化反应

1. 与碱性弱氧化剂反应

托伦(Tollens)、班乃德(Benedict)和斐林(Fehling)试剂是经常使用的碱性弱氧化剂。

单糖都是还原糖,单糖与碱性弱氧化剂的反应可表示如下：

$$\text{单糖} \xrightarrow[\triangle]{\text{托伦试剂}} Ag\downarrow + \text{复杂氧化物}$$

$$\text{单糖} \xrightarrow[\triangle]{\text{斐林或班乃德试剂}} Cu_2O\downarrow + \text{复杂氧化物}$$

2. 被溴水氧化

溴水是酸性弱氧化剂,可把醛糖中的醛基氧化成为羧基,生成糖酸,同时溴水褪色。酮糖在相同条件下不与之反应,因此利用溴水可鉴别醛糖和酮糖。

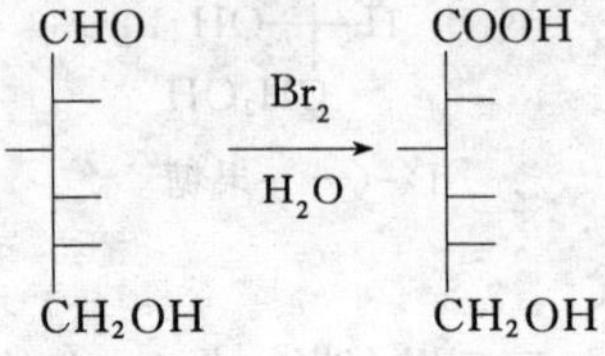

CHO … CH_2OH $\xrightarrow[H_2O]{Br_2}$ COOH … CH_2OH

D-葡萄糖　　D-葡萄糖酸

(二) 成脎反应

单糖与过量的苯肼作用生成糖脎。

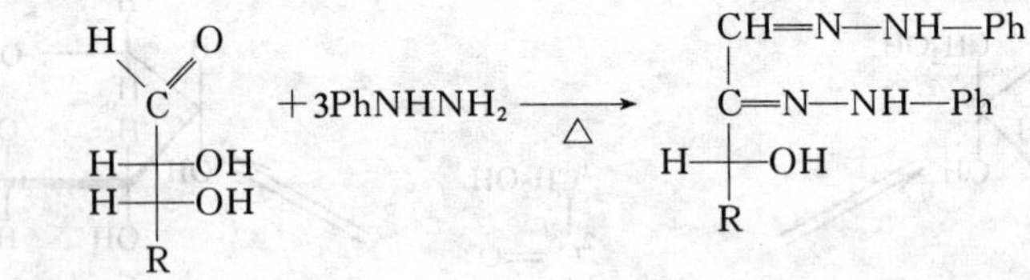

H—C=O, H—C—OH, H—C—OH, R $+ 3PhNHNH_2 \xrightarrow{\triangle}$ CH=N—NH—Ph, C=N—NH—Ph, H—C—OH, R

糖脎是二苯腙,黄色结晶。糖脎反应只发生在 C_1 和 C_2 上,其他碳原子不参与成脎。因此,可用糖脎反应来鉴别糖类。

(三) 成苷反应

单糖的环状半缩醛(或半缩酮)羟基也叫成苷羟基,在干燥的 HCl 存在下与另一分子含有羟基的化合物脱去一分子水,生成苷。

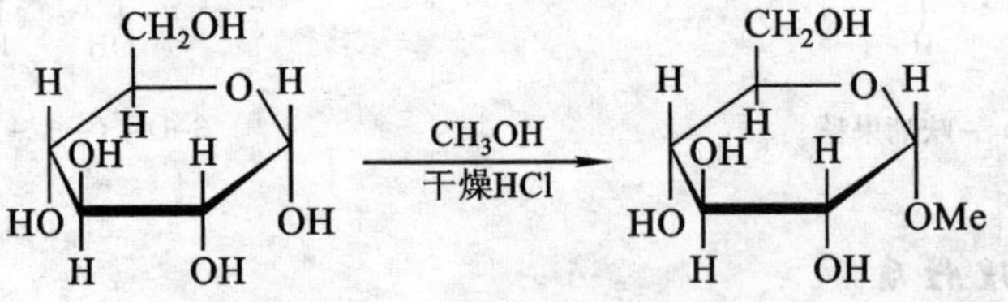

α-D-吡喃葡萄糖 $\xrightarrow[\text{干燥HCl}]{CH_3OH}$ α-D-甲基吡喃葡萄糖苷

α-D-吡喃葡萄糖　　α-D-甲基吡喃葡萄糖苷

糖苷分子中半缩醛(或半缩酮)羟基已不存在,性质与缩醛相似,对氧化剂稳定,在稀碱或中性溶液中不水解,不具有还原性,不发生变旋光现象。在稀酸或酶的作用下可以水解生成原来的糖和羟基化合物。

糖苷是由糖和非糖部分通过苷键连接的一类化合物。由氧原子把糖和非糖部分结合起来的结构称氧苷键,除常见的氧苷键外,还有氮苷键、硫苷键以及碳苷键等。

糖苷广泛分布于自然界中，尤其以植物中多见，其中很多具有生物活性，也是中草药的有效成分之一。天然存在的糖苷多为右旋化合物，且多是β构型。

五、重要的单糖

1. D-核糖和D-2-脱氧核糖

D-核糖和D-2-脱氧核糖是核酸、脱氧核糖核酸的重要组成部分，是生物体内最重要的戊醛糖，通常以β型呋喃糖结构存在。其开链结构和环状结构的哈沃斯式如下：

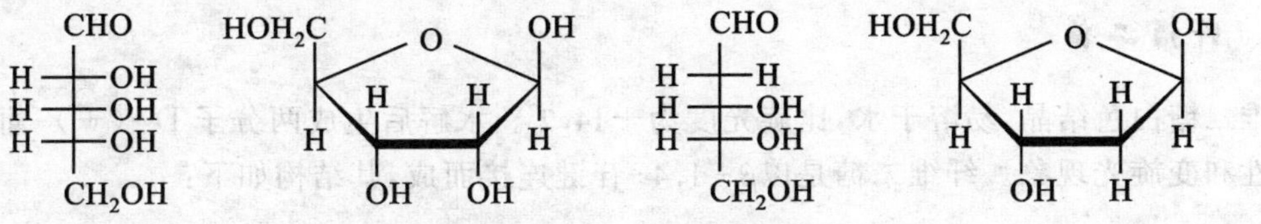

D-核糖　β-D-呋喃核糖　D-2-脱氧核糖　β-D-2-呋喃脱氧核糖

2. D-半乳糖

D-半乳糖是许多低聚糖和多糖的重要组分。哺乳动物乳汁中的乳糖是半乳糖和葡萄糖结合生成的，脑苷脂和许多糖蛋白中也含有半乳糖。开链结构和环状结构的哈沃斯式如下：

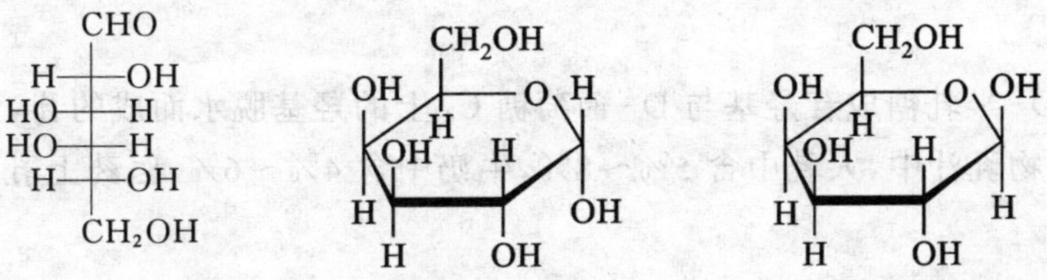

D-半乳糖　α-D-吡喃半乳糖　β-D-吡喃半乳糖

第二节　二　糖

两个单糖分子通过苷键连接成二糖。二糖是一个单糖的半缩醛羟基与另一单糖的羟基(醇羟基或半缩醛羟基)脱水而成的糖苷。

二糖的性质与其组成苷键的类型有关。如果仅有一个单糖的半缩醛羟基参与成苷，这种二糖具有还原性；如果二糖中两个单糖的半缩醛羟基均参与成苷，则无还原性，为非还原二糖。

一、麦芽糖

麦芽糖是由1分子α-D-葡萄糖的成苷羟基与另外1分子D-葡萄糖C_4羟基脱水生成的苷，为α-1,4-苷键，具有还原性和变旋光现象。麦芽糖存在于麦芽中，发芽谷类的种子中所含的淀粉酶可将淀粉水解成麦芽糖。

麦芽糖为白色晶体，易溶于水。比旋光度为＋136°。麦芽糖结构如下：

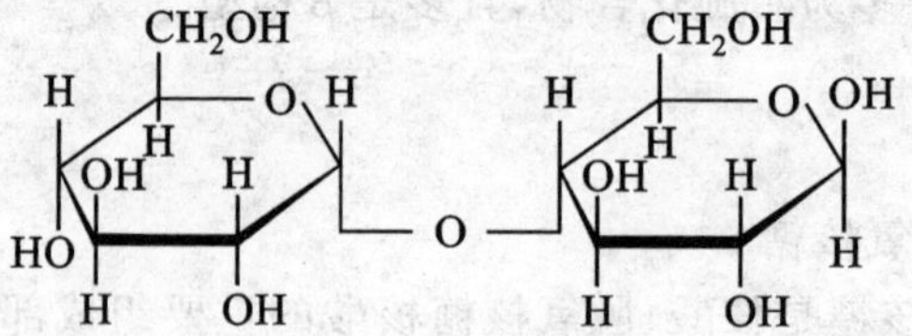

α－1，4－葡萄糖苷键

二、纤维二糖

纤维二糖白色结晶，易溶于水，比旋光度为＋14.2°。水解后生成两分子 D－(＋)－葡萄糖，具有还原性和变旋光现象。纤维二糖是以β－1，4－苷键连接而成，其结构如下：

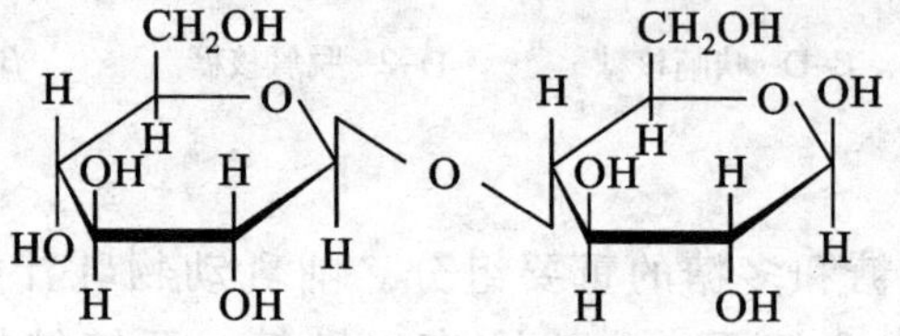

β－1，4－葡萄糖苷键

三、乳糖

乳糖是由β－D－半乳糖成苷羟基与 D－葡萄糖 C_4 上的羟基脱水而成的苷，为β－1，4－苷键。乳糖存在于哺乳动物乳汁中，人乳中含 5%～8%，牛奶中含 4%～6%，医药上乳糖作为药物的稀释剂，结构如下：

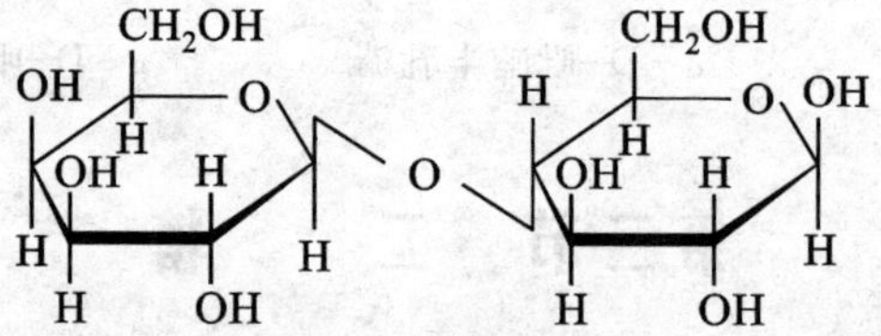

β－1，4－半乳糖苷键

乳糖为白色晶体，易溶于水，比旋光度＋53.5°，具有还原性和变旋光现象。

四、蔗糖

蔗糖是由α－D－葡萄糖和β－D－果糖的 1，2 成苷羟基脱水生成的苷，为α，β－1，2－苷键。没有还原性和变旋光现象。蔗糖在自然界分布很广，甘蔗和甜菜中含量最多。其结构如下：

$\alpha,\beta-1,2-$葡萄糖果糖苷键

蔗糖为白色晶体，易溶于水，比旋光度$+66.5°$。

第三节　多　　糖

多糖是高分子化合物，相对分子质量从几万到几百万，如淀粉、纤维素等。多糖的结构单位是单糖，它们之间的连接是以苷键连接，由$\alpha-1,4-$苷键、$\alpha-1,6-$苷键、$\beta-1,4-$苷键连接。

多糖的结构和性质与单糖、二糖有明显不同，通常不能形成晶体，不溶于水，没有甜味，也无还原性和变旋光现象。

一、淀粉

淀粉广泛存在于植物的果实、种子及根中，在稻米和小麦、玉米及薯类中含量十分丰富。

淀粉为白色的无定型粉末，用热水处理后可分为两部分，一种可溶于热水而形成胶体，称为直链淀粉或糖淀粉。另一种难溶于水，在热水中膨胀成糊状，称为支链淀粉或胶淀粉。两种淀粉水解的最终产物都是D-葡萄糖，说明组成淀粉的结构单位是D-葡萄糖。

（一）直链淀粉

直链淀粉是D-葡萄糖分子以$\alpha-1,4-$苷键连接而成的链状聚合物，呈规则的螺旋状，每一螺旋圈内约含有6个葡萄糖单元（图22-1）。

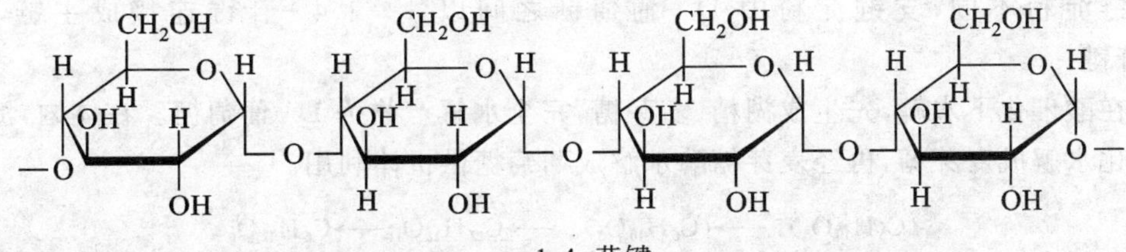

$\alpha-1,4-$苷键

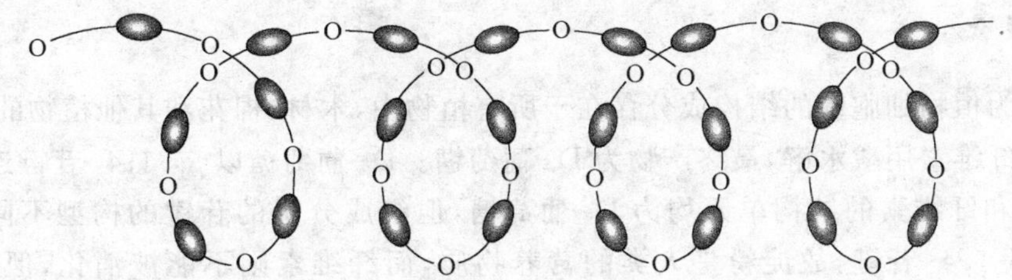

图22-1　直链淀粉的螺旋状结构

直链淀粉遇碘液显蓝色，此反应常用于检验淀粉或碘的存在。

（二）支链淀粉

支链淀粉所含的D-葡萄糖结构单元更多，它的结构中除α-1,4-苷键连接外，还有α-1,6-苷键，除了主链外还有很多支链。支链淀粉比直链淀粉的结构更复杂（图22-2）。

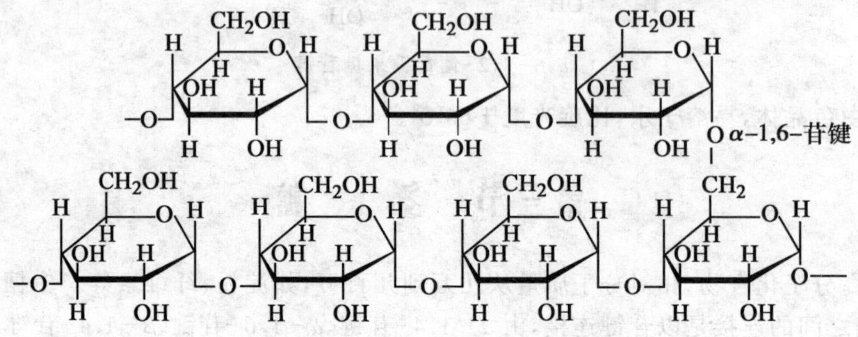

α-1,4-苷键

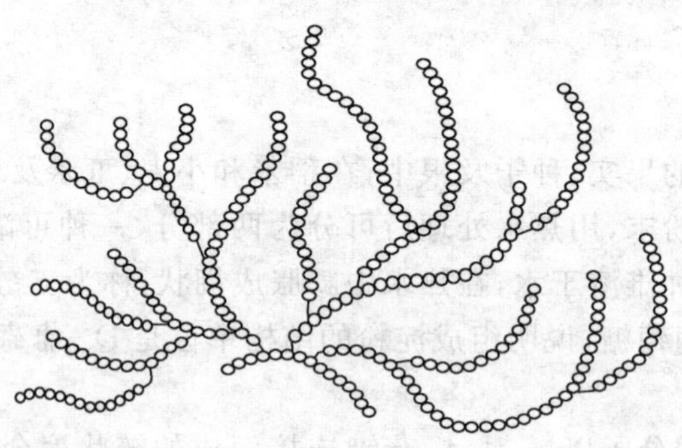

图22-2 支链淀粉的结构

与直链淀粉不同，支链淀粉中D-葡萄糖之间以α-1,4-苷键连接成主链，支链为α-1,6-苷键。

淀粉在酸催化下水解，先生成糊精、麦芽糖，完全水解产物为D-葡萄糖。在体内，淀粉先经淀粉酶催化水解成麦芽糖，再经麦芽糖酶水解成葡萄糖供机体利用。

$$\underset{\text{淀粉}}{(C_6H_{10}O_5)_n} \longrightarrow \underset{\text{糊精}}{(C_6H_{10}O_5)_m} \longrightarrow \underset{\text{麦芽糖}}{C_{12}H_{22}O_{11}} \longrightarrow \underset{\text{D-葡萄糖}}{C_6H_{12}O_6}$$

二、纤维素

纤维素作为植物细胞壁的结构成分存在于所有植物中，木材、棉花和其他植物的骨干就是由纤维素构成。纤维素用酸水解，最终产物为D-葡萄糖。D-葡萄糖以β-1,4-苷键连接成直链。

尽管淀粉和纤维素的结构单元均为D-葡萄糖，但组成分子的苷键的构型不同，人体内的酶只能水解α-1,4-苷键，故淀粉是人类的营养物质，而纤维素则不能被消化，但是食草动物可以依靠消化道的酶水解β-1,4-苷键，将纤维素水解为D-葡萄糖为其利用。纤维素的结构见图22-3。

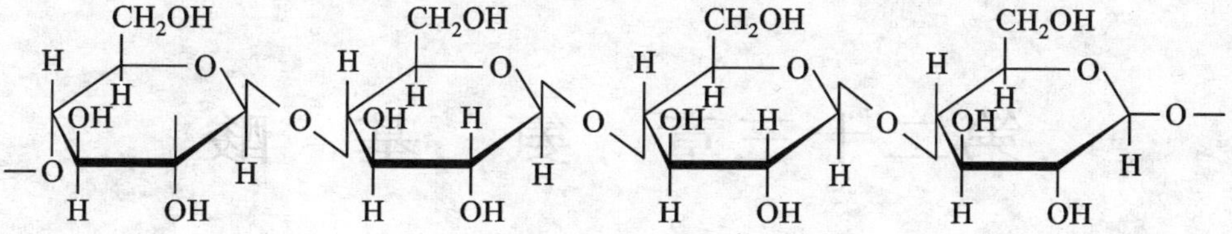

β-1,4-苷键

图 22-3　纤维素的结构

三、右旋糖酐

右旋糖酐是用蔗糖发酵生产的多聚糖，具有旋光性，故称为右旋糖酐。主要是由 D-葡萄糖通过 α-1,6-苷键连接。临床上用作代血浆，可用于外伤性出血，损伤等，具有提高血浆渗透压，改善微循环等作用。

习　题

1. 用葡萄糖的结构式说明 D、L；(+)、(−)；α,β 的意义。

2. 根据下面的三种单糖的结构式回答下列问题。

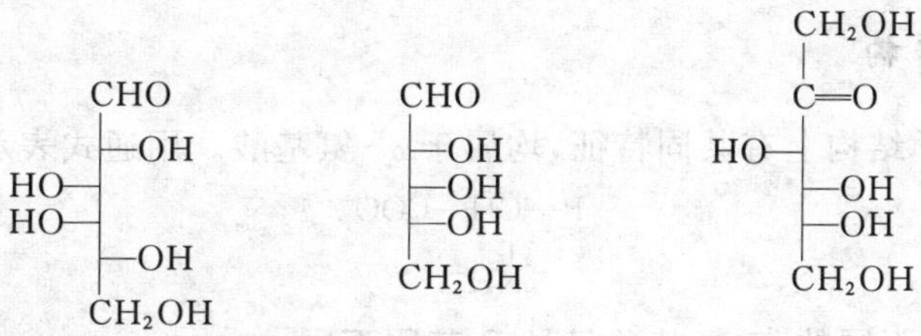

CHO	CHO	CH_2OH
—OH	—OH	C=O
HO—	—OH	HO—
HO—	—OH	—OH
—OH	CH_2OH	—OH
CH_2OH		CH_2OH

(1) 写出三种单糖的构型和名称

(2) 写出 A、C 的 β-吡喃型环状结构的哈沃斯式

(3) 写出 B、C 的 α-呋喃型环状结构的哈沃斯式

3. 写出 D-半乳糖与下列试剂反应的反应式。

(1) 溴水　　　　(2) 甲醇/干燥 HCl

4. 鉴别下列各组物质。

(1) 淀粉葡萄糖、蔗糖　　　　(2) 甲基葡萄糖苷和麦芽糖

(3) 葡萄糖和果糖　　　　(4) 麦芽糖、蔗糖

5. 单糖衍生物 A($C_8H_{16}O_6$)，没有变旋光现象，也不被托伦试剂氧化。A 在酸性条件下水解得到 B 和 C 两种产物。B($C_6H_{12}O_6$)具有变旋光现象和还原性，被溴水氧化得到 D-半乳糖酸。C(C_2H_6O)能发生碘仿反应。试推导 A、B、C 的结构式并写出有关反应式。

6. 指出蔗糖、麦芽糖、乳糖是由哪两个单糖组成？由何种苷键连接而成？有无还原性和变旋光现象？

第二十三章　氨　基　酸

氨基酸是一类分子中既含有羧基又含有氨基的化合物。在生命过程中起重要作用的蛋白质都是由氨基酸通过肽键连接而成的。

一、氨基酸的分类

自然界中存在的氨基酸约有300多种，但存在于生物体内合成蛋白质的氨基酸只有20余种，这20余种氨基酸能被基因DNA中所含的特异遗传密码所编码，故又称编码氨基酸。

根据R基团的结构和性质，氨基酸有不同的分类方法。如按R基团的结构不同可分为脂肪族氨基酸、芳香族氨基酸和杂环氨基酸。医学上常根据氨基酸的酸碱性将20种编码氨基酸分为酸性、碱性和中性氨基酸。

二、氨基酸的结构

编码氨基酸在化学结构上有共同特征，均属于α-氨基酸。用通式表示为

$$\underset{\displaystyle NH_3^+}{\text{R—}\underset{|}{\text{CH}}\text{—COO}^-}$$

式中R代表侧链基团，不同的α-氨基酸只是R基团不同。

20种常见的编码氨基酸除了R基团为氢的甘氨酸外，其他各种氨基酸分子中的α碳原子均为手性碳原子，具有旋光性。

氨基酸的构型通常采用D、L标记法标记，生物体内具有旋光活性的编码氨基酸均为L型。若采用R、S标记法标记，除半胱氨酸为R构型外，其余的氨基酸均为S构型。

三、氨基酸的命名

氨基酸可采用系统命名法命名，但习惯上是常根据其来源或某些特性而使用俗名。如甘氨酸因其甜味而得名。常见20种编码氨基酸的名称、结构及中英文缩写符号见表23-1。

表23-1　20种常见的编码氨基酸

名称	英文缩写 三字母	 单字母	中文缩写	在生理状态下（pH＝6～7）的结构	pI
非极性氨基酸					
甘氨酸	Gly	G	甘	$\overset{\displaystyle NH_3^+}{\text{R—}\overset{|}{\text{CH}}\text{—COO}^-}$	5.97

续表

名称	英文缩写 三字母	英文缩写 单字母	中文缩写	在生理状态下(pH=6～7)的结构	pI
丙氨酸	Ala	A	丙	$H_3C-CH(NH_3^+)-COO^-$	6.02
亮氨酸*	Leu	L	亮	$(H_3C)_2CH-CH_2-CH(NH_3^+)-COO^-$	5.98
异亮氨酸*	Ile	I	异亮	$H_3C-CH_2-CH(CH_3)-CH(NH_3^+)-COO^-$	6.02
缬氨酸*	Val	V	缬	$(H_3C)_2CH-CH(NH_3^+)-COO^-$	5.97
脯氨酸	Pro	P	脯	吡咯烷环，$\overset{+}{N}H_2$，2位$-COO^-$	6.48
苯丙氨酸*	Phe	F	苯	$C_6H_5-CH_2-CH(NH_3^+)-COO^-$	5.48
甲硫氨酸(蛋氨酸)*	Met	M	甲硫(蛋)	$H_3C-S-CH_2-CH_2-CH(NH_3^+)-COO^-$	5.75
非解离的极性氨基酸					
丝氨酸	Ser	S	丝	$HO-CH_2-CH(NH_3^+)-COO^-$	5.68
谷氨酰胺	Gln	Q	谷酰	$H_2N-C(=O)-CH_2-CH_2-CH(NH_3^+)-COO^-$	5.65
苏氨酸*	Thr	T	苏	$H_3C-CH(OH)-CH(NH_3^+)-COO^-$	5.60
半胱氨酸	Cys	C	半胱	$HS-CH_2-CH(NH_3^+)-COO^-$	5.07
天冬酰胺	Asn	N	天酰	$H_2N-C(=O)-CH_2-CH(NH_3^+)-COO^-$	5.41

续表

名称	英文缩写 三字母	单字母	中文缩写	在生理状态下（pH＝6～7）的结构	pI
酪氨酸	Tyr	Y	酪	$HO-C_6H_4-CH_2-CH(NH_3^+)-COO^-$	5.66
色氨酸*	Trp	W	色	吲哚-3-$CH_2-CH(NH_3^+)-COO^-$	5.89
酸性氨基酸					
天冬氨酸	Asp	D	天	$^-O-C(=O)-CH_2-CH(NH_3^+)-COO^-$	2.98
谷氨酸	Glu	E	谷	$^-O-C(=O)-CH_2-CH_2-CH(NH_3^+)-COO^-$	3.22
碱性氨基酸					
赖氨酸*	Lys	K	赖	$NH_3^+-CH_2CH_2CH_2CH_2-CH(NH_3^+)-COO^-$	9.74
精氨酸	Arg	R	精	$H_2N-C(=NH_2^+)-NH-CH_2CH_2CH_2-CH(NH_3^+)-COO^-$	10.76
组氨酸	His	H	组	咪唑-4-$CH_2-CH(NH_3^+)-COO^-$	7.59

* 为必需氨基酸

四、氨基酸的物理性质

组成蛋白质的氨基酸一般均为晶体，熔点一般在 200～300 ℃。难溶于有机溶剂，在水中有一定的溶解度，易溶于强酸和强碱溶液。

五、氨基酸的化学性质

1. 两性解离和等电点

氨基酸分子中含有碱性的氨基和酸性的羧基，氨基与羧基相互作用生成内盐，又叫两性离子或偶极离子。

氨基酸在水溶液中，呈两性解离，处于动态平衡状态。调节溶液的 pH 可使氨基酸以正离子、负离子或偶极离子形式存在，在电场中正、负离子分别向负、正极泳动；偶极离子处于等电状态，不泳动。氨基酸处于等点状态时溶液的 pH 称为该氨基酸的等电点，以 pI 表示。

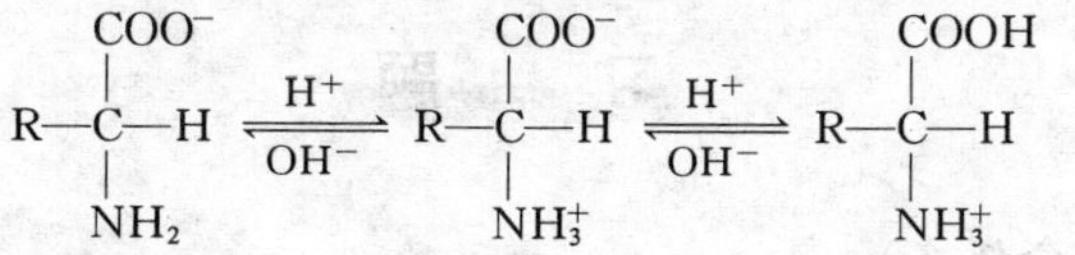

$$\underset{\substack{\text{阴离子}\\(pH>pI)}}{R-\underset{NH_2}{\overset{COO^-}{C}}-H} \underset{OH^-}{\overset{H^+}{\rightleftharpoons}} \underset{\substack{\text{偶极离子}\\(pH=pI)}}{R-\underset{NH_3^+}{\overset{COO^-}{C}}-H} \underset{OH^-}{\overset{H^+}{\rightleftharpoons}} \underset{\substack{\text{阳离子}\\(pH<pI)}}{R-\underset{NH_3^+}{\overset{COOH}{C}}-H}$$

我们可以依据 pH 和 pI 用电泳的方法来分离提纯鉴别氨基酸。

2. 与亚硝酸反应

α-氨基酸（脯氨酸除外）与亚硝酸反应可释放出氮气。

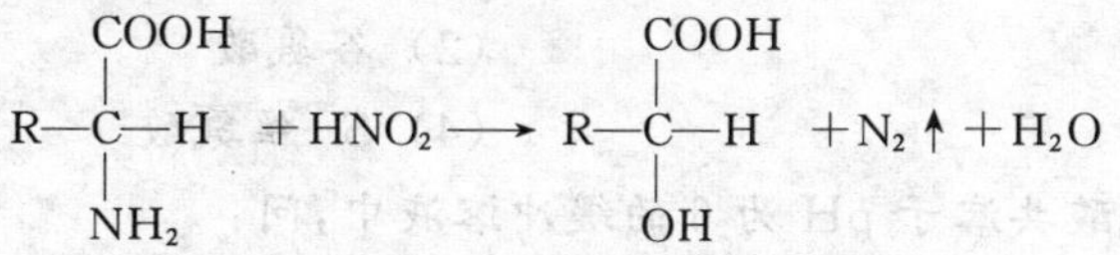

$$R-\underset{NH_2}{\overset{COOH}{C}}-H + HNO_2 \longrightarrow R-\underset{OH}{\overset{COOH}{C}}-H + N_2\uparrow + H_2O$$

定量测定反应中释放出的 N_2 气的量，可计算出氨基酸的含量，此方法常用于氨基酸和多肽的定量分析。

3. 脱水成肽

两分子氨基酸在适当条件下受热时，其中一分子氨基酸的 α-COOH 与另一分子的 α-NH_2 之间脱水，形成酰胺键 $\left(-\underset{\|}{\overset{}{C}}-\underset{|}{N}-\right)$（C=O，N—H）也称做肽键，把两分子氨基酸连接起来生成的化合物称肽。由两分子氨基酸脱水生成的肽称二肽。

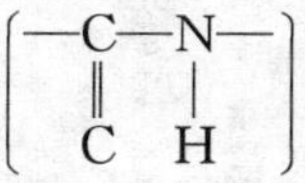

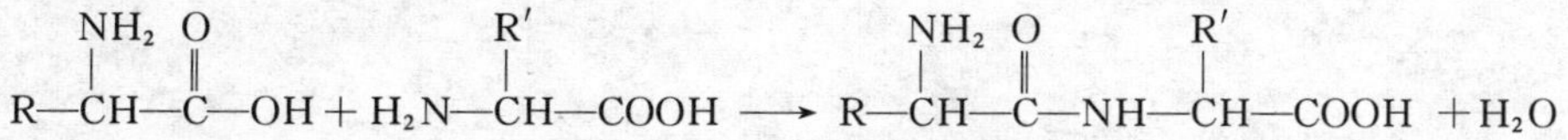

$$R-\underset{NH_2}{CH}-\overset{O}{\overset{\|}{C}}-OH + H_2N-\overset{R'}{CH}-COOH \longrightarrow R-\underset{NH_2}{CH}-\overset{O}{\overset{\|}{C}}-NH-\overset{R'}{CH}-COOH + H_2O$$

由 3 个氨基酸组成的肽称为三肽，以此类推。命名为“某某肽”。

4. 与茚三酮的显色反应

氨基酸与茚三酮的水合物在溶液中共热，生成蓝紫色化合物。

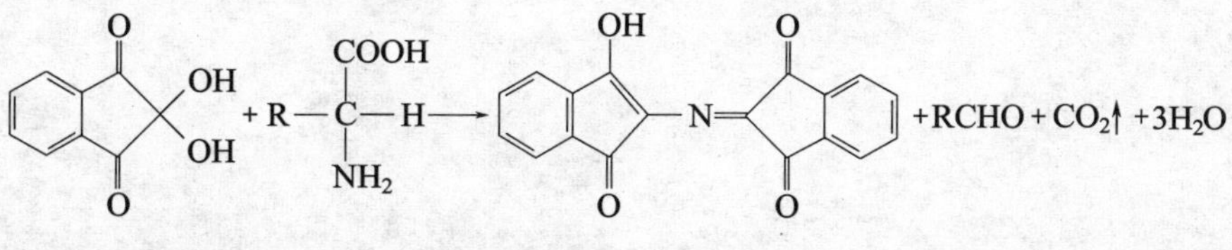

$$\text{茚三酮水合物} + R-\underset{NH_2}{\overset{COOH}{C}}-H \longrightarrow \text{(蓝紫色化合物)} + RCHO + CO_2\uparrow + 3H_2O$$

但亚氨基酸（脯氨酸和羟脯氨酸）反应后呈黄色。根据 α-氨基酸与茚三酮反应所生成化合物的颜色深浅及释放出二氧化碳的量，可定性和定量测定氨基酸。

六、营养必需氨基酸

蛋白质中所含的氨基酸种类和数目各不相同，一些氨基酸在人体内不能合成，必须由食物供给，这些氨基酸称为营养必需氨基酸，主要有 8 种（表 23-1 中带 * 号者）。含营养必需氨基酸较多的蛋白质，是人体需要食物供给氨基酸的主要来源，如肉、蛋、牛乳、谷类和豆类等。食用不同来源的蛋白质有利于机体补充必需的氨基酸，以保证机体的健康。

习　题

1. 命名下列化合物（命俗名）。

(1) $HOOC—CH_2—CH_2—CH(NH_2)—COOH$

(2) $C_6H_5—CH_2—CH(NH_2)—COOH$

(3) $HS—CH_2—CH(NH_2)—COOH$

(4) $HO—CH_2—CH(NH_2)—COOH$

2. 写出下列化合物的结构式。

(1) 亮氨酸　　(2) 谷氨酸

(3) L-丙氨酸　　(4) S-丝氨酸

3. 将精氨酸和谷氨酸共溶于 pH 为 6 的缓冲溶液中，问：

(1) 精氨酸和谷氨酸各带什么电荷？

(2) 在电场中欲使它们都向负极移动，对此溶液应如何处置？

4. 某化合物分子式为 $C_3H_7O_2N$，有旋光性，可与 NaOH 溶液或盐酸作用生成盐，可与醇生成酯，当与 HNO_2 作用时放出 N_2。试写出该化合物的结构式。

医用化学实验

实 验 一

（Ⅰ） 硫酸铜的精制

一、实验目的

1. 掌握精制硫酸铜的原理和方法。

2. 进一步巩固台秤的使用及加热、溶解、蒸发、结晶等基本操作。

二、实验原理

晶体物质中常混有少量不溶性杂质（如泥沙）和可溶性杂质，前者用过滤方法除去；后者常用重结晶法除去。重结晶法的原理是晶体物质的溶解度一般随温度的降低而减小，当热的饱和溶液冷却时，待提纯物质因过饱和而析出结晶，而少量可溶性杂质因未达饱和，仍留在母液中，从而达到分离精制的目的。

粗硫酸铜晶体中含量较多的杂质是 $FeSO_4$ 和 $Fe_2(SO_4)_3$。其中 $FeSO_4$ 需要加氧化剂 H_2O_2 或 Br_2 使 Fe^{2+} 氧化成 Fe^{3+}，然后调节 $pH\approx4$，使 Fe^{3+} 水解成 $Fe(OH)_3$ 沉淀过滤除去。微量的可溶性杂质在硫酸铜结晶时，未达饱和仍留在母液中，通过抽滤使之与硫酸铜分离，反应式为：

$$2FeSO_4+H_2O_2+H_2SO_4 = Fe_2(SO_4)_3+2H_2O$$

$$Fe^{3+}+3H_2O \xrightleftharpoons{pH\approx4} Fe(OH)_3\downarrow+3H^+$$

三、实验仪器和药品

台秤，研钵，酒精灯，三脚架，漏斗，漏斗架，布氏漏斗，滤纸，量筒（100 mL、10 mL），烧杯（100 mL），蒸发皿，表面皿，玻璃棒，滤纸，pH 试纸，火柴，称量纸，剪刀。

粗硫酸铜，3% H_2O_2 溶液，1 $mol\cdot L^{-1}$ H_2SO_4 溶液，0.5 $mol\cdot L^{-1}$ NaOH 溶液。

四、操作步骤

1. 称量和溶解

在台秤上称取 5 g 粗硫酸铜，在研钵中研细后置于 100 mL 烧杯中，加入约 20 mL 去离子水，加热、搅拌使之完全溶解。

2. 除杂质

在硫酸铜溶液中滴加 3% H_2O_2 溶液 3 mL，搅拌下逐滴加入 0.5 mol·L^{-1}的 NaOH 溶液，调节溶液的 pH≈4(用玻棒蘸取溶液在表面皿上用 pH 试纸检查 pH)，继续加热片刻后静置冷却，使生成的红棕色 $Fe(OH)_3$ 沉淀充分沉降，用倾泻法过滤，滤液收集在洁净的蒸发皿中，沉淀弃去。

3. 结晶和抽滤

在收集的硫酸铜滤液中滴加 1 mol·L^{-1}的 H_2SO_4 溶液酸化，调节 pH≈1～2，然后把蒸发皿放在铁三脚架上用酒精灯直接加热，蒸发浓缩滤液，加热过程中应不时搅拌，防止溶液爆溅出来，待液面上出现一薄层结晶时，立即停止加热，冷却至室温即有较多晶体析出。

将所有的晶体及母液转移到准备好的布氏漏斗中减压过滤，尽量抽滤干，并用一干净的玻璃瓶塞轻轻挤压布氏漏斗上的晶体，以除去晶体上的少量母液。尔后取出晶体，把它夹于二层滤纸中间，吸干晶体表面的液体。吸滤瓶中的母液倒入回收瓶中。用台秤称出晶体的质量。

4. 计算产率

$$产率=\frac{m(精\ CuSO_4\cdot 5H_2O)}{m(粗硫酸铜)}\times 100\%$$

五、思考题

1. 除去 Fe^{3+} 时，为什么要调节溶液 pH≈4? pH 太小或太大有什么影响?
2. 提纯硫酸铜为什么不能蒸干? 抽滤后为什么不需用水洗涤结晶?

(Ⅱ) 从海带中提取碘

一、实验目的

1. 学习并掌握从海带中提取碘的原理和方法。
2. 学习并掌握升华提纯化合物的方法。

二、实验原理

在自然界中，碘一般以溶解状态存在于海洋中，质量分数大约为 5×10^{-10}，比氯的质量分数(1.9%)少得多，因此无法像制备氯那样，采用对海水蒸发的方法进行浓缩。但是海带等一些水藻能够从海水中富集碘，而蓄积在自己组织内部，碘在其中的含量远远超过海水中的含量。所以，从海带中提取碘要比从海水中间接提取碘容易得多。

将海带灼烧成灰后，碘主要以 I^- 的形式存在于海带灰中，用蒸馏水即可将 I^- 和 SO_4^{2-}、CO_3^{2-}、Cl^- 等一起以 K^+、Na^+ 的可溶性盐溶解出来，然后在中性条件下用氧化剂(本实验采用重铬酸钾)将 I^- 氧化成单质 I_2。

$$Cr_2O_7^{2-}+6I^-+14H^+ = 2Cr^{3+}+3I_2+7H_2O$$

最后用升华的方法，将单质 I_2 与其他不易升华的盐分开，达到纯化碘的目的。

三、实验仪器和药品

抽滤装置，烧杯，水冷烧瓶，蒸发皿，称量瓶，研钵，台秤等。

干海带，2 mol·L^{-1}的 H_2SO_4 溶液，pH 试纸，重铬酸钾，淀粉溶液等。

四、实验步骤

1. 用台秤称取 10 g 干燥的海带，放在蒸发皿中焙烧，使海带完全灰化，然后将海带灰倒入烧杯里，依次加入约 20 mL、10 mL、10 mL 蒸馏水熬煮，每次熬煮后，倾出上层清液。抽滤，将滤液和三次浸取液合并在一起，总体积不宜超过 30 mL。

2. 向滤液中滴加 2 mol·L^{-1} H_2SO_4 溶液至滤液显中性（用 pH 试纸检查），把酸化后的滤液放在蒸发皿中，蒸发至干，并尽量炒干。冷却后将此粉末与 0.5 g 重铬酸钾固体混匀并研细。

冷水→

3. 将上述混合物放入干燥的烧杯中，将装有冷却水的烧瓶放在烧杯口上（如右图所示）。加热烧杯使生成的碘升华。碘蒸气在烧瓶底部凝结。当再无紫色的碘蒸气产生时，停止加热。取下烧瓶，将瓶底凝结的固体碘拨到小称量瓶中，称量并计算海带中碘的质量分数。

4. 性质检验　取少许产品碘投入一试管中，加几滴水，再滴加淀粉溶液，观察现象。

将所制得的碘回收在棕色试剂瓶里。

注意：①海带灰中含有碳酸钾而呈碱性，酸化后至中性或弱酸性对下一步氧化析出碘有利。但硫酸加得太多易使碘化氢氧化成碘而损失；②应控制水流的速度，使烧瓶外壁无冷凝水层为好。

实验二　缓冲溶液及其 pH 的测定

一、实验目的

1. 熟悉配制缓冲溶液的原理、方法和缓冲溶液的性质。
2. 了解 pH 计的使用方法。

二、实验原理

缓冲溶液是一种具有抗酸、抗碱、抗稀释能力而保持其 pH 基本不变的溶液。它是由足够浓度的一对共轭酸碱对（也称缓冲对）组成。其 pH 的计算公式为

$$pH = pK_a + \lg\frac{[共轭碱]}{[共轭酸]}$$

由公式可知，缓冲溶液的 pH 取决于弱酸的（标准）解离常数 K_a 和缓冲对的浓度比。缓冲溶液的配制，主要是根据缓冲溶液的 pH 计算公式。

三、实验仪器和药品

烧杯（50 mL），酸式滴定管（50 mL），量筒，洗瓶，锥形瓶（100 mL），玻璃电极，饱和甘汞电极，pH 计；

KH_2PO_4(0.1 mol·L^{-1})，Na_2HPO_4(0.1 mol·L^{-1})，NaOH(0.1 mol·L^{-1})，盐酸(0.1 mol·L^{-1})，标准缓冲溶液(pH=6.86)。

四、实验步骤

1. 缓冲溶液的配制及 pH 的测定

将 0.1 mol·$L^{-1}KH_2PO_4$ 溶液和 0.1 mol·$L^{-1}Na_2HPO_4$ 溶液分别装入 2 支洁净的滴定管中，按下表所示体积用滴定管将两溶液加入 100 mL 锥形瓶中，摇匀，即得 3 个缓冲溶液。计算出各缓冲溶液的 pH 填入表中，用 pH 计进行测定。结果记录于表中。

锥形瓶编号	1	2	3
0.1 mol·$L^{-1}KH_2PO_4$ 溶液	45.00 mL	25.00 mL	5.00 mL
0.1 mol·$L^{-1}Na_2HPO_4$ 溶液	5.00 mL	25.00 mL	45.00 mL
pH 计算值			
pH 计测定值			

2. 溶液 pH 的[电位法]测定

(1) 用量筒量取 pH 为 6.86 的标准缓冲溶液 20 mL，置于洁净的小烧杯中，浸入玻璃电极和饱和甘汞电极，进行 pH 计的校正定位。

(2) 用量筒量取上述已配制好的 1、2、3 号缓冲溶液各 20 mL，分别置于洁净的小烧杯中，用已校正定位的 pH 计测定它们的 pH，记录测定结果。同计算结果比较，是否基本一致。

3. 缓冲溶液的性质

(1) 在上述装有 20 mL 已测 pH 的 2 号缓冲溶液的小烧杯中，滴加 5 滴 0.1 mol·L^{-1}HCl 溶液，混匀后，用 pH 计测量其 pH，记录测量结果。

(2) 用量筒量取 20 mL 2 号缓冲溶液，置于小烧杯中，滴加 5 滴 0.1 mol·L^{-1}NaOH 溶液，混匀，用 pH 计测量并记录其 pH。

(3) 用量筒量取 20 mL 2 号缓冲溶液，置于小烧杯中，加 20 mL 蒸馏水混匀，用 pH 计测量并记录其 pH。

实验三　酸碱标准溶液的配制与标定(酸碱滴定法)

一、实验目的

1. 掌握酸碱滴定法的基本原理；
2. 掌握酸碱标准溶液配制、浓度的标定和比较标定的方法；
3. 学习滴定分析中常用仪器的使用方法和滴定操作技术。

二、实验原理

常用的酸碱标准溶液是 HCl 溶液和 NaOH 溶液。由于浓 HCl 易于挥发，固体 NaOH 容易吸收空气中的水分和二氧化碳，因此 HCl 标准溶液和 NaOH 标准溶液只能用间接法配制，即先配制近似所需浓度的溶液，然后用一级标准物或另一已知准确浓度的标准溶液确定其准确浓度。

标定 HCl 溶液常用无水碳酸钠，标定反应为

$$Na_2CO_3 + 2HCl \longrightarrow 2NaCl + H_2O + CO_2\uparrow$$

计量点的 pH 为 3.9，可选用甲基橙(变色范围 pH 3.1～4.4)，甲基红(变色范围 pH 4.4～6.2)作指示剂。滴定时 CO_2 有干扰，临近终点时应将溶液煮沸，以减少 CO_2 的影响。

根据被滴定的 Na_2CO_3 的质量和所用 HCl 溶液体积，即可计算出 HCl 溶液的准确浓度。

NaOH 溶液的准确浓度可以用 HCl 标准溶液进行测定。HCl 和 NaOH 的滴定反应为

$$HCl + NaOH \longrightarrow NaCl + H_2O$$

用 HCl 标准溶液滴定 NaOH 溶液时，突跃范围 pH 约为 4～10，可选用甲基橙、甲基红、酚酞(变色范围 pH 8.0～9.6)作指示剂。根据酸碱溶液的体积和 HCl 溶液的准确浓度，可计算出 NaOH 溶液的准确浓度。

三、实验仪器和药品

台秤，量筒，试剂瓶(500 mL)，洗瓶，烧杯(50 mL)，移液管(25 mL)，酸式滴定管(50 mL)，碱式滴定管(50 mL)，锥形瓶(250 mL)，容量瓶(250 mL)

HCl(浓 A・R)，NaOH 固体(A・R)，无水 Na_2CO_3(A・R)，酚酞指示剂($2\ g \cdot L^{-1}$乙醇溶液)，甲基橙指示剂($2\ g \cdot L^{-1}$)

四、实验步骤

1. 酸碱标准溶液的配制

(1) $0.1\ mol \cdot L^{-1}$HCl 溶液的配制：用量筒量取 4.2 mL 浓盐酸，倒入试剂瓶中，加蒸馏水稀释至 500 mL，盖好瓶塞，摇匀，贴上标签备用。

(2) $0.1\ mol \cdot L^{-1}$NaOH 溶液的配制：用台秤称取固体 NaOH 2 g 于小烧杯中，加入约 40 mL蒸馏水溶解，倒入试剂瓶中，再加蒸馏水稀释至 500 mL，用橡皮塞塞上瓶口，摇匀，贴上标签备用。

2. 酸碱标准溶液浓度的标定

(1) HCl 标准溶液浓度的标定　用分析天平准确称取无水 $Na_2CO_3$1.3～1.4 g 置于小烧杯中，加蒸馏水 20～30 mL，用玻璃棒搅拌使其溶解，然后将溶液转移至 250 mL 容量瓶中，用少量蒸馏水洗涤烧杯数次，洗涤液一并倒入容量瓶中，用滴管小心加蒸馏水至刻度，充分摇匀。

取 25 mL 移液管，用上述 Na_2CO_3 溶液少许润洗 2～3 次，然后吸取 Na_2CO_3 溶液25.00 mL，放入锥形瓶中，加入甲基橙指示剂 1～2 滴，然后用酸式滴定管(水洗后，再用待标定的 HCl 溶液润洗)装入待标定的 HCl 溶液，调节液面至“0”刻度或“0”刻度附近后，滴定至溶液颜色由黄色变为橙色，即为终点，记录滴定时消耗的 HCl 溶液的体积。重复操作，至两次滴定消耗 HCl 标准溶液体积相差不超过 0.05 mL 为止，取其平均值，按下式计算 HCl 溶液的浓度。

$$c(HCl) = \frac{m(Na_2CO_3) \cdot V_2/V_1}{V(HCl) \cdot M\left(\frac{1}{2}Na_2CO_3\right)}$$

V_1 为配制的 Na_2CO_3 溶液体积(L),V_2 为滴定时吸取 Na_2CO_3 溶液的体积(L),$M(Na_2CO_3)$=105.99 g·mol^{-1},V(HCl)为滴定时消耗 HCl 溶液体积(L)

(2) NaOH 标准溶液浓度的标定　将洗净的碱式滴定管用待标定的 NaOH 溶液润洗 2～3 次,再将 NaOH 溶液装入滴定管中,排出气泡,调节液面至"0"刻度或"0"刻度附近,然后从酸式滴定管中放出标定好的 HCl 标准溶液 25.00 mL 于锥形瓶中,加酚酞指示剂 1～2 滴,用 NaOH 溶液滴定至溶液呈微红色,30 s 不褪即为终点。记录消耗 NaOH 溶液体积。重复操作,至二次滴定消耗标准溶液体积相差不超过 0.05 mL 为止,取平均值,按下式计算 NaOH 溶液浓度。

$$c(\mathrm{NaOH})=\frac{c(\mathrm{HCl})\cdot V(\mathrm{HCl})}{V(\mathrm{NaOH})}$$

五、思考题

1. 滴定管和移液管为什么要用待装液润洗 2～3 次?锥形瓶是否需润洗?

2. 下列各情况对实验结果有无影响?

(1) 滴定过程中,往锥形瓶中加少量水。

(2) 滴定速度太快,到达终点后立即读数。

(3) 滴定完毕后,滴定管尖嘴留有气泡。

(4) 标定 HCl 溶液用的无水 Na_2CO_3 固体存放不当吸收少量水分。

实验四　化学反应速率与活化能

一、实验目的

1. 验证浓度、温度、催化剂对化学反应速率影响的理论。

2. 测定碘化钾与过硫酸铵反应的平均反应速率,并计算一定温度下的反应速率常数、反应级数和反应的活化能。

二、实验原理

在水溶液中,过二硫酸铵与碘化钾发生如下反应:

$$(NH_4)_2S_2O_8+3KI = (NH_4)_2SO_4+K_2SO_4+KI_3$$

$$S_2O_8{}^{2-}+3I^- = 2SO_4{}^{2-}+I_3^- \tag{1}$$

该反应的反应速率 v 与反应浓度$[S_2O_8{}^{2-}]$和$[I^-]$之间的关系可近似地用下式表示:

$$v=-\frac{\Delta[S_2O_8{}^{2-}]}{\Delta t}=k[S_2O_8{}^{2-}]^m[I^-]^n$$

式中 v 是在一定条件下的瞬时速率。若$[S_2O_8{}^{2-}]$、$[I^-]$是起始浓度,则 v 表示起始速率。k 是反应速率常数,m、n 之和是反应的总级数。

实验测定的速率是在一段时间(Δt)内反应的平均速率,如果在 t 时间内 $S_2O_8{}^{2-}$ 浓度的改变量为 $\Delta[S_2O_8{}^{2-}]$,则平均速率为

$$\bar{v}=-\frac{\Delta[S_2O_8{}^{2-}]}{\Delta t}$$

为了测出一定时间 Δt 内过二硫酸铵浓度的改变量 $\Delta[S_2O_8{}^{2-}]$，在将 $S_2O_8{}^{2-}$ 与 I^- 混合的同时加入淀粉和定量的 Na_2SO_3。这样，在反应(1)进行的同时还进行如下反应：

$$2S_2O_3{}^{2-}+I_3^- \Longrightarrow S_4O_6{}^{2-}+3I^- \quad (2)$$

反应(2)能瞬时完成，而反应(1)则慢得多，由反应(1)生成的 I_3^- 立即与 $S_2O_3{}^{2-}$ 作用生成无色的 $S_4O_6{}^{2-}$ 和 I^-，所以反应开始时看不到碘与淀粉作用而显示出来的特有颜色。随反应的进行，当 $Na_2S_2O_3$ 耗尽时，反应(1)继续生成的微量碘立即与淀粉作用，使溶液由无色变为蓝色。

由反应式(1)和(2)可看出，$S_2O_8{}^{2-}$ 浓度减少的量总是等于 $S_2O_3{}^{2-}$ 减少量的一半，即

$$-\Delta[S_2O_8{}^{2-}]=-\frac{\Delta[S_2O_3{}^{2-}]}{2}=\frac{1}{2}[S_2O_3{}^{2-}]$$

由于在 Δt 时间内 $S_2O_3{}^{2-}$ 全部耗尽，所以 $\Delta[S_2O_3{}^{2-}]$ 实际上就是反应开始时 $Na_2S_2O_3$ 的浓度。在本实验中，每份混合溶液中 $Na_2S_2O_3$ 的起始浓度都是相同的，因而 $\Delta[S_2O_3{}^{2-}]$ 也是不变的。这样，只要记下从反应开始到溶液出现蓝色所需要的时间(Δt)，就可求算平均反应速率

$$\bar{v}=-\frac{\Delta[S_2O_8{}^{2-}]}{\Delta t}=\frac{[S_2O_3{}^{2-}]}{2\Delta t}$$

利用求得的反应速率即可计算出速率常数 k 和反应级数 m、n。

反应速率常数 k 与温度 T 之间的关系为

$$\lg k=-\frac{E_a}{2.303RT}+\lg A$$

测出不同温度(T)下的速率常数，以 $\lg k$ 对 $1/T$ 作图，可得到一条直线，直线的斜率为

$$斜率=-\frac{E_a}{2.303R}$$

根据上式利用直线的斜率可求出反应的活化能 E_a。

三、实验仪器和药品

电磁搅拌器，恒温水浴，秒表，温度计。

0.20 mol·L^{-1}$(NH_4)_2S_2O_8$ 溶液，0.20 mol·L^{-1}KI 溶液，0.010 mol·L^{-1}$Na_2S_2O_3$ 溶液，0.20 mol·L^{-1}KNO_3 溶液，0.20 mol·L^{-1}$(NH_4)_2SO_4$ 溶液，0.02 mol·L^{-1}$Cu(NO_3)_2$ 溶液，0.2%淀粉溶液，冰。

四、实验步骤

1. 浓度对反应速率的影响

在一定温度(或室温)下，按表中实验编号 1～5 的用量，将所需体积的 KI、淀粉、$Na_2S_2O_3$、KNO_3 或 $(NH_4)_2SO_4$ 溶液放入同一烧杯中混匀，在不断搅拌下将所需量的 $(NH_4)_2S_2O_8$ 溶液快速加入混合液中，同时启动秒表计时。当溶液刚出现蓝色时，立即停表，并记录反应温度。将实验结果填入表中，根据以上实验结果，计算反应级数和反应速率常数。

为了保证溶液离子强度和总体积维持不变，KI 和 $(NH_4)_2S_2O_8$ 的不足量用 KNO_3 和 $(NH_4)_2SO_4$ 补充。

2. 温度对反应速率的影响

按表中实验编号 6 的用量量取试剂，将盛有 $(NH_4)_2S_2O_8$ 溶液的烧杯和其余物质混合液的烧

杯一并置于冰水浴中冷却。当溶液温度下降至约为 0 ℃时，将其快速混合。启动秒表同时不断搅拌。当溶液刚出现蓝色时，立即停表，记录反应温度 T 和反应时间。

在高于室温约 10 ℃的条件下，测出 7 号实验的反应时间。根据 2(室温条件)、6、7 号实验数据。求出反应活化能。

如果室温低于 10 ℃，可以在室温、比室温高出 10 ℃和高出 20 ℃三种情况下测定其反应的活化能。为了减少实验误差，反应温度尽量控制在 30 ℃以下。

浓度、温度对反应速率的影响

实验编号		1	2	3	4	5	6	7
试剂用量/mL	KI	10	5	2.5	10	10	5	5
	淀粉	2	2	2	2	2	2	2
	$Na_2S_2O_3$	4	4	4	2	1	4	4
	KNO_3	0	5	7.5	0	0	5	5
	$(NH_4)_2SO_4$	0	0	0	7	10.5	0	0
	$(NH_4)_2S_2O_8$	10	10	10	5	2.5	10	10
起始浓度	KI							
	$(NH_4)_2S_2O_8$							
	$Na_2S_2O_3$							
反应温度 0 ℃								
反应时间 t/s								
反应速率 v								

3. 催化剂对反应速率的影响

室温下按表中实验编号 2 的用量量取 KI、淀粉、$Na_2S_2O_3$、$(NH_4)_2SO_4$ 溶液，将它们混合后再加入 2 滴 0.02 mol · $L^{-1}Cu(NO_3)_2$ 溶液，在不断搅拌下迅速加入$(NH_4)_2S_2O_8$ 溶液，计时。与 2 号实验结果比较，做出结论。

五、数据处理

1. 反应级数和反应速率常数的计算

由速率常数表达式　$v=k[S_2O_8{}^{2-}]^m[I^-]^n$ 得 $\lg v=m\lg[S_2O_8{}^{2-}]+n\lg[I^-]+\lg k$

同一温度下，固定$[I^-]$，改变$[S_2O_8{}^{2-}]$求出一系列反应速率，以 $\lg v$ 与 $\lg[S_2O_8{}^{2-}]$作图，得直线斜率即为 m；固定$[S_2O_8{}^{2-}]$，以 $\lg v$ 与 $\lg[I^-]$作图可得 n；将 m 和 n 代入速率方程式中即可求得反应速率常数 k。

实验编号	1	2	3	4	5
$\lg v$					
$\lg[S_2O_8{}^{2-}]$					
$\lg[I^-]$					
m					
n					
k					

2. 活化能的计算

根据 Arrhenius 方程式 $\lg k=-\frac{E_a}{2.303RT}+\lg A$，测定不同温度时的 k 值，以 $\lg k$ 对 $1/T$ 作图，求出直线斜率 $\left(-\frac{E_a}{2.303R}\right)$ 即可得到活化能 E_a。

实验编号	6	2	7
k			
$\lg k$			
$1/T$			
反应活化能 E_a			

六、思考题

1. 若不用 $S_2O_8^{2-}$ 而用 I^- 或 I_3^- 的浓度变化来表示反应速率，则反应速率常数是否相同？
2. 本实验中 $Na_2S_2O_3$ 的用量过多或过少，对实验结果有何影响？

实验五　配位滴定法测定自来水的总硬度

一、实验目的

1. 掌握 EDTA 标准溶液配制和标定方法。
2. 掌握水的硬度测定方法及计算。

二、实验原理

在制备去离子水或作锅炉用水时，常常需要测定水的硬度，本方法采用 pH＝10 时，以铬黑 T 作指示剂，用 EDTA 标准溶液滴定 Ca^{2+}、Mg^{2+} 的总量。EDTA 标准溶液常用乙二胺四乙酸的二钠盐[相对分子质量($EDTA\text{-}Na_2\cdot 2H_2O$)＝392.28]配制，它是白色结晶粉末，可以制成基准物质，但一般不直接用 EDTA 配制标准溶液，而是先配制成大致浓度的溶液，然后以 Zn、Bi、Pb、$CaCO_3$、ZnO、$MgSO_4\cdot H_2O$ 等为基准物标定其浓度。本实验以 ZnO 为基准物。滴定是在 pH＝10 的条件下进行的，铬黑 T 为指示剂，终点由紫红色变为纯蓝色。

反应如下：

滴定前：$M^{2+}+HIn^{2-}$(蓝)$=\!=\!=MIn^-$(酒红)$+H^+$

滴定过程中：$M^{2+}+H_2Y^{2-}=\!=\!=MY^{2-}+2H^+$

计量点时：MIn^-(酒红)$+H_2Y^{2-}=\!=\!=MY^{2-}+HIn^{2-}$(纯蓝)$+H^+$

天然水(包括自来水)中常含有各种可溶性的钙镁盐类，称为硬水。所谓硬度，是对水中钙镁的含量而言。测定水中钙盐和镁盐的总量称为水的总硬度测定。硬度的表示单位，各国使用标准不一，较通用的为德国硬度，1 德国硬度(10 DH)相当于 1 L 水中含 CaO 10 mg，或 CaO 浓度为 0.178 $mmol\cdot L^{-1}$。我国常以 $mg\cdot L^{-1}$ 表示水的硬度，1 度相当于 10 $mg\cdot L^{-1}$ CaO。一般认为

4～8 度为软水，16～30 度为硬水。

三、实验仪器和药品

分析天平，滴定管，EDTA，ZnO，盐酸，铬黑 T，$NH_3 \cdot H_2O - NH_4Cl$ (pH＝10)缓冲液，氨试液。

四、实验步骤

1. EDTA 标准溶液(0.05 $mol \cdot L^{-1}$)配制：取 EDTA－2Na·$2H_2O$ 约 9.5 g，加蒸馏水 500 mL使溶解，摇匀，贮存在硬质玻璃瓶或聚乙烯塑料瓶中。

2. EDTA 标准溶液(0.05 $mol \cdot L^{-1}$)的标定：精确称取已在 800 ℃灼烧至恒重的基准物 ZnO 约 0.12 g，加稀 HCl 2 mL，加蒸馏水 25 mL 和甲基红(0.025→100)的乙醇液 1 滴，滴加氨试液至溶液呈微黄色。$NH_3 \cdot H_2O - NH_4Cl$ 缓冲液(pH＝10)10 mL 和铬黑 T 指示剂 2 滴，用EDTA液(0.05 $mol \cdot L^{-1}$)滴定至溶液自紫红色转变为纯蓝色，即为终点，计算 EDTA 的准确浓度。

3. 量取水样 100 mL 置于锥形瓶中，加 $NH_3 \cdot H_2O - NH_4Cl$ 缓冲液(pH＝10.0)5 mL，铬黑 T 指示剂 2 滴，用 EDTA 标准液(0.01 $mol \cdot L^{-1}$，取上述 ETDA 溶液 50 mL，稀释至 250 mL)滴定至溶液由酒红色变为纯蓝色，即为终点。

当水的硬度较大时，pH＝10 会析出 $MgCO_3$，$CaCO_3$ 沉淀使溶液变浑。在这种情况下，滴定至终点时，常出现返回现象，使终点难以确定，滴定的重复性差，为了防止产生沉淀，可按以下步骤进行：

量取水样 100 mL 置于锥形瓶中，投入一小块刚果红试纸，用盐酸(6 $mol \cdot L^{-1}$)酸化至试纸变蓝色，振摇 2 min，然后如前所述加缓冲液和指示剂，用 EDTA 标准溶液(0.01 $mol \cdot L^{-1}$)滴定至终点，计算水的硬度。

五、思考题

1. 为什么在滴定时要加 $NH_3 \cdot H_2O - NH_4Cl$ 缓冲液？
2. 为什么最后一步操作可以防止溶液变浑？

实验六 常压蒸馏及沸点测定

一、实验目的

1. 学习常压蒸馏的原理、装置及操作方法。
2. 学习常量法和微量法测定有机化合物沸点。

二、实验原理

液体的分子由于分子运动会从表面逸出形成蒸气，蒸气中的分子也会返回到液体中。如把液体置于密闭容器中，液体分子不断逸出在上部空间形成蒸气，最后会使分子由液体中逸出和从蒸气中返回液体的速率相等，即达到动态平衡。此时液面上的蒸气压达到饱和，称为饱和蒸气压。实验证明，液体的饱和蒸气压只与温度有关，即液体在一定温度下具有一定的饱和蒸气压，它与体系中存在的液体和蒸气的绝对量无关。

将液体加热，它的饱和蒸气压随温度升高而增大，当它的饱和蒸气压和外界压力相等时，液体内大量蒸气成气泡逸出，即液体沸腾。这时的温度即为该液体在此外界压力下的沸点。因此，液体的沸点和外界压力大小有关。外界压力和蒸气压过去以汞柱高度（mmHg）表示，现在用帕（Pa）表示。它们之间的关系是：

$$1\ \text{mmHg}=133.322\ \text{Pa}$$

通常所说的液体的沸点都是指在一个大气压（1atm）即 760 mmHg 或 101.325 kPa 时液体的沸腾温度。例如，水的沸点为 100 ℃，即是指水在 1atm（760 mmHg）或 101.325 kPa 下，100 ℃时沸腾。

液体的沸点不仅与外界压力有关，而且与纯度有关。不纯物质的沸点取决于所含杂质的性质。若所含杂质是不挥发的，则溶液的沸点比纯物质的沸点略有提高（但在蒸馏时，实际上测量的不是溶液的沸点而是逸出蒸气与冷凝液平衡的温度，即是馏出液的沸点，不是瓶中溶液的沸点）。若杂质是挥发性的，则蒸馏时液体的沸点常会逐渐上升。还有一种特殊情况，由于两种（或多种）物质组成了共沸混合物，具有恒定的沸点。例如，95.6%的乙醇和 4.4%的水组成共沸混合物，沸点是 78.1 ℃。因此，具有恒定沸点的液体不一定都是纯的单一化合物。

将液体加热至沸腾，使液体变成蒸气，然后再使蒸气冷凝到另一容器中成为液体，这两种过程的联合操作称为蒸馏。蒸馏是提纯液态物质和分离液态混合物的一种十分重要的方法。在很久以前，我国劳动人民就将蒸馏法用于酿酒，16 世纪欧洲人也用蒸馏法来蒸馏酒精。通过蒸馏还可以测出化合物的沸点，对鉴定纯粹的有机化合物也具有一定的意义。

常压蒸馏装置主要由汽化、冷凝和接收三大部分组成。主要仪器有：蒸馏瓶、温度计、冷凝管、接收器等（图实 6-1 所示）。

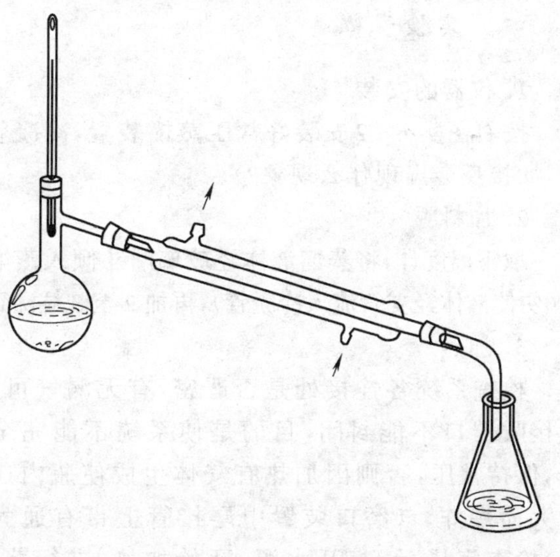

图实 6-1　非标准磨口仪器组装的蒸馏装置

要使蒸馏很好地进行，要注意以下几个点：①选定蒸馏瓶时，应使所盛液体占蒸馏瓶容积的 1/2 至 2/3 为宜。如果装入太多，当沸腾时，液体可能溢出或者液体飞沫被蒸气带出而混入馏出液中。如果液体量太少，在蒸馏结束时，相对地会有较多的残留物在瓶中蒸不出来；②冷凝管的选择应根据所蒸馏液体的沸点而定。在任何情况下，冷凝管应保证蒸气充分冷凝。在蒸馏沸点高于 130 ℃的物质时，不使用水冷凝管，因为温度骤然降落，会使冷凝管破裂。在此情况下，可使用空气冷凝管；③加热时可视液体沸点的高低而选用适当的热源。液体沸点在 80 ℃以下的易燃物质往往用水浴加热，200 ℃以下用油浴，也可用电热套；④加热前，要在蒸馏瓶中先加入几粒“沸石”以防止暴沸。因为液体在受热时，往往烧瓶底部液体首先受热达到或超过沸点的温度，但整个液体并未沸腾，当加热到一定时间后，往往会突然猛烈地沸腾起来，大量的蒸气带着液体向上冲，这就是所谓的“暴沸”。暴沸时，测得的沸点不准确，同时被蒸液体可能直接冲入冷凝管，而达不到蒸馏提纯的目的。沸石一般是表面疏松多孔、吸附有空气的陶瓷片，也可用玻璃毛细管。它们的作用原理是在液体中引入稳定的气化中心，使蒸馏平稳进行，防止暴沸。还要强调一点：在任何情况下，切忌将沸石加到已受热的液体中(为什么?)；⑤装置的安装一般从下到上，从左到右。首先，选好热源，根据热源仪器高度来确定烧瓶高度位置，将其用夹子固定在铁架上，在另一铁架上用铁夹夹住冷凝管的中上部，高度位置使冷凝管中心线与烧瓶支管中心线成一直线，然后连接起来。此时，要注意冷凝管不能太水平，要保证蒸出液馏出。就必须有一定角度。冷凝管末端接尾接管，尾接管末端接接收器。在蒸馏瓶口塞上插有温度计的塞子，调整温度计的位置，使水银球能完全为蒸气所围，这样，才能正确地测出蒸气的温度。通常水银球的上端应恰好位于蒸馏瓶支管的底边所在的水平线上(图实 6－2 所示)。近年来，多采用磨口配套玻璃仪器，避免了配塞打孔，而且磨口封闭好，既省时，又方便，只是价格贵一些。

三、实验仪器和药品

蒸馏装置，量筒，玻璃漏斗，铁架台，铁夹，烧杯，酒精灯，石棉网，铁环。

无水乙醇，50%乙醇，丙酮。

四、实验步骤

1. 仪器的安装

按右图实 6－2 安装好常压蒸馏装置，冷凝管下端的入水口接水源，出水口接水槽(不要接反，如接反会出现什么现象?)。

2. 加料

取下温度计，将蒸馏液体经玻璃漏斗倾入蒸馏瓶中(勿使液体经支管流入冷凝管)，再加 2 至 3 粒沸石。

3. 加热

检查系统各连接处是否严密，有无漏气可能。但接收器口不能封闭，目的是使系统不能完全密闭，保持常压，否则因加热有气体生成使瓶内压力增大而爆炸。(磨口装置中尾接管上带有通大气口)检查完毕后，打开水源，开始加热，进行蒸馏。在蒸馏瓶内的液体受热过程中，适当调节热源，以控制热源来调整蒸馏速度，一般控制在 1～2 滴/s。

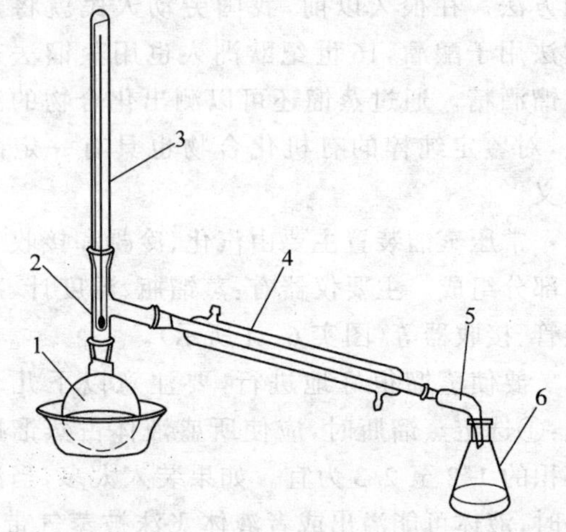

图实 6－2　常压蒸馏装置(磨口仪器)

1. 烧瓶　2. 蒸馏头　3. 磨口温度计
4. 冷凝管　5. 接引管　6. 接收器

4. 观察沸点和收集馏分

在进行蒸馏前，要准备两个接收器。因为到达被蒸液体的沸点之前，常常会有一些沸点较低的液体先蒸出，这部分馏液称为“前馏分”。随着前馏分的蒸出，温度逐渐上升并趋于稳定，这时蒸出的就是较纯的物质，应立即更换一个洁净、干燥并已称重的接收器。记下这部分液体开始馏出时和收集到最后一滴时的温度读数，即是该馏分的沸程(沸点范围)。每当一种馏分蒸完后，温度会突然下降，此时应立即停止加热。若继续升高加热温度，温度计数又会上升，这时蒸出的是又一高沸点液体。

应注意，在任何情况下（即使温度仍然恒定）都不能将液体蒸干，以免蒸馏瓶破裂或发生事故。

5. 结束蒸馏，拆除装置

蒸馏完毕，应停止加热，稍冷后停止通冷凝水。拆除仪器顺序与装配时相反。先取下温度计、放好，不能立即用冷水冲洗，以免炸裂，再依次取下接收器、接引管、冷凝管和烧瓶。

五、思考题

1. 什么叫沸点？沸点与大气压有何关系？

2. 什么叫蒸馏？通过蒸馏如何判断物质纯度？

实验七　熔点与混合熔点的测定

一、实验目的

1. 掌握有机化合物熔点的测定方法。

2. 了解用熔点测定法鉴别有机物纯度的方法。

二、实验原理

通常当结晶物质加热到一定的温度时，即从固态转变为液态，此时的温度可视为该物质的熔点。然而熔点的严格定义，应为固液两态在大气压力下成平衡时的温度。纯粹的固体有机化合物一般都有固定的熔点，即在一定压力下，固液两态之间的变化是非常敏锐的，从初熔到全熔（熔点范围称为熔程），温度不超过 0.5～1 ℃。如该物质含有杂质，则其熔点往往比纯物质为低，且熔程也较长。这对于鉴定纯粹的有机化合物来讲具有很大价值，同时根据熔程长短又可定性地看出该化合物的纯度。

如果在一定温度和压力下，将某物质的固液两相置于同一容器中，这时可能发生三种情况：固相迅速转化为液相（固体熔化）；液相迅速转化为固相（液体固化）；固相液相同时并存。为了决定在某一温度时哪一种情况占优势，我们可以从物质的蒸气压与温度的曲线图来理解。图实 7-1(a)表示固体的蒸气压随温度升高而增大的曲线。下图实 7-1(b)表示该液态物质的蒸气

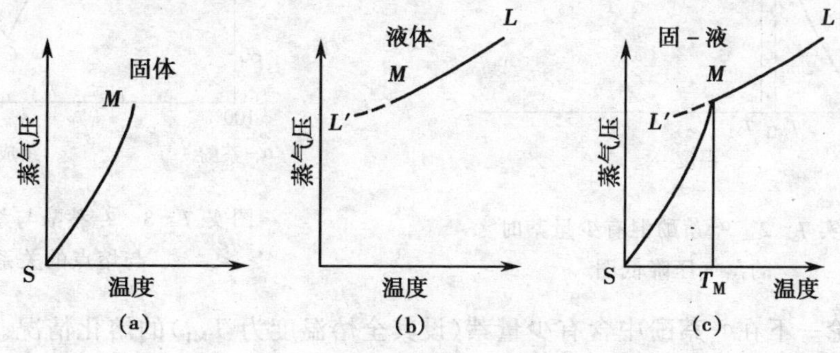

图实 7-1　物质的温度与蒸气压曲线图

压-温度曲线。如将曲线(a)和(b)加合，即得到图实 7-1(c)曲线。由于固相的蒸气压随温度变化的速率较相应的液相大，最后两曲线就相交，在交叉点 M 处(只能在此温度时)固液两相可同时并存，此时的温度 T_M 即为该物质的熔点。当温度高于 T_M 时，这时固相的蒸气压已较液相的蒸气压大，因而就可使所有的固相全部转变为液相；若低于 T_M 时，则由液相转变为固相；只有当温度为 T_M 时，固液两相的蒸气压才是一致的，此时固液两相方可同时并存。这就是纯粹晶体所以有固定和敏锐熔点的道理。一旦温度超过 T_M，甚至只有几分之一度时，如有足够的时间，固体就可全部转变为液体。所以要精确测定熔点，在接近熔点时加热速度一定要慢，温度的升高每分钟不能超过 1～2 ℃。只有这样，才能使整个熔化过程尽可能接近于两相平衡的条件。

当有杂质存在时(假定两者不成固熔体)，根据拉乌尔(Raoult)定律可知，在一定的压力和温度下，在溶剂中增加溶质的物质的量，导致溶剂蒸气分压降低(图 7-2 中 M_1L_1)，因此该化合物的熔点必较纯粹者为低。举例来说，纯粹的α-萘酚熔点为 95.5 ℃，在此温度时加入少量的萘(熔点 80 ℃)，萘溶解在熔化成液体的α-萘酚中，导致液相中α-萘酚的蒸气压下降，α-萘酚固液两相的平衡点破坏，固相迅速地转变为液相。只有温度下降才能使固液两相重新达到平衡。从图实 7-2 中可以看出，固体α-萘酚的蒸气压和萘-α-萘酚溶液中α-萘酚的蒸气压依它们各自的曲线下降，在 M_1 处相交，此时液相中α-萘酚的蒸气压才能与其纯粹固相的蒸气压一致。一旦温度超过 T_{M1}(全熔点)时，即全部转变为液相，因此它较纯粹的α-萘酚熔点为低。若将α-萘酚与萘以不同比例混合，测其熔点，可得一曲线(见图实 7-3，曲线上的 C 点为全熔点)。曲线 AC 表示在α-萘酚中逐渐加入萘，直至萘的摩尔分数为 0.605 时α-萘酚熔点的降低情况。曲线 BC 表示在萘中逐渐加入α-萘酚，直到α-萘酚的摩尔分数为 0.395 时萘熔点的降低情况。在曲线中的交叉点 C 为最低共熔点，这时的混合物能像纯粹物质一样在一定的温度时熔化。但要注意它不是一种化合物，因为在固体析出时可以从显微镜下观察到两个组成不同的晶体，所以它是一种均匀的机械混合物。

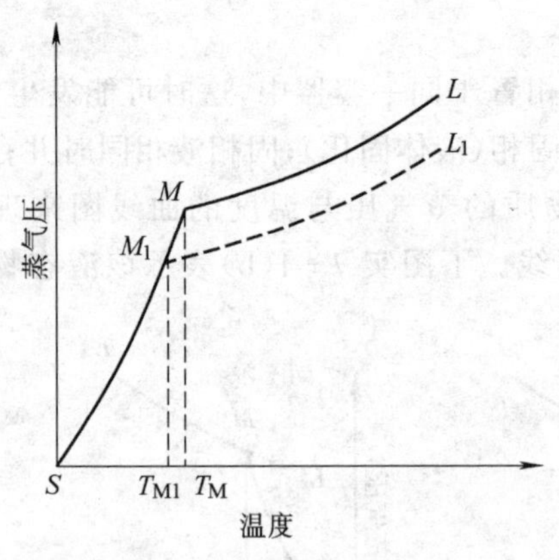

图实 7-2　α-萘酚混有少量萘时的蒸气压降低图

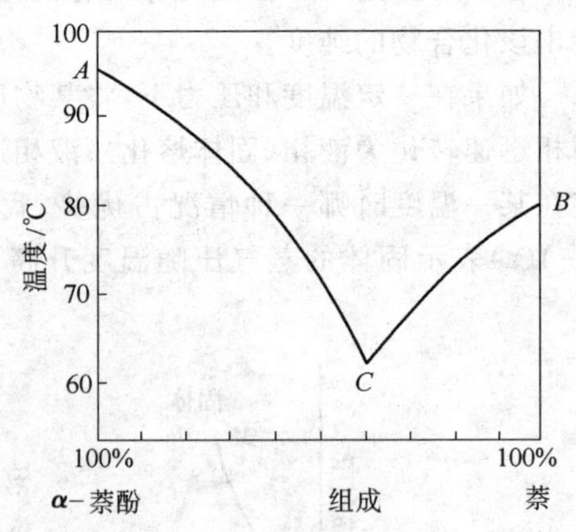

图实 7-3　α-萘酚与萘的摩尔组成与熔点的关系图

现在来讨论一下在α-萘酚中含有少量萘(设其全熔温度为 T_{M1})的熔化情况。当此混合物加热到 61 ℃时即开始熔化，固相中剩下纯粹的α-萘酚，在继续加热熔化过程中，因为纯粹α-萘酚的不断熔入，液相的组分不断在改变，使液相中杂质(萘)的浓度相对地变得更低了，故固液平衡所需的温度也要随着上升。当温度超过 T_{M1} 时即全部熔化。由此可知若有杂质存在，固液平衡时不是一个温度点，而是由 61 ℃至 T_{M1} 一段，其间固相和液相平衡时的相对量在改变。这说明了杂质的存在不但使初熔温度降低，还会使熔程变长。所以在测熔点时一定要记录初熔和全熔的温度。但是在实际测定熔点的过程中，如杂质的含量很少时会看不到真正的初熔过程，可能观察的熔程并不一定很长。

上面所述是测定含有杂质的有机化合物的熔点时最普遍的情况，因而通常将熔点相同的两物质混合后测定熔点，如无降低现象即认为两物质相同(至少测定三种比例，即 1∶9、1∶1 和 9∶1)。但有时(如形成新的化合物或固液体)两种溶点相同的不同物质混合后熔点并不降低或反而升高。虽然混合熔点的测定，由于有少数例外情况而不绝对可靠，但对于鉴定有机化合物仍有很大的实用价值。

三、实验仪器和药品

提勒管，温度计(200 ℃)，熔点毛细管，玻璃管，橡皮圈；

纯苯甲酸，未知纯样品，液体石蜡。

四、实验步骤

毛细管熔点测定法：

1. 样品的装入

首先取一根自制直径为 1～1.5 mm，长约 7 cm，一端封口的毛细管作为熔点管。

放少许待测熔点的干燥样品(约 0.1 g)于干净的表面皿上，用玻璃棒或不锈钢刮刀将它研成粉末并集成一堆。将熔点管开口端向下插入粉末中，然后把熔点管开口端向上，轻轻地在桌面上敲击，以使粉末落入和填紧管底。或者取一支长约 30～40 cm 的玻璃管，垂直于一干净的表面皿上，将熔点管从玻璃管上端自由落下，可更好地达到上述目的。为了要使管内装入高约 2～3 mm 紧密结实的样品，一般需如此重复数次。沾于管外的粉末需拭去，以免沾污加热溶液。要测得准确的熔点，样品一定要研得极细，装得密实，以便使热量的传导迅速、均匀。

2. 提勒(Thiele)管

又称 b 形管，见图实 7－4 所示。管口装有开口软木塞，温度计插入其中，刻度应面向木塞开口，其水银球位于 b 形管上下两叉管口之间，装好样品的熔点管，用橡皮圈固定在温度计上，使样品的部分置于水银球侧面中部[图 7－4(a)]。b 形管中装入浴液，高度达上叉管处即可[图实 7－4(b)]。在图示的部位加热，受热的浴液作沿管上升运动，从而使整个 b 形管中浴液呈对流循环，温度均匀。

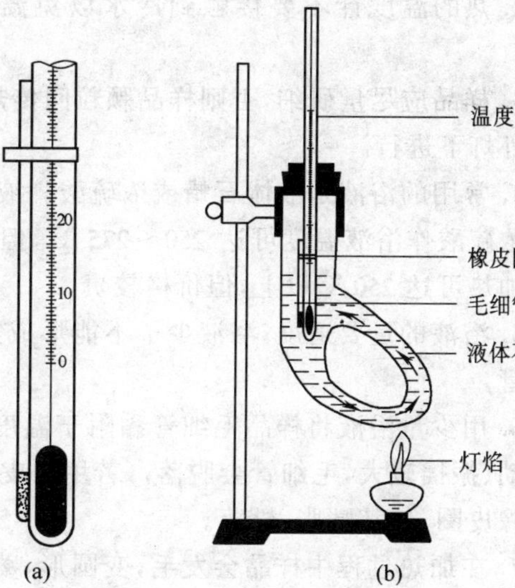

图实 7－4　熔点测定装置

3. 熔点的测定

将提勒管垂直夹于铁架台上，按前述方法装配完备，以液体石蜡作为加热液体。以小火在图示部分缓缓加热。开始时升温速度可以较快，到距离熔点 10～15 ℃时，调整火焰使每分钟上升约 1～2 ℃。愈接近熔点，升温速度应愈慢(掌握升温速度是准确测定熔点的关键)。这一方面是为了保证有充分的时间让热量由管外传至管内，以使固体熔化；另一方面因观察者不能同时观察温度计所示度数和样品的变化情况，只有缓慢加热，才能使此项误差减小。记下样品开始塌落并有液相(俗称出汗)产生时(初熔)和固体完全消失时(全熔)的温度计读数，即为该化合物的熔程。要注意，在初熔前是否有萎缩或软化，放出气体以及其他分解现象。例如，一物质在 120 ℃时开始萎缩，在 121 ℃时有液滴出现，在 122 ℃时全部液化，应记录如下：熔点121～122 ℃，120 ℃时萎缩。

熔点测定，至少要有两次重复的数据。每一次测定都必须用新的熔点管装样品，不能将已测过熔点的熔点管冷却，使其中的样品固化后再作第二次测定。

如果要测定未知物的熔点，应先对样品粗测一次。加热可以稍快，知道大致的熔点范围后，待浴温冷至熔点以下约 30 ℃左右，再取另一根装样的熔点管作精确的测定。

根据上述方法测定：①纯苯甲酸的熔点；②混合熔点的测定：两种物质熔点不同，则它们是不同物质，但两种物质熔点相同，并不一定是同种物质。可以进一步采用测定混合熔点的方法确定它们的异同。

由教师处领取一份纯的未知物样品，精确地测定其熔点，如此未知物与苯甲酸熔点一致，则取两者 1∶1 的混合物充分地混合研细，测其熔点。当此混合物熔点与纯苯甲酸熔点一致时，则可初步判断此未知物是苯甲酸，若不一致，则与苯甲酸熔点相同的未知物也不是苯甲酸。请根据此原理判断未知物是否是苯甲酸。

五、注意事项

1. 液体石蜡中不能滴进水滴。

2. 热的温度计不要接触到冷水以免温度计因骤冷而破裂。要待热浴冷却后，方可倒回瓶中。

3. 样品应尽量研细，否则样品颗粒间传热不好，使熔程变长。对于易吸水的样品，操作通常在红外灯下进行。

4. 常用的浴液是液体石蜡或浓硫酸。液体石蜡可加热到 200～220 ℃，温度过高容易气化冒烟。浓硫酸作浴液温度可达 250～275 ℃，但热的浓硫酸能引起严重灼伤，使用时需十分小心。硅油加热可达 250 ℃以上，但价格较贵。

5. 浴液的量要适度，浴液少了不能形成热流的循环，浴液多了则会在受热膨胀后淹没样品毛细管。

6. 用少量浴液将样品毛细管黏附于温度计上后，要小心缓慢地将温度计插入浴液并装好，若震动、振摇较大，毛细管会脱落。若用橡皮圈固定毛细管，应尽量套高些，以免浴液受热膨胀后接触橡皮圈，使其膨胀、松落。

7. 在加热过程中样品会发毛，变圆形，萎缩变形，这通常是熔融的前兆，此时务必注意控制好温度上升的速度。

8. 熔化的样品冷却后又凝成固体，再加热测得其熔点往往不准确了，这是由于样品分解及晶形变化等原因所致。所以一根装样的毛细管只能用一次。

六、思考题

1. 影响熔点测定的因素有哪些？如果有以下情况，测定结果将如何？

①熔点管壁太厚；②熔点管不洁净；③样品研得不细或装得不紧；④加热太快；⑤样品装得太多或太少。

2. 为什么样品毛细管底部应置于温度计水银球的中部？

3. 判断下列说法是否正确。

(1) 杂质存在会降低有机化合物的熔点。

(2) 对晶状有机物来说其熔程短，表示为纯的单一化合物。

(3) 若将化合物 A 加到化合物 X 中而不降低 X 的熔点，则 X 和 A 为同一物质。

(4) 若化合物 A 加入后使化合物 X 熔点降低，则 X 一定不是 A。

[附] 显微熔点测定法

显微镜下测熔点与毛细管法测熔点相比较，样品消耗很少，因而可以进行微量和半微量的测定。在显微镜下能精确观测物质受热的变化过程，如结晶水的失去，多晶体的变化及分解等。

显微熔点测定仪，见图实 7－5。通常在显微镜台上放一电热板，由电热丝加热，用温度计或热电偶测定温度。测定熔点时，先将玻璃载片洗净擦干，放在可移动的支持器内，将微量样品放在载片上，使位于电热板的中心空洞上，用一覆片盖住样品，放上桥玻璃和圆玻璃盖，调节镜头，使显微镜焦点对准样品，调节物镜，使视野下观察到清晰的晶体。开启加热器，用可调电阻调节

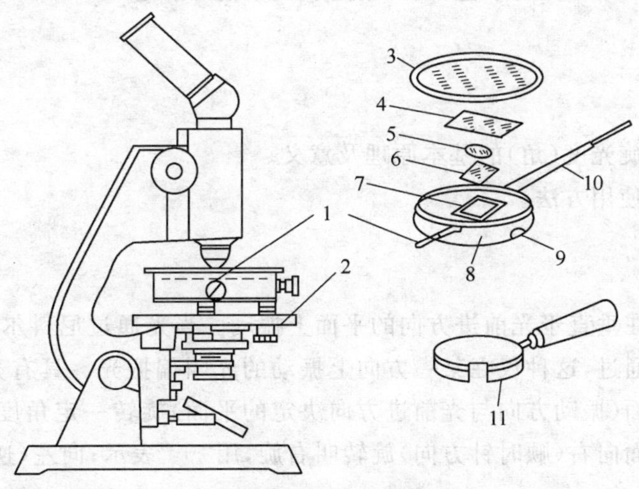

图实 7－5 微量熔点测定仪

1. 调节载片支持器的把手 2. 显微镜台 3. 有磨砂边的圆玻璃盖 4. 桥玻璃 5. 薄的覆片 6. 特残玻璃载片 7. 可移动的载片支持器 8. 中间有小孔的加热器 9. 与电阻连接的接头 10. 温度计 11. 冷却加热板的铝盖

加热速度，当温度接近样品的熔点时，控制温度上升的速率为1～2 ℃/min，当样品结晶的棱角开始变圆时，是熔点的开始，结晶形的完全消失是熔点的完成。如果样品不纯，就不会有一个敏锐的熔点，从初熔到全熔的过程能较清楚地观察到。较先进的显微熔点仪器能设定加温的上限和下限，对温度控制较方便。

测定熔点后，停止加热，稍冷，用镊子除去圆玻璃盖、桥玻璃及载片，将一厚铝盖放在加热板上加快冷却，而后清洗玻片以备后用，注意不要灼伤。

标准样品的熔点如下：

标准样品	熔点/℃	标准样品	熔点/℃
冰-水	0	苯甲酸	122.4
α-萘胺	50	尿素	132
二苯胺	53	二苯基羟基乙酸	151
对二氯苯	53	水杨酸	159
苯甲酸苄酯	71	对苯二酚	173～174
萘	80.5	3,5-二硝基苯甲酸	205
间二硝基苯	90	蒽	216
二苯乙二酮	95	酚酞	262～263
乙酰苯胺	114.3	蒽醌	286

实验八　旋光度的测定

一、实验目的

1. 了解测定物质旋光度(角)的基本原理及意义。
2. 掌握旋光仪的使用方法。

二、实验原理

普通光光波可以在垂直于光前进方向的平面上振动。当光通过尼科尔(Nicol)棱镜时，只有与晶轴平行振动的光通过，这种仅在某一方向上振动的光叫偏振光。具有光学活性的有机化合物能使偏振光振动平面(振动方向与光前进方向决定的平面)旋转一定角度，这个角度称为旋光度。使偏振光振动平面向右(顺时针方向)旋转叫右旋，用“+”表示；向左(逆时针方向)旋转叫左旋，用“-”表示。

测定旋光度的仪器叫旋光仪，一般实验室使用的是目测旋光仪，其基本构造及仪器外形见图实8-1和图实8-2。

在目测旋光仪中，起偏镜是一个固定不动的尼科尔棱镜，它使钠光源发出的光变成平面偏振光。平面偏振光垂直投射并通过半荫片(石英片制成)时，由于石英片具有旋光性，将偏振光振动

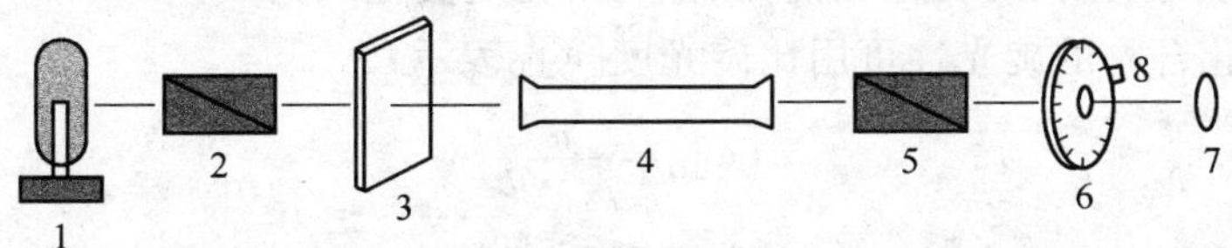

图实 8-1　旋光仪的基本构造

1. 钠光源　2. 起偏镜　3. 半荫片　4. 盛液管　5. 检偏镜　6. 刻度盘　7. 目镜　8. 固定游标

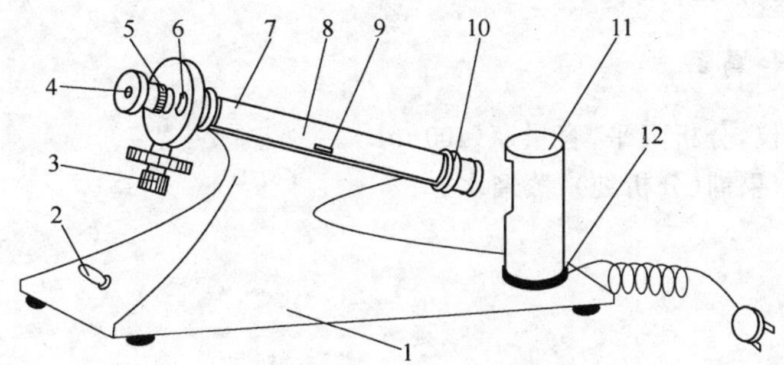

图实 8-2　旋光仪

1. 底座　2. 电源开关　3. 刻度盘转动手轮　4. 放大镜座　5. 视度调节螺旋　6. 度盘游标　7. 镜筒　8. 镜筒盖　9. 镜盖手柄　10. 镜盖连接圈　11. 灯罩　12. 灯座

方向旋转一个角度 Φ_1。在目镜前看起来，光波的振动方向如图实 8-3 所示，AA 是光经起偏镜后的振动方向，$A'A'$ 是经石英片将偏振光旋转一角度后的振动方向，Φ_1 角称小半暗角，Φ_2 角称大半暗角。当检偏镜的晶轴与通过石英片的光的偏振面平行时，通过目镜可以观察到图实 8-4(a) 所示（当中较暗，两旁明亮）；若检偏镜的晶轴与起偏镜的晶轴平行，在目镜中观察到图实 8-4(c)（当中明亮，两旁较暗），只有当检偏镜的晶轴处于大半暗角 Φ_2 的 1/2 时（或小半暗角 Φ_1 的 1/2 时）视场内明暗均匀，如图实 8-4(b) 所示。将 1/2 的大半暗角的位置（$\Phi_2/2$）作为零度，并使游标尺上的 0°线对准刻度盘 0°。

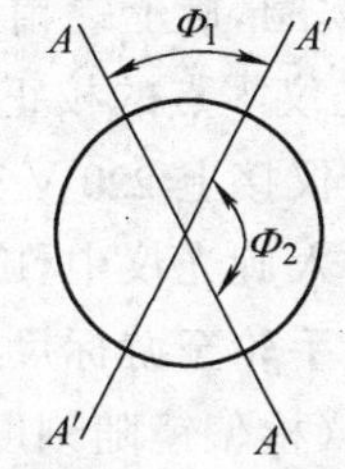

图实 8-3　光波的振动方向

在每次测定时，应调节视场内成为明暗相等的均匀视场。而检偏镜从 0°旋转至 180°，会出现较暗和较亮的两种均匀视场，应选较暗的均匀视场作为旋光仪零点和测定终点的判断标准，因为

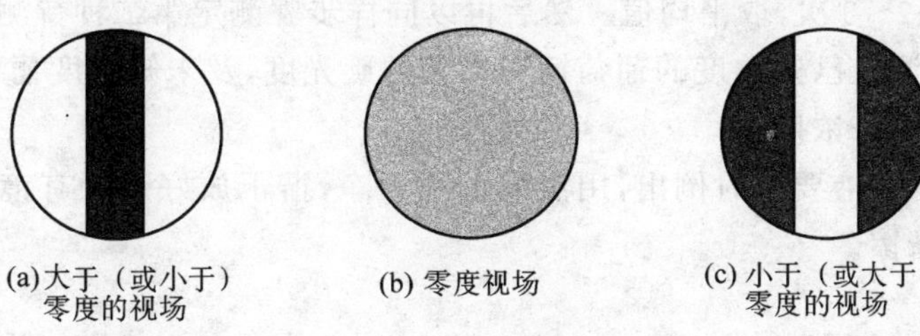

图实 8-4　三分视场变化

处于较暗的均匀视场时，稍微旋转检偏镜，三分视场亮度变化最灵敏。

一个光学活性化合物的旋光性可用比旋光度$[\alpha]^t_D$表示：

$$[\alpha]^t_D=\frac{\alpha}{\rho_B \cdot l}$$

式中，α为由旋光仪测得的旋光度；ρ_B 为溶液的质量浓度（$kg \cdot L^{-1}$）；l 为盛液管的长度（dm）；D为钠光谱中的 D 线（$\lambda=589$ nm）；t 为测定时的温度[1]。

比旋光度是旋光性物质的一个物理常数。测定旋光度和比旋光度，可以鉴别旋光性物质，检定旋光性物质的纯度和含量。

三、实验仪器和药品

WXG－4 型旋光仪，分析天平，容量瓶（100 mL）。

葡萄糖（分析纯），果糖（分析纯），蒸馏水。

四、实验步骤

1. 配制待测溶液

准确取 10～10.5 g 葡萄糖和果糖，在 100 mL 容量瓶中配成溶液。另配一未知浓度葡萄糖溶液。

2. 装待测液

测定管有 1 dm、2 dm、2.2 dm 等几种规格。选取适当测定管，洗净后用少量待测液洗涤2～3次，然后注入待测液，使液面在管口成一凸面，将玻璃盖沿管口边缘平推盖好，勿使管内留有气泡，装上橡皮圈，旋上螺帽至不漏水，将测定管擦净，备用。

3. 旋光仪零点的校正

将旋光仪接上 220 V 交流电源，开启电源开关，约 5 min 后钠光灯发光正常。将装满蒸馏水的测定管放入旋光仪中，旋转目镜上视度调节螺旋，直到三分视场界线变得清晰，达到聚焦为止。转动刻度盘手轮至游标尺上的 0°，观察三分视场亮度是否一致，如不一致说明零点有误差，转动刻度盘手轮（检偏镜随刻度盘一起转动），直到三分视场明暗程度一致（都很暗），记录刻度盘读数，重复 2～3 次，取平均值，该值为零点校正读数。

4. 旋光度的测定

将盛有待测样品的测定管放入镜筒，罩上镜筒盖，转动刻度盘手轮，使三分视场的明暗度一致，记录刻度盘上所示读数[2]，准确至小数点后两位。此读数与零点校正读数之间的差值即为该物质的旋光度。重复 2～3 次，取平均值。然后再以同样步骤测定第二种待测液。

本实验要求分别测定已知浓度的葡萄糖和果糖的旋光度，及未知浓度葡萄糖的旋光度，再分别计算其比旋光度和百分浓度。

测毕，测定管中的溶液要及时倒出，用蒸馏水洗干净，揩干放好。所有镜片均不能用手直接揩擦，应用柔软绒布揩擦。

五、注释

［1］ 旋光度与温度有关，当用钠光测定时，温度升高 1 ℃，大多数光学活性化合物的旋光度

约减少 0.3%。要求较高的测定需恒温在 20 ℃±2 ℃的条件下进行。

[2] 读数方法：刻度盘分两个半圆，分别标出 0°～180°，并有固定的游标分为 20 等分，等于刻度盘 19 等分。读数时先看游标的 0 落在刻度盘上的位置，记下整数值，再看游标尺与主盘上刻度画线重合之点，记下游标尺上的数值为小数点后的数值，可以读到两位小数。读数示意图如图实 8－5。

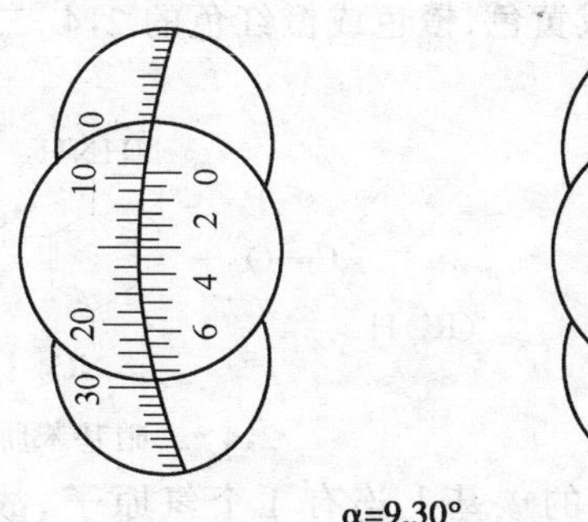

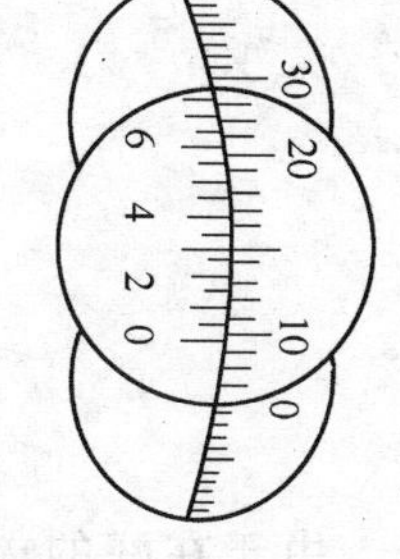

图实 8－5　读数示意图

六、思考题

1. 测定旋光性化合物的旋光度有何意义？

2. 旋光度α与比旋光度$[\alpha]_D^t$有何不同？

实验九　醇、酚、醛和酮的化学性质实验

一、实验目的

1. 加深对醇和酚类的主要化学性质的认识。

2. 加深对醛和酮主要相同的和不相同的化学性质的认识。

3. 了解临床检定丙酮（酮体的一种）的方法。

二、实验原理

1. 醇类因结构不同，其氧化产物也各不相同。伯醇和仲醇能被氧化生成相应的醛、酸或酮，叔醇一般不被氧化。

2. 不同类型的醇与氯化锌-盐酸（Lucas）试剂反应的速率不同，三级醇最快，二级醇次之，一级醇最慢，故可用来区别一、二、三级醇。含 3～6 个碳原子的醇可溶于氯化锌-HCl 溶液中，反应后由于生成不溶于试剂的卤代烷，故会出现混浊或分层，利用各种醇出现混浊或分层的速率不同可加以区别。含 6 个碳原子以上的醇类不溶于水，故不能用此法检验。

$$ROH + HCl \xrightarrow{ZnCl_2} RCl + H_2O$$

3. 具有 2 个相邻羟基的多元醇与新配制的氢氧化铜反应，使氢氧化铜沉淀消失形成深蓝色的溶液。因此可用此反应鉴别含有 2 个相邻羟基的多元醇。

4. 酚羟基上的氢能部分电离，故酚类具有弱酸性，能溶于 NaOH 溶液中，生成酚盐，同时酚羟基是直接与苯环相连接的，可增加邻、对位氢原子的活泼性而容易发生亲电取代反应。

酚类或含有酚羟基的化合物，能与三氯化铁发生各种特有的颜色反应，产生颜色的原因主要是生成复杂的配合物，但具有烯醇结构"—C═C—"（其中一个碳原子上连有 OH，另一个碳原子上连有 H）的化合物也有这个反应。

5. 醛和酮类化合物含有羰基，因此它们具有许多相似化学性质，如能与许多试剂如苯肼、

2,4-二硝基苯肼、羟氨、缩氨脲、亚硫酸氢钠等发生作用。醛和酮在酸性条件下能与2,4-二硝基苯肼作用,生成黄色、橙色或橙红色的2,4-二硝基苯腙沉淀。

$$\underset{(R')H}{\overset{R}{>}}C{=}O + \underset{\text{2,4-二硝基苯肼}}{C_6H_3(NO_2)_2NHNH_2} \longrightarrow \underset{\text{2,4-二硝基苯腙}}{C_6H_3(NO_2)_2NHN{=}C(R)H(R')} + H_2O$$

由于在醛的羰基上连有1个氢原子,故醛的化学性质较酮活泼,易被弱氧化剂氧化,醛能与托伦试剂和斐林试剂反应;能与品红亚硫酸试剂发生颜色反应,而酮不发生这些反应。

6. 丙酮在碱性溶液中能与亚硝酰铁氰化钠作用显红色,此反应用作检验丙酮的存在。

三、实验仪器和药品

试管,酒精灯,水浴锅,三脚架。

$KMnO_4$(5 g·L^{-1}),H_2SO_4(50 g·L^{-1},100 g·L^{-1}),95%酒精,液态苯酚,NaOH(50 g·L^{-1}),叔丁醇,仲丁醇,正丁醇,卢卡斯试剂,$CuSO_4$(100 g·L^{-1}),乙二醇,甘油,苯酚(10 g·L^{-1})水溶液,饱和β-萘酚溶液,$FeCl_3$(50 g·L^{-1})溶液,2.4-二硝基苯肼试液,乙醛,丙酮,$AgNO_3$(100 g·L^{-1}),14%氨水,稀硝酸(粗),含酮体的尿液,冰醋酸,10 g·L^{-1}的亚硝酰铁氰化钠,20 g·L^{-1}氨水,蓝石蕊试纸。

四、实验步骤

1. 乙醇(伯醇)的氧化作用

在一支中试管中,加入$KMnO_4$(5 g·L^{-1})溶液15滴和H_2SO_4(100 g·L^{-1})1~2 mL及95%乙醇5滴,充分混合后,把试管放在热水浴中加热,细心观察溶液颜色的改变。溶液变色表示氧化作用已发生,试嗅溶液的气味。

2. 醇与卢卡斯(Lucas)试剂的作用

在三支干燥小试管中,分别加入0.5 mL叔丁醇,仲丁醇和正丁醇(或乙醇),然后各加入2 mL卢卡斯试剂[1](最好保持在26~27 ℃),塞好管口(为什么?)振荡后静置,观察变化[2],记下变浑浊,出现两液分层的时间。

3. 多元醇与氢氧化铜的作用

在两支试管中加入5滴NaOH(50 g·L^{-1})溶液及2滴$CuSO_4$(100 g·L^{-1})溶液,配制成新鲜的氢氧化铜,然后分别加入乙二醇和甘油各5滴,振荡试管,观察现象。

4. 苯酚的酸性和酚钠与酸作用

放2滴液状苯酚于一小试管中,加水10滴,振摇后成乳浊液(说明苯酚难溶于水)。在此乳浊液中,滴入NaOH(50 g·L^{-1})溶液(约一滴)至溶液澄清为止(生成可溶于水的酚钠),然后在此澄清液中加入H_2SO_4(50 g·L^{-1})溶液(约1滴)至呈酸性,观察有何变化。

5. 酚类与三氯化铁的显色作用

取两支试管，一支试管中加入苯酚（10 g·L^{-1}）水溶液 8 滴，在另一支管中加入饱和 β-萘酚溶液 5 滴，然后分别在两试管中各加入 $FeCl_3$（50 g·L^{-1}）溶液 1～2 滴，充分振荡，观察两试管中所显颜色。

6. 醛、酮与 2,4-二硝基苯肼作用

取试管两支，各加入 2,4-二硝基苯肼 10 滴，分别加入乙醛、丙酮各 2 滴，摇匀，观察有无沉淀生成。

7. 醛与托伦试剂作用

托伦试剂的制备：在一支洁净的试管中加入 $AgNO_3$（100 g·L^{-1}）溶液 1 mL，NaOH（50 g·L^{-1}）溶液 1 滴，这时产生褐色的氧化银沉淀，在不断振摇下逐滴加入氨水（140 g·L^{-1}），直至褐色的氧化银沉淀刚好全部溶解为止（氨水不能加过量）。

取另外两支干净的试管，各加入以上制得的托伦试剂一半。

在第①管中加入乙醛溶液 5 滴，摇匀。

在第②管中加入丙酮液 5 滴，摇匀。

静置 2 min 后若无变化，可在温水中（约 50 ℃）放置 2 min，观察比较结果（银镜产生后即加入稀硝酸少许，使之溶解洗去，不要放置，避免产生一些爆炸性物质）。

8. 丙酮的检定

取试管两支，在第①管中加入患者澄清的尿液 5 mL，在第②管中加入蒸馏水 5 mL，作对照用。

在以上两支试管中分别加入冰醋酸 8 滴及新配制的亚硝酰铁氰化钠[$Na_2Fe(CN)_5NO$]（10 g·L^{-1}）水溶液 8 滴，混合好后，沿着试管壁慢慢加入氨水（140 g·L^{-1}）1～2 mL，如尿液中含有丙酮及丁酮酸等物质时，则在两层液体交接处显出紫红色环。而对照管（即第②管）不会有紫色环出现。

五、注释

[1] 卢卡斯试剂的配制如下：把 34 g 熔化过的无水氯化锌溶解在 23 mL 浓盐酸（相对密度 1.18）中。配制时，随加随搅动，同时冷却（最好用冰水），以防氯化氢逸出。最后得试剂约 35 mL。

[2] 叔丁醇立刻反应，溶液分两层；仲丁醇放置 2～5 min 后，仍不反应，需适当加热溶液分层；正丁醇经室温放置 1 h 仍无反应，必须加热才能促使反应。

六、思考题

1. α-萘酚与NaOH能否作用，为什么？

2. 如何鉴别下列各组物质？

(1) α-萘酚、甘油、苯酚

(2) 1-戊醇、2-戊醇、戊醛、3-戊酮

实验十　茶叶中咖啡碱的提取与纯化

一、实验目的

1. 学习从茶叶中提取咖啡因的基本原理和方法，了解咖啡因的一般性质。

2. 掌握用索氏提取器提取有机物的原理和方法。

3. 进一步熟悉萃取、蒸馏、升华等的基本操作。掌握升华法纯化固体物质的基本操作。

二、实验原理

茶叶中含有多种生物碱,主要是嘌呤类生物碱,如咖啡碱(又称咖啡因,含量:1%~5%)、茶碱等,它们在生物体内一般以有机酸盐的形式存在。另外,茶叶中还含有黄酮色素、叶绿素、单宁、蛋白质等成分。咖啡碱是一种弱酸碱性化合物,化学名称为1,3,7-三甲基-2,6-二氧嘌呤。含一分子结晶水的咖啡因是具有绢丝光泽的无色针状结晶,味苦,易溶于氯仿、二氯甲烷,可溶于水、丙酮和乙醇等溶剂中。升华是某些有很高蒸气压的固体物质在加热时不经液态而直接变成蒸气的过程。如果固体混合物具有不同的挥发性,则可利用升华进行提纯,升华可以得到比较纯的产品。在100 ℃时失去结晶水并开始升华,在178 ℃时快速升华为针状结晶。熔点为234.5 ℃。用乙醇从茶叶中提取咖啡因,在索氏提取器中连续萃取,然后蒸去溶剂,即得粗咖啡因,再利用升华法进一步纯化。

三、实验仪器和药品

索氏提取器,台秤,玻璃漏斗,蒸发皿,250 mL烧杯,100 mL量筒,水浴锅,酒精灯,表面皿,刮刀;

干茶叶,乙醇,石灰粉。

四、实验步骤

1. 回流萃取(图实10-1)

称取10 g茶叶末置于索氏提取器的滤纸筒中,在圆底烧瓶中加入200 mL乙醇。水浴加热,连续回流提取,至萃取液颜色较浅为止(约2至3 h)。待浸泡茶叶的冷凝液刚刚从虹吸管下去即停止加热。

2. 回收溶剂和浓缩

拆去水浴,待烧瓶冷却后,关闭冷凝水,取下回流冷凝管。取出滤纸筒,再安装回流冷凝管,水浴加热蒸馏。当蒸馏出的乙醇量快要达到虹吸管高度时暂停加热,拆去水浴,待无乙醇下滴后,取下冷凝管和提取器,由虹吸管放出乙醇于回收瓶中。重新安装装置。重复上面操作。当绝大多数乙醇回收后,停止加热。烧瓶中的残液为浓缩的粗咖啡因。

3. 焙炒

把浓缩液趁热倒入蒸发皿中,加入3至4 g石灰粉,搅拌成浆状,在蒸汽浴上蒸干。并不断搅拌,保持粉状,然后移至石棉网上用酒精灯小火加热、焙炒片刻,使水分全部除去。冷却后,擦去沾在蒸发皿边上的粉末,以免在升华纯化时污染产品。

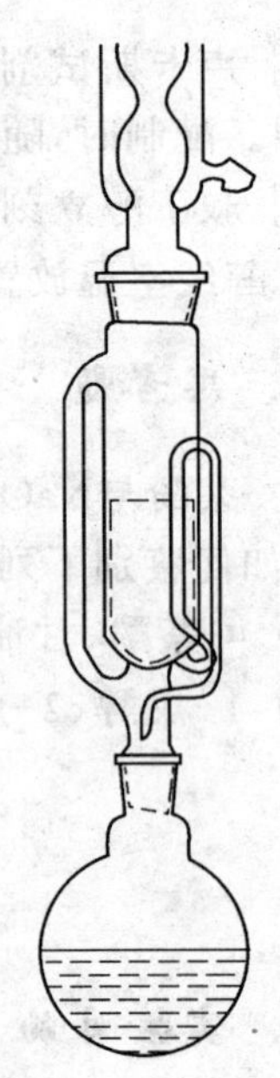

图实10-1 索氏提取器

4. 升华精制

在蒸发皿上盖一张刺有许多小孔(并且孔刺向上)的滤纸,再罩上一个玻璃漏斗，漏斗颈部应塞一团疏松的棉花，隔石棉网用酒精灯小火加热，逐渐升温升华。咖啡因蒸气通过滤纸孔，在漏斗内壁上冷凝为固体。当滤纸上出现白色针状结晶时，暂停加热，冷却至 100 ℃左右，小心揭开漏斗回收所有的咖啡因。称量，测熔点。

五、思考题

1. 使用索氏提取器应注意些什么？

2. 在升华操作时应注意些什么？

实验十一　阿司匹林的制备

一、实验目的

1. 通过阿司匹林的制备了解有机合成的基本方法。

2. 掌握固体有机物的纯化方法——混合溶剂重结晶法。

二、实验原理

乙酰水杨酸又称阿司匹林，是常见的解热镇痛药物。常用的制备方法是在浓硫酸的催化下将水杨酸与乙酐（过量约 1 倍）作用，使水杨酸分子中的酚羟基上的氢原子被乙酰基取代而生成乙酰水杨酸。乙酐在反应中既作为酰化剂又作为反应溶剂。反应完成后，加水把乙酐分解成水溶性的乙酸，就可得到粗品阿司匹林结晶。反应式为

$$C_6H_4(OH)COOH + (CH_3CO)_2O \xrightarrow[60\sim85\ ℃]{浓\ H_2SO_4} C_6H_4(OCOCH_3)COOH + CH_3COOH$$

这样得到的粗制阿司匹林，必须经过纯化处理。常用的纯化方法是重结晶法。其原理是选择适当的溶剂，利用混合物中各组分在不同温度下溶解度的差异，以分离杂质，达到纯化的目的。

重结晶的一般做法是先将粗制品溶于适当的溶剂中制成饱和溶液，趁热过滤除去不溶性杂质（必要时需脱色），再将滤液冷却或蒸发，使结晶慢慢析出，而杂质留在母液中，减压过滤，即得精制品。重结晶效果好坏，取决于样品的纯度和溶剂的选择，常需进行几次，才得纯品。

在重结晶时，所选择的理想溶剂必须具备下列条件：

1. 不与被提取物质发生化学反应。

2. 被提取物应热时易溶，冷时难溶或不溶。

3. 杂质不溶或溶解度很大，不随结晶一道析出。

4. 容易挥发，易与结晶分离除去。

本实验采用乙醇-水混合溶剂重结晶的方法[1]除去阿司匹林粗品中所含的杂质（未反应的水杨酸）。

三、实验仪器和药品

大试管，50 mL、250 mL烧杯，温度计，10 mL、50 mL量筒，布氏漏斗，抽滤瓶，水泵，表面皿，玻璃棒，滤纸。

水杨酸，乙酐，浓硫酸，95%乙醇溶液，1%三氯化铁溶液。

四、实验步骤

1. 制备

取干燥50 mL小烧杯（或大试管一支），加入水杨酸3 g和乙酐6 mL，再加入浓硫酸8滴。于60～70 ℃的水浴中[2]振摇使水杨酸溶解，再在此温度下继续加热10 min并不断振摇。取出烧杯冷却至室温。将产品转移到盛有30 mL水的烧杯中，再量30 mL水分3～4次洗涤烧杯。洗涤液均倒入烧杯中。搅拌后将烧杯放在冷水中冷却，以加快结晶速度。待结晶完全析出后，减压过滤。用少量冷水洗涤结晶1～2次，抽干，即得乙酰水杨酸粗品。

2. 产品精制

将抽干的乙酰水杨酸的粗品移入一个干净的烧杯中，加65%乙醇10～15 mL，水浴加热使其溶解（必要时趁热过滤）[3]。然后加40 mL温水（50～60 ℃）。若析出沉淀，则加热至沉淀溶解。将得到的溶液静置冷却，冰浴结晶。结晶完全后，减压过滤，用少量蒸馏水洗涤结晶2～3次，抽干。检查纯度。干燥[4]，称重并计算产率[5]。

3. 纯度检验

取少量样品，用10滴95%乙醇溶解，加1%三氯化铁溶液1～2滴。观察颜色变化。如产生紫红色则说明样品不纯；没有颜色变化说明样品较纯。

五、注释

［1］所谓混合溶剂，就是把对被提纯物质溶解度很大和溶解度很小的而又能互溶的两种溶剂（例如，水和乙醇）混合起来。用混合溶剂重结晶时，先将待纯化的物质溶解于热的良溶剂中。若有不溶物则趁热过滤；如有色则加活性炭脱色后趁热过滤。于此热溶液中小心加入热的不良溶剂，直至所呈现的浑浊不消失为止。再稍加热使溶液透明，最后将混合物冷却，使结晶自溶液中析出。

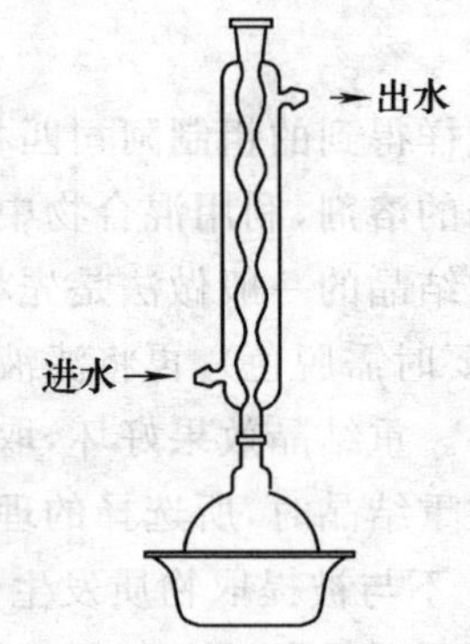

图实11－1　回流装置图

［2］反应温度不宜过高，否则将有副反应发生。例如，生成水杨酰水杨酸。

［3］加热至沸仍有不溶物或溶液浑浊，则要过滤。过滤前，滤纸先用热乙醇湿润。

［4］干燥方法有多种，可置于空气中风干；红外灯下烤干；置于表面皿中于沸水浴上烘干。

［5］该实验中乙酐是过量的，故以水杨酸为标准计算理论产量。

3 g水杨酸＝0.022 mol水杨酸

理论产量＝0.022×180.2＝3.9 g

$$产率=\frac{实际产量}{理论产量}\times 100\%$$

六、思考题

1. 反应容器为什么要干燥无水？有水存在时，对合成反应有什么影响？
2. 何谓酰化反应？常用的酰化剂有哪些？
3. 减压过滤时应注意些什么？

附　　录

附录一　中华人民共和国法定计量单位

中华人民共和国的法定计量单位(以下简称法定单位)包括：

(1) 国际单位制的基本单位：

(2) 国际单位制中包括辅助单位在内的具有专门名称的导出单位；

(3) 国家选定的非国际单位制单位；

(4) 由以上单位构成的组合形式的单位；

(5) 由词头和以上单位所构成的十进倍数和分数单位。

表 1　国际单位制的基本单位

量的名称	单位的名称	单位符号
长　度	米	m
质　量	千克(公斤)	kg
时　间	秒	s
电　流	安[培]	A
热力学温度	开[尔文]	K
物质的量	摩[尔]	mol
发光强度	坎[德拉]	cd

表 2　国际单位制中包括辅助单位在内的具有专门名称的导出单位

量的名称	单位名称	单位符号	其他表示示例
[平面]角	弧度	Rad	l
立体角	球面度	Sr	l
频率	赫[兹]	Hz	s^{-1}
力	牛[顿]	N	$kg \cdot m \cdot s^{-2}$
压力，压强，应力	帕[斯卡]	Pa	$N \cdot m^{-2}$
能[量]，功，热量	焦[耳]	J	$N \cdot m$
功率，辐[射能]通量	瓦[特]	W	J/s
电荷[量]	库[仑]	C	$A \cdot s$
电压，电动势，电位[电势]	伏[特]	V	W/A
电容	法[拉]	F	C/V

续表

量的名称	单位名称	单位符号	其他表示示例
电阻	欧[姆]	Ω	V/A
电导	西[门子]	S	Ω^{-1}
磁通[量]	韦[伯]	Wb	V·s
磁通[量]密度,磁感应强度	特[拉斯]	T	Wb/m^2
电感	亨[利]	H	Wb/A
摄氏温度	摄氏度	℃	
光通量	流[明]	lm	cd·sr
[光]照度	勒[克斯]	lx	$lm\cdot m^2$
[放射性]活度	贝可[勒尔]	Bq	s^{-1}
吸收剂量,比授[予]能,比势动能	戈[瑞]	Gy	J/kg
剂量当量	希[沃特]	Sv	J/kg

表 3　国家选定的非国际单位制单位

量的名称	单位名称	单位符号	换算关系和说明
时间	分	min	1 min＝60 s
	[小]时	h	1 h＝60 min＝3 600 s
	日,(天)	d	1 d＝24 h＝86 400 s
[平面]角	度	°	$1°=60'=(\pi/180)$ rad
	[角]分	′	$1'=60''=(\pi/10\ 800)$ rad
	[角]秒	″	$1''=(\pi/648\ 000)$ rad(π 为圆周率)
体积	升	L,(l)	$1\ L=1\ dm^3=10^{-3}m^3$
质量	吨	t	$1\ t=10^3\ kg$
	原子质量单位	u	$1\ u\approx1.660\ 540\times10^{-27}\ kg$
转速	转每分	r/min	$1\ r/min=(1/60)\ s^{-1}$
长度	海里	n mile	1 n mile＝1 852 m(只用于航程)
速度	节	kn	1 kn＝1 n mile/h ＝(1 852/3 600)m/s(只用于航行)
能	电子伏	eV	$1\ eV\approx1.602\ 18\times10^{-19}J$
级差	分贝	dB	
线密度	特[克斯]	tex	$1\ tex=10^{-6}kg/m$
面积	公顷	hm^2	$1\ hm^2=10^4\ m^2$

表4　用于构成十进倍数和分数单位的词头

所表示的因数	词头名称		词头符号
	英文	中文	
10^{24}	yotta	尧[它]	Y
10^{21}	zetta	泽[它]	Z
10^{18}	exa	艾[可萨]	E
10^{15}	peta	拍[它]	P
10^{12}	tera	太[拉]	T
10^{9}	giga	吉[咖]	G
10^{6}	mega	兆	M
10^{3}	kilo	千	k
10^{2}	hecto	百	h
10^{1}	deca	十	da
10^{-1}	deci	分	d
10^{-2}	centi	厘	c
10^{-3}	milli	毫	m
10^{-6}	micro	微	μ
10^{-9}	nano	纳[诺]	n
10^{-12}	pico	皮[可]	p
10^{-15}	femto	飞[母托]	f
10^{-18}	atto	阿[托]	a
10^{-21}	zepto	仄[普托]	z
10^{-24}	yocto	幺[科托]	y

附录二　国际原子量表(1997年)

原子序数	元素	符号	拉丁文名	原子量
1	氢	H	hydrogenium	1.007 94(7)
2	氦	He	helium	4.002 602(2)
3	锂	Li	lithium	6.941(2)
4	铍	Be	beryllium	9.012 182(3)
5	硼	B	borium	10.811(7)
6	碳	C	carbonium	12.010 7(8)
7	氮	N	nitrogenium	14.006 74(7)
8	氧	O	oxygenium	15.999 4(3)
9	氟	F	fluorum	18.998 403 2(5)

续表

原子序数	元素	符号	拉丁文名	原子量
10	氖	Ne	neonum	20.179 7(6)
11	钠	Na	natrium	22.989 770(2)
12	镁	Mg	magnesium	24.305 0(6)
13	铝	Al	aluminium	26.981 538(2)
14	硅	Si	silicium	28.085 5(3)
15	磷	P	phosphorum	30.973 761(2)
16	硫	S	sulphur	32.066(6)
17	氯	Cl	chlorum	35.452 7(9)
18	氩	Ar	argonium	39.948(1)
19	钾	K	kalium	39.098 3(1)
20	钙	Ca	calcium	40.078(4)
21	钪	Sc	scandium	44.955 910(8)
22	钛	Ti	titanium	47.867(1)
23	钒	V	vanadium	50.941 5(1)
24	铬	Cr	chromium	51.996 1(6)
25	锰	Mn	manganum	54.938 049(9)
26	铁	Fe	ferrum	55.845(2)
27	钴	Co	cobaltum	58.933 20(1)
28	镍	Ni	niccolum	58.693 4(2)
29	铜	Cu	cuprum	63.546(3)
30	锌	Zn	zincum	65.39(2)
31	镓	Ga	gallium	69.723(1)
32	锗	Ge	germanium	72.61(2)
33	砷	As	arsenium	74.921 60(2)
34	硒	Se	selenium	78.96(3)
35	溴	Br	bromium	79.904(1)
36	氪	Kr	kryptonum	83.80(1)
37	铷	Rb	rubidium	85.467 8(3)
38	锶	Sr	strontium	87.62(1)
39	钇	Y	yttrium	88.905 85(2)
40	锆	Zr	zirconium	91.224(2)
41	铌	Nb	niobium	92.906 38(2)
42	钼	Mo	molybdanium	95.94(1)
43	锝	Tc	technetium	(97.99)
44	钌	Ru	ruthenium	101.07(2)

续表

原子序数	元素	符号	拉丁文名	原子量
45	铑	Rh	rhodium	102.905 50(2)
46	钯	Pd	palladium	106.42(1)
47	银	Ag	argentum	107.868 2(2)
48	镉	Cd	cadmium	112.411(8)
49	铟	In	indium	114.818(3)
50	锡	Sn	stannum	118.710(7)
51	锑	Sb	stibium	121.760(1)
52	碲	Te	tellurium	127.60(3)
53	碘	I	iodium	126.904 47(3)
54	氙	Xe	xenonum	131.29(2)
55	铯	Cs	caesium	132.905 45(2)
56	钡	Ba	barium	137.327(7)
57	镧	La	lanthanum	138.905 5(2)
58	铈	Ce	cerium	140.116(1)
59	镨	Pr	praseodymium	140.907 65(3)
60	钕	Nd	neodymium	144.24(3)
61	钷	Pm	promethium	(147)
62	钐	Sm	samarium	150.36(3)
63	铕	Eu	europium	151.964(1)
64	钆	Gd	gadolinium	157.25(3)
65	铽	Tb	terbium	158.925 34(2)
66	镝	Dy	dysprosium	162.50(3)
67	钬	Ho	holmium	164.930 32(2)
68	铒	Er	erbium	167.26(3)
69	铥	Tm	thulium	168.934 21(2)
70	镱	Yb	ytterbium	173.04(3)
71	镥	Lu	lutecium	174.967(1)
72	铪	Hf	hafnium	178.49(2)
73	钽	Ta	tantalum	180.947 9(1)
74	钨	W	wolfram	183.84(1)
75	铼	Re	rhenium	186.207(1)
76	锇	Os	osmium	190.23(3)
77	铱	Ir	iridium	192.217(3)
78	铂	Pt	platinum	195.078(2)
79	金	Au	aurum	196.966 55(2)
80	汞	Hg	hydrargyrum	200.59(2)

续表

原子序数	元素	符号	拉丁文名	原子量
81	铊	Tl	thallium	204.383 3(2)
82	铅	Pb	plumbum	207.2(1)
83	铋	Bi	bismuthum	208.980 38(2)
84	钋	Po	polonium	(209,210)
85	砹	At	astatiu	(210)
86	氡	Rn	radon	(222)
87	钫	Fr	francium	(223)
88	镭	Ra	radium	(226)
89	锕	Ac	actinium	(227)
90	钍	Th	thorium	232.038 1(1)
91	镤	Pa	protactinium	231.035 88(2)
92	铀	U	uranium	238.028 9(1)
93	镎	Np	neptunium	(237)
94	钚	Pu	plutonium	(239,244)
95	镅	Am	americium	(243)
96	锔	Cm	curium	(247)
97	锫	Bk	berkelium	(247)
98	锎	Cf	californium	(251)
99	锿	Es	einsteinium	(252)
100	镄	Fm	fermium	(257)
101	钔	Md	mendelevium	(258)
102	锘	No	nobelium	(259)
103	铹	Lr	lawrencium	(260)
104		Rf	rutherfordium	(261)
105		Db	dubnium	(262)
106		Sg	seaborgium	(263)
107		Bh	bohrium	(262)
108		Hs	hassium	(265)
109		Mt	meitnerium	(266)

附录三　希腊字母表

正体		斜体		读音	
大写	小写	大写	小写	国际音标注音	汉字注音
Α	α	*Α*	*α*	[ˈælfə]	阿尔法
Β	β	*Β*	*β*	[biːtə, ˈbeitə]	贝塔
Γ	γ	*Γ*	*γ*	[ˈgæmə]	伽马
Δ	δ	*Δ*	*δ*	[ˈdeltə]	德尔塔
Ε	ε	*Ε*	*ε*	{epˈsailən, ˈepsilən}	伊普西隆
Ζ	ζ	*Ζ*	*ζ*	[ˈziːtə]	戴塔
Η	η	*Η*	*η*	[ˈiːtə, ˈeitə]	艾塔
Θ	θ	*Θ*	*θ*	[ˈθiːtə]	西塔
Ι	ι	*Ι*	*ι*	[aiˈoutə]	约塔
Κ	κ	*Κ*	*κ*	[ˈkæpə]	卡帕
Λ	λ	*Λ*	*λ*	[ˈlæmdə]	拉姆达
Μ	μ	*Μ*	*μ*	[mjuː]	米尤
Ν	ν	*Ν*	*ν*	[njuː]	纽
Ξ	ξ	*Ξ*	*ξ*	[gzai, ksai, zai]	克西
Ο	ο	*Ο*	*ο*	[ouˈmaikrən]	奥密克戎
Π	π	*Π*	*π*	[pai]	派
Ρ	ρ	*Ρ*	*ρ*	[rou]	柔
Σ	σ	*Σ*	*σ*	[ˈsigmə]	西格马
Τ	τ	*Τ*	*τ*	[tau]	陶
Υ	υ	*Υ*	*υ*	[juːpˈsailən, ˈjuːpsilən]	宇普西隆
Φ	ϕ	*Φ*	*ϕ*	[fai]	斐
Χ	χ	*Χ*	*χ*	[kai]	喜
Ψ	ψ	*Ψ*	*ψ*	[psi]	谱西
Ω	ω	*Ω*	*ω*	[ˈoumigə]	奥米伽

附录四　弱电解质在水中的解离常数

酸化合物	温度/℃	分步	pK_a	酸化合物	温度/℃	分步	pK_a
砷酸	25	1	2.26	硫酸	25	2	1.99
	25	2	6.76	亚硫酸	25	1	1.85
	25	3	11.29		25	2	7.2
亚砷酸	25		9.29	铵离子	25	—	9.25
硼酸	20	1	9.27	甲酸	20	1	3.75
碳酸	25	1	6.35	乙(醋)酸	25	1	4.76
	25	2	10.33	丙酸	25	1	4.86
铬酸	25	1	0.74	一氯乙酸	25	1	2.85
	25	2	6.49	草酸	25	1	1.23
氢氟酸	25	—	3.20		25	2	4.19
氢氰酸	25	—	9.21	柠檬酸	20	1	3.14
氢硫酸	25	1	7.05		20	2	4.77
	25	2	11.95		20	3	6.39
过氧化氢	25	—	11.62	巴比土酸	25	1	4.01
次溴酸	25	—	8.55	甲胺盐酸盐	25	1	10.63
次氯酸	25	—	7.40	二甲胺盐酸盐	25	1	10.68
次碘酸	25	—	10.5	乳酸	25	1	3.86
碘酸	25	—	0.78	乙胺盐酸盐	25	1	10.70
亚硝酸	25	—	3.25	苯甲酸	25	1	4.19
高碘酸	25	—	1.64	苯酚	20	1	9.89
磷酸	25	1	2.16	邻苯二甲酸	25	1	2.89
	25	2	7.21		25	2	5.51
	25	3	12.32	tris - HCl	37	1	7.85
正硅酸	30	1	9.9	氯基乙酸盐酸盐	25	1	2.35
	30	2	11.80		25	2	9.78
	30	3	12.0				

本表数据主要录自 Robert C，Weast. CRC Handbook of Chemistry and Physics. 80th ed. 1999—2000.

参 考 文 献

[1] 徐景达.有机化学.4版.北京:人民卫生出版社,1995
[2] 吕以仙.有机化学.5版.北京:人民卫生出版社,2001
[3] 莫里森[美].有机化学.复旦大学化学系有机化学教研室译.北京:科学出版社,1980
[4] 武汉大学等.无机化学.北京:高等教育出版社,1983
[5] 北京大学化学系有机化学教研室.有机化学词典.北京:科学出版社,1987
[6] 顾翼东.化学词典.上海:上海辞书出版社,2003

郑重声明

元素周期表

原子序数 → 19；元素符号（红色指放射性元素）→ K；元素名称（注 * 的是人造元素）→ 钾；稳定同位素的质量数（底线指丰度最大的同位素）→ 39、41；放射性同位素的质量数 → 40；外围电子的构型（括号指可能的构型）→ $4s^{1}$；相对原子质量（括号内数据为放射性元素最长寿命同位素的质量数）→ 39.0983(1)

金属　非金属　稀有气体　过渡元素

注：
1. 相对原子质量参考自2009年国际相对原子质量表，以^{12}C=12为基准，元素的相对原子质量末位数的准确度加注在其后括弧内。
2. 商品Li的相对原子质量范围为6.939~6.996。
3. 稳定元素列有天然丰度的同位素；天然放射性元素和人造元素同位素的选列与国际相对原子质量标的有关文献一致。

族 / 周期	1 IA	2 IIA	3 IIIB	4 IVB	5 VB	6 VIB	7 VIIB	8 VIII	9 VIII	10 VIII	11 IB	12 IIB	13 IIIA	14 IVA	15 VA	16 VIA	17 VIIA	18 0	电子层	18族电子数
1	1 H 氢 1 2 3 $1s^{1}$ 1.008																	2 He 氦 3 4 $1s^{2}$ 4.002602(2)	K	2
2	3 Li 锂 6 7 $2s^{1}$ 6.94	4 Be 铍 9 $2s^{2}$ 9.012182(3)											5 B 硼 10 11 $2s^{2}2p^{1}$ 10.81	6 C 碳 12 13 14 $2s^{2}2p^{2}$ 12.011	7 N 氮 14 15 $2s^{2}2p^{3}$ 14.007	8 O 氧 16 17 18 $2s^{2}2p^{4}$ 15.999	9 F 氟 19 $2s^{2}2p^{5}$ 18.9984032(5)	10 Ne 氖 20 21 22 $2s^{2}2p^{6}$ 20.1797(6)	L K	8 2
3	11 Na 钠 23 $3s^{1}$ 22.98976928(2)	12 Mg 镁 24 25 26 $3s^{2}$ 24.3050(6)											13 Al 铝 27 $3s^{2}3p^{1}$ 26.9815386(8)	14 Si 硅 28 29 30 $3s^{2}3p^{2}$ 28.085	15 P 磷 31 $3s^{2}3p^{3}$ 30.973762(2)	16 S 硫 32 33 34 36 $3s^{2}3p^{4}$ 32.06	17 Cl 氯 35 37 $3s^{2}3p^{5}$ 35.45	18 Ar 氩 36 38 40 $3s^{2}3p^{6}$ 39.948(1)	M L K	8 8 2
4	19 K 钾 39 40 41 $4s^{1}$ 39.0983(1)	20 Ca 钙 40 42 43 44 46 48 $4s^{2}$ 40.078(4)	21 Sc 钪 45 $3d^{1}4s^{2}$ 44.955912(6)	22 Ti 钛 46 47 48 49 50 $3d^{2}4s^{2}$ 47.867(1)	23 V 钒 50 51 $3d^{3}4s^{2}$ 50.9415(1)	24 Cr 铬 50 52 53 54 $3d^{5}4s^{1}$ 51.9961(6)	25 Mn 锰 55 $3d^{5}4s^{2}$ 54.938045(5)	26 Fe 铁 54 56 57 58 $3d^{6}4s^{2}$ 55.845(2)	27 Co 钴 59 $3d^{7}4s^{2}$ 58.933195(5)	28 Ni 镍 58 60 61 62 64 $3d^{8}4s^{2}$ 58.6934(4)	29 Cu 铜 63 65 $3d^{10}4s^{1}$ 63.546(3)	30 Zn 锌 64 66 67 68 70 $3d^{10}4s^{2}$ 65.38(2)	31 Ga 镓 69 71 $4s^{2}4p^{1}$ 69.723(1)	32 Ge 锗 70 72 73 74 76 $4s^{2}4p^{2}$ 72.63(1)	33 As 砷 75 $4s^{2}4p^{3}$ 74.92160(2)	34 Se 硒 74 76 77 78 80 82 $4s^{2}4p^{4}$ 78.96(3)	35 Br 溴 79 81 $4s^{2}4p^{5}$ 79.904(1)	36 Kr 氪 78 80 82 83 84 86 $4s^{2}4p^{6}$ 83.798(2)	N M L K	8 18 8 2
5	37 Rb 铷 85 87 $5s^{1}$ 85.4678(3)	38 Sr 锶 84 86 87 88 $5s^{2}$ 87.62(1)	39 Y 钇 89 $4d^{1}5s^{2}$ 88.90585(2)	40 Zr 锆 90 91 92 94 96 $4d^{2}5s^{2}$ 91.224(2)	41 Nb 铌 93 94 $4d^{4}5s^{1}$ 92.90638(2)	42 Mo 钼 92 94 95 96 97 98 100 $4d^{5}5s^{1}$ 95.96(2)	43 Tc 锝 97 98 99 $4d^{5}5s^{2}$ (98)	44 Ru 钌 96 98 99 100 101 102 104 $4d^{7}5s^{1}$ 101.07(2)	45 Rh 铑 103 $4d^{8}5s^{1}$ 102.90550(2)	46 Pd 钯 102 104 105 106 108 110 $4d^{10}$ 106.42(1)	47 Ag 银 107 109 $4d^{10}5s^{1}$ 107.8682(2)	48 Cd 镉 106 108 110 111 112 113 114 116 $4d^{10}5s^{2}$ 112.411(8)	49 In 铟 113 115 $5s^{2}5p^{1}$ 114.818(3)	50 Sn 锡 112 114 115 116 117 118 119 120 122 124 $5s^{2}5p^{2}$ 118.710(7)	51 Sb 锑 121 123 $5s^{2}5p^{3}$ 121.760(1)	52 Te 碲 120 122 123 124 125 126 128 130 $5s^{2}5p^{4}$ 127.60(3)	53 I 碘 127 129 $5s^{2}5p^{5}$ 126.90447(3)	54 Xe 氙 124 126 128 129 130 131 132 134 136 $5s^{2}5p^{6}$ 131.293(6)	O N M L K	8 18 18 8 2
6	55 Cs 铯 133 $6s^{1}$ 132.9054519(2)	56 Ba 钡 130 132 134 135 136 137 138 $6s^{2}$ 137.327(7)	57–71 La–Lu 镧系	72 Hf 铪 174 176 177 178 179 180 $5d^{2}6s^{2}$ 178.49(2)	73 Ta 钽 180 181 $5d^{3}6s^{2}$ 180.94788(2)	74 W 钨 180 182 183 184 186 $5d^{4}6s^{2}$ 183.84(1)	75 Re 铼 185 187 $5d^{5}6s^{2}$ 186.207(1)	76 Os 锇 184 186 187 188 189 190 192 $5d^{6}6s^{2}$ 190.23(3)	77 Ir 铱 191 193 $5d^{7}6s^{2}$ 192.217(3)	78 Pt 铂 190 192 194 195 196 198 $5d^{9}6s^{1}$ 195.084(9)	79 Au 金 197 $5d^{10}6s^{1}$ 196.966569(4)	80 Hg 汞 196 198 199 200 201 202 204 $5d^{10}6s^{2}$ 200.59(2)	81 Tl 铊 203 205 $6s^{2}6p^{1}$ 204.38	82 Pb 铅 204 206 207 208 $6s^{2}6p^{2}$ 207.2(1)	83 Bi 铋 209 $6s^{2}6p^{3}$ 208.98040(1)	84 Po 钋 209 210 $6s^{2}6p^{4}$ (209)	85 At 砹 210 211 $6s^{2}6p^{5}$ (210)	86 Rn 氡 211 220 222 $6s^{2}6p^{6}$ (222)	P O N M L K	8 18 32 18 8 2
7	87 Fr 钫 223 $7s^{1}$ (223)	88 Ra 镭 223 224 226 228 $7s^{2}$ (226)	89–103 Ac–Lr 锕系	104 Rf 𬬻* 261 $(6d^{2}7s^{2})$ (265)	105 Db 𬭊* 262 $(6d^{3}7s^{2})$ (268)	106 Sg 𬭳* 263 (271)	107 Bh 𬭛* 264 (270)	108 Hs 𬭶* 265 (277)	109 Mt 鿏* 268 (276)	110 Ds 𫟼* 269 (281)	111 Rg 𬬭* 272 (280)	112 Cn 鎶* 277 (285)	113 Uut * (284)	114 Fl * (289)	115 Uup * (288)	116 Lv * (293)		118 Uuo * (294)	Q P O N M L K	8 18 32 32 18 8 2

镧系	57 La 镧 138 139 $5d^{1}6s^{2}$ 138.90547(7)	58 Ce 铈 136 138 140 142 $4f^{1}5d^{1}6s^{2}$ 140.116(1)	59 Pr 镨 141 $4f^{3}6s^{2}$ 140.90765(2)	60 Nd 钕 142 143 144 145 146 148 150 $4f^{4}6s^{2}$ 144.242(3)	61 Pm 钷 145 147 $4f^{5}6s^{2}$ (145)	62 Sm 钐 144 147 148 149 150 152 154 $4f^{6}6s^{2}$ 150.36(2)	63 Eu 铕 151 153 $4f^{7}6s^{2}$ 151.964(1)	64 Gd 钆 152 154 155 156 157 158 160 $4f^{7}5d^{1}6s^{2}$ 157.25(3)	65 Tb 铽 159 $4f^{9}6s^{2}$ 158.92535(2)	66 Dy 镝 156 158 160 161 162 163 164 $4f^{10}6s^{2}$ 162.500(1)	67 Ho 钬 165 $4f^{11}6s^{2}$ 164.93032(2)	68 Er 铒 162 164 166 167 168 170 $4f^{12}6s^{2}$ 167.259(3)	69 Tm 铥 169 $4f^{13}6s^{2}$ 168.93421(2)	70 Yb 镱 168 170 171 172 173 174 176 $4f^{14}6s^{2}$ 173.054(5)	71 Lu 镥 175 176 $4f^{14}5d^{1}6s^{2}$ 174.9668(1)
锕系	89 Ac 锕 227 $6d^{1}7s^{2}$ (227)	90 Th 钍 230 232 $6d^{2}7s^{2}$ 232.03806(2)	91 Pa 镤 231 $5f^{2}6d^{1}7s^{2}$ 231.03588(2)	92 U 铀 233 234 235 236 238 $5f^{3}6d^{1}7s^{2}$ 238.02891(3)	93 Np 镎 237 239 $5f^{4}6d^{1}7s^{2}$ (237)	94 Pu 钚 238 239 240 241 242 244 $5f^{6}7s^{2}$ (244)	95 Am 镅* 241 243 $5f^{7}7s^{2}$ (243)	96 Cm 锔* 243 244 245 246 247 248 $5f^{7}6d^{1}7s^{2}$ (247)	97 Bk 锫* 247 249 $5f^{9}7s^{2}$ (247)	98 Cf 锎* 249 250 251 252 $5f^{10}7s^{2}$ (251)	99 Es 锿* 252 $5f^{11}7s^{2}$ (252)	100 Fm 镄* 257 $5f^{12}7s^{2}$ (257)	101 Md 钔* 256 258 $(5f^{13}7s^{2})$ (258)	102 No 锘* 259 $(5f^{14}7s^{2})$ (259)	103 Lr 铹* 260 $(5f^{14}6d^{1}7s^{2})$ (262)

高等教育出版社印制
(2014)